实用护理学精要

主编 刘 红 刘立红 许少龄 等

河南大学出版社
HENAN UNIVERSITY PRESS

·郑州·

图书在版编目（CIP）数据

实用护理学精要 / 刘红等主编 . —— 郑州 : 河南大
学出版社 , 2020.4
ISBN 978-7-5649-4205-2

Ⅰ . ①实… Ⅱ . ①刘… Ⅲ . ①护理学 Ⅳ . ① R47

中国版本图书馆 CIP 数据核字 (2020) 第 052497 号

责任编辑：李亚涛
责任校对：付会娟
封面设计：卓弘文化

出版发行：河南大学出版社
地址：郑州市郑东新区商务外环中华大厦 2401 号
邮编：450046
电话：0371-86059750（高等教育与职业教育出版分社）
0371-86059701（营销部）
网址：hupress.henu.edu.cn
印　　刷：广东虎彩云印刷有限公司
版　　次：2020 年 4 月第 1 版
印　　次：2020 年 4 月第 1 次印刷
开　　本：880mm×1230mm　1/16
印　　张：15
字　　数：486 千字
定　　价：88.00 元

编 委 会

前　言

近年来，随着科学技术的飞速发展和医学技术的不断进步，人们对健康的需求在不断地增加，社会对护理人员能力和素质的要求也越来越高。另外，国内医疗卫生体制改革方案提出的要求：护理工作要坚持以"患者为中心"，以患者的安全为重点，提高临床护理服务质量，提高患者满意度。这些都使护理人员面临着更大的挑战，要求护理人员具备更高的人文素养、更全面的护理知识和更熟练的护理操作技能。为此，我们编写了《实用护理学精要》一书。

本书重点介绍了临床常见疾病的护理基础理论及各部分临床护理操作实践等内容，对手术室护理、麻醉护理以及中西医护理也做了详细介绍。本书的各位编者参考大量的最新护理学文献，并密切结合国家医疗卫生事业的最新进展，为本书增添了大量新的观点和内容。

编写过程中，我们力求突出本书的先进性、科学性和实用性，并充分吸收了近几年的护理新理论、新知识和新技术，将其打造成了一本贴近临床护理工作实际要求，且迎合护理学发展趋势的护理医学实用书籍。本书方便查阅，且易于掌握，适合有志于提高自身判断能力和实践能力的临床护理人员。

本书的编者大多长期工作在繁忙的医、教、研第一线，为编写此书付出了很多心血和贡献，我们在此表示衷心的感谢。但由于编者众多，且文笔风格有所差异，加之实践仓促，不足之处在所难免，希望诸位同道指教。

编　者
2020 年 4 月

目　录

第一章

常规护理

第一节　吸引法

一、安全吸引法

吸引法是通过负压装置将管腔器官内的分泌物、浸出物或内容物吸出的一种治疗方法。如吸痰、胃肠减压以及术中腹腔、胸腔出血的吸引等。在负压吸引时，无论操作时怎样小心，都可能对患者造成损害，如吸痰时将一定量的氧气带走，胃肠吸引时可能损伤胃黏膜等。因此，为了减少吸引给患者造成的损伤，应采用安全吸引法。

1. 控制流量

根据吸引的目的决定流量的大小。在吸引时，如果增加负压，可能损伤组织，因此在不增加负压的前提下可采取增加流量的有效方法，一是使用大口径吸引导管，二是缩短吸引管道的长度。如术中动脉出血，使术野不清时，则应选用较大流量的大口径导管，以减少吸引阻力。当进行气管内吸引时，大口径导管不能插入气管内，则可在导管和引流装置之间连接大口径管道，同样可以减少吸引阻力。吸引管道的长度是影响流量的因素之一，过长的管道可以增加不必要的阻力，因此长短要适度，不宜过长。引流物的黏稠度也对流量有影响，如果掌握上述基本原理，可以为患者做各种负压吸引。

2. 使用二腔管间断吸引

在进行鼻胃管负压吸引时，采用二腔管间断吸引并将贮液瓶放在高于患者处，可预防黏膜损伤及管腔阻塞。其原理是，二腔管中一管腔用于吸引，另一管腔与外界相通，使空气进入胃内，流动的气体保证了管端与胃黏膜分离，减少了由于吸引管末端与胃黏膜接触而导致的胃黏膜损伤及管道堵塞现象。间断吸引时，管内压力恢复到大气压水平，也有助于使胃黏膜或胃内容物与管端分离。将贮液瓶放在高于患者水平处，可防止吸引并发症的发生。其机制是，如传统的贮液瓶低于患者水平处，当吸引停止时，则导管与黏膜很可能紧密接触。而将贮液瓶移高于患者，吸引中断时，管内液体可反流入胃，有助于分离胃黏膜与导管，一般反流量不足 7 mL（标准鼻管容积为 7 mL），进入胃内无害，同时也防止了侧管反流现象发生。

3. 气道吸引法

进行气道吸引时，负压调节在 6 ~ 9 kPa，切忌增加吸引压力，从而损伤气道黏膜。如痰液黏稠时，应多湿化多饮水，以促进其稀释。由于气道吸引的同时，常因吸走部分氧气而引起低氧血症，所以吸引前后应加大给氧量或嘱患者深呼吸。另外，还应选择合适吸痰管，一般吸痰管外径以不超过气道内径的1/2 为宜，以防引起肺不张。

二、气管内吸引法

临床护理中，对于各种原因引起的肌无力致使无力咳痰者或咳嗽反射消失以及昏迷患者不能将痰液自行排出者，常常采取气管内吸引，以解除呼吸道阻塞。在气管内吸引中，使用正确的操作方法，不仅可以缓解呼吸困难，而且还可以减少吸引不良反应。

1. 操作方法

（1）吸引压力：吸引的负压不宜过高，一般选择在 10.64 ~ 15.96 kPa，因较高负压可加重肺不张、低氧血症及气道黏膜损伤。早产儿和婴儿吸引时，负压应控制在 7.98 ~ 10.64 kPa。

（2）吸引时间：应限于 10 s 或更少，每次操作插管最多不超过 2 次，尤其对头部闭合伤伴颅内压增高的患者更应如此。因吸引导管插入次数越多，对黏膜损伤越大，必须加以限制。当给予高充气时，吸引导管如多次通过气管插管，可增高平均动脉压，加重颅内压增高。

（3）吸引管的选择及插入深度：吸引管外径不能超过气管内插管内径的 1/2，使吸引时被吸出氧气的同时，空气可进入两肺，以防肺不张。吸引管的长度应以吸引管插至气管插管末端超出 1 cm 为宜，对隆突处吸引比深吸引效果好，可以减少损伤。

（4）吸引前后吸入高浓度氧或高充气：吸引前后给予高浓度氧气吸入，可以预防因气管内吸引所致的低氧血症。高充气是将潮气量增至正常的 1.5 倍，易引起平均动脉压升高，增加肺损伤的危险，一般不宜作为常规使用。当高浓度氧气吸入后，患者血氧饱和度能保持稳定，可不必高充气。

2. 注意事项

（1）气管内吸引不能作为常规，只能在必需时进行：因吸痰可引起气道损伤，刺激气道产生分泌物，只有当患者咳嗽或呼吸抑制，听诊有啰音，通气机压力升高，血氧饱和度或氧分压突然下降时进行吸引。还应根据患者的症状和体征将吸引频率减少到最低限度，以避免气道不必要的损伤。

（2）盐水不能稀释气道分泌物：以往认为气管插管内滴入盐水可稀释分泌物，使其易于吸出，一些医院以此作为吸引前常规。但实验研究证明，盐水与呼吸道分泌物在试管内没能混合，也未必能在气道内混合而被吸出。另外，盐水还影响氧合作用，并因灌洗将细菌转入下呼吸道而增加感染机会，因此，盐水对分泌物的移动和变稀是无效的。

（3）注意监测心律、心率、血氧饱和度、氧分压等指标，吸引时患者出现心动过缓、期前收缩、血压下降，意识减退应停止吸引。

第二节　吸痰术

一、适应证

吸除气道内沉积的分泌物；获取痰标本，以利培养或涂片确定肺炎或其他肺部感染，或送痰液做细胞病理学检查；维持人工气道通畅；对不能有效咳嗽导致精神变化的患者，通过吸痰刺激患者咳嗽，或吸除痰液，缓解痰液刺激诱导的咳嗽；因气道分泌物潴积导致肺不张或实变者，吸痰可促进肺复张。

二、禁忌证

气管内吸痰术对人工气道患者是必要的常规操作，无绝对禁忌证。

三、主要器械

1. 必要器械

负压源、集痰器、连接管、无菌手套、无菌水和杯、无菌生理盐水、护目镜、面罩和其他保护装置、氧源、带活瓣和氧源的人工气囊、听诊器、心电监护仪、脉氧监测仪、无菌痰标本收集装置等。

2. 吸痰管

吸痰管直径不超过气管插管内径的 1/2。

四、吸痰操作

1. 患者准备

如条件允许，吸痰前应先予吸 100%O$_2$ 不少于 30 s（最好吸纯氧 2 min）；可适当增加呼吸频率和（或）潮气量，使患者稍微过度通气，吸痰前可调节呼吸机"叹息（sigh）"呼吸 1～2 次，或用呼吸球囊通气数次（3～5 次）；机械通气患者最好在不中断通气的情况下吸痰或密闭式吸痰；吸痰前后最好有脉搏氧饱和度监测，以观察患者有无缺氧；吸痰时可向气道内注入少许生理盐水以稀释痰液或促使气内道的痰液移动，以利吸除。

2. 吸引负压

吸引管负压一般按新生儿 60～80 mmHg，婴儿 80～100 mmHg，儿童 100～120 mmHg，成人100～150 mmHg。吸引负压不超过 150 mmHg，否则可能因吸引导致气道损伤、低氧血症和肺膨胀不全等。

3. 吸痰目的至少达到下列之一

①呼吸音改善。②机械通气患者的吸气峰压（PIP）与平台压间距缩小，气道阻力下降或顺应性增加，压力控制型通气患者的潮气量增加。③PaO$_2$ 或经皮氧饱和度（SPO$_2$）改善。④吸除了肺内分泌物。⑤患者症状改善，如咳嗽减少或消失等。

4. 吸痰前、中、后应做好以下监测

呼吸音变化，血氧饱和度或经皮氧饱和度，肤色变化，呼吸频率和模式，血流动力学参数如脉搏、血压、心电，痰液特征如颜色、量、黏稠度、气味，咳嗽有无及强度，颅内压（必要时），通气机参数如 PIP、平台压、潮气量、FiO$_2$、动脉血气，以及吸痰前后气管导管位置有无移动等。

5. 吸痰

吸痰时遵守无菌操作原则，术者戴无菌手套，如有需要可戴防护眼镜、隔离衣等。吸痰管经人工气道插入气管／支气管时应关闭负压源，待吸痰管插入到气管／支气管深部后，再开放负压吸引，边吸引边退出吸痰管，吸痰管宜旋转式返出，而非反复抽插式吸痰。每次吸痰的吸引时间约 10～15 s，如痰液较多，可在一次吸引后通气／吸氧至少 10 s（最好能吸氧 1 min 左右）再吸引，避免连续吸引，以防产生低氧血症和肺膨胀不全等。吸痰完成后，应继续给予纯氧约 2 min，待血氧饱和度恢复正常或超过 94% 后，再将吸氧浓度调至吸痰前水平。目前不少多功能呼吸机有专用的吸纯氧键，按压该键后，会自动提供纯氧约 2 min（具体时间因厂品不同而异）。吸除气道内的痰后，再吸除患者口鼻中的分泌物（特别是经口气管插管或吞咽功能受影响者）。

五、并发症

气管内吸引主要并发症包括低氧血症或缺氧、气管／支气管黏膜组织损伤、心搏骤停、呼吸骤停、心律失常、肺膨胀不全、支气管收缩／痉挛、感染、支气管／肺出血、引起颅内压增高、影响机械通气疗效、高血压、低血压。这些并发症大多是吸引不当所致，规范的操作，可大大降低有关并发症的风险。

第三节　新型采血法

一、一次性定量自动静脉采血器采血法

一次性定量自动静脉采血器，用于护理和医疗检测工作，与注射器采血相比较，可预防交叉感染，特别是有各种已配好试剂的采血管，这不仅减少了化验和护理人员配剂加药工作量，而且可避免差错发生。

（一）特点

1. 专用性

专供采集静脉血样标本用。血液可直接通过胶管吸入负压贮血管内。血液完全与外界隔离，避免

了溶血和交叉感染，提高了检测的准确度。

2．多功能

已配备各种抗凝剂、促凝剂，分别适用于各种检验工作。改变了长期以来存在的由于检验、护理人员相关知识不协调，导致试剂成分与剂量不规范，影响检测效果的现状。

3．高效率

一次性定量自动静脉采血器不需人力拉引，不需另配试管、试剂和注射器，可一针多管采取血样标本，还可一针多用，采完血不必拔出针头又可输液，是注射器采血时间的三分之二。从而大大减轻了护理、检验人员的劳动强度和患者的痛苦，也不会因反复抽注造成溶血。

（二）系列采血管

1．普通采血管

（1）适应检测项目：①血清电解质钾、钠、氯、钙、磷、镁、铁、铜离子测定。②肝功能、肾功能、总蛋白、A/G 比值、蛋白电泳、尿素氮、肌酐、尿酸、血脂、葡萄糖、心肌酶、风湿系到等生化测定。③各种血清学、免疫学等项目测定。如：抗"O"、RF、ALP、AFP、HCG、ANA、CEA、Ig、T_3、T_4、补体 C_3、肥达试验、外斐反应及狼疮细胞检查等。

（2）采集方法：在接通双针头后至采血完毕，将贮血管平置、送检。

2．3.8％ 枸橼酸钠抗凝采血管

（1）适用检测项目：魏氏法血细胞沉降率测定专用。

（2）在接通双针头后至采血完毕，将贮血管轻轻倒摇动 4 ～ 5 次，使抗凝剂充分与血液混匀，达到抗凝的目的后送检。

3．肝素抗凝采血管

（1）适用检测项目：血流变学测定（采血量不少于 5 mL），红细胞比，微量元素检测。

（2）采集方法：接通双针头后至采血完毕，将采血管轻轻抖动 4 ～ 5 次，使抗凝剂充分与血液混匀，达到抗凝的目的后送检。

注意：本采血管不适宜用作酶类测定。

4．EDTA（乙二胺四乙酸）抗凝采血管

（1）适用检测项目：温氏法血沉及血细胞比容检查，全血或血浆生化分析，纤维蛋白原测定，各种血细胞计数、分类及形态观察，贫血及溶血，红细胞病理、血红蛋白检查分析。

（2）采集方法：同肝素抗凝采血管。

5．草酸钠抗凝采血管

（1）适应检测项目：主要用于凝血现象的检查测定。

（2）采集方法：同肝素抗凝采血管。

（三）使用方法

（1）检查真空试管是否密封，观察试管密封胶塞的顶部是否凹平，如果凸出则说明密封不合格，需更换试管。

（2）按常规扎上止血带，局部皮肤消毒。

（3）取出小包装内双针头，持有柄针头，取下针头保护套，刺入静脉。

（4）见到小胶管内有回血时，立即将另端针头（不需取下针头套）刺入贮血管上橡胶塞中心进针处，即自动采血。

（5）待达到采血量时，先拔出静脉上针头，再拔掉橡皮塞上的针头，即采血完毕（如果需多管采血时，不需拔掉静脉上针头，只需将橡胶塞上针头拔出并刺入另一贮血管即可）。

（6）如需抗凝血，需将每支贮血管轻轻倒摇动 4 ～ 5 次，使血液与抗凝剂完全混匀后，平置送检。如不需抗凝的血，则不必倒摇动，平置送检即可。

（四）注意事项

（1）包装破损严禁使用。

（2）一次性使用后销毁。

（3）环氧乙烷灭菌，有效期两年。

二、小静脉逆行穿刺采血法

常规静脉取血，进针的方向与血流方向一致，在静脉管腔较大的情况下，取血针的刺入对血流影响不明显。如果穿刺的是小静脉，血流就会被取血穿刺针阻滞，针头部位就没有血流或血流不畅，不容易取出血来。小静脉逆行穿刺采血法的关键是逆行穿刺，也就是针头指向远心端，针头迎着血流穿刺，针体阻止血液回流，恰好使针头部位血流充盈，更有利于取血。

1. 操作方法

（1）选择手腕、手背、足腕、足背或身体其他部位充盈好的小静脉。

（2）常规消毒，可以不扎止血带。

（3）根据取血量选用适宜的一次性注射器和针头。

（4）针头指向远心端，逆行穿刺，针头刺入小静脉管腔 3～5 mm，固定针管，轻拉针栓即有血液进入针管。

（5）采足需要血量后，拔出针头，消毒棉球按压穿刺部位。

2. 注意事项

（1）尽可能选择充盈好的小静脉。

（2）可通过按压小静脉两端仔细鉴别血液流向。

（3）注射器不能漏气。

（4）固定针管要牢，拉动针栓要轻，动作不可过大。

（5）本方法特别适用于肥胖者及婴幼儿静脉取血。

三、细小静脉直接滴入采血法

在临床护理中，对一些慢性病患者特别是消耗性疾病的患者进行常规静脉抽血采集血标本时，常因针管漏气、小静脉管腔等原因导致标本溶血，抽血不成功，给护理工作带来很大麻烦。而细小静脉直接滴入采血法，不仅能减轻患者的痛苦，而且还能为临床提供准确的检验数据。

1. 操作方法

（1）选择手指背静脉、足趾背浅静脉、掌侧指间小静脉。

（2）常规消毒：在所选用的细小静脉旁或上方缓慢进针，见回血后立即用胶布将针栓固定，暂不松开止血带。

（3）去掉与针栓相接的注射器，将试管接于针栓下方约 1 cm 处，利用止血带的阻力和静脉本身的压力使血液自行缓缓沿试管壁滴入至所需量为止。

（4）为防凝血，可边接边轻轻旋转试管，使抗凝剂和血液充分混匀。

（5）操作完毕，松止血带，迅速拔出针头，用棉签压住穿刺点。

2. 注意事项

（1）选血管时，不要过分拍挤静脉或扎止血带过久，以免造成局部瘀血和缺氧，致使血液成分遭破坏而致溶血。

（2）进针深浅度适宜，见回血后不要再进针。

（3）固定头皮针时，动作要轻柔，嘱患者不要活动，以达到滴血通畅。

（4）此方法适用于急慢性白血病、肾病综合征和消化道癌症等患者。

四、新生儿后囟采血法

在临床护理中，给新生儿特别是早产儿抽血采集血标本时，常因血管细小，管腔内血液含量相对较少而造成操作失败，以致延误诊断和抢救时机，后囟采血法是将新生儿或 2～3 个月以内未闭合的后囟作为采集血标本的部位，这种方法操作简便，成功率高，安全可靠。

1. 操作方法

（1）穿刺部位在后囟中央点，此处为窦汇，是头颈部较大的静脉腔隙。

（2）患儿右侧卧位，面向操作者，右耳下方稍垫高，助手固定患儿头及肩部。

（3）将后囟毛发剃净，面积为 5 ~ 8 cm²，用 2.5% 碘酒消毒皮肤，75% 酒精脱碘。用同样的方法消毒操作者左手示指，并在后囟中央点固定皮肤。

（4）右手持注射器，中指固定针栓，针头斜面向上，手及腕部紧靠患儿头（作为固定支点），针头向患儿口鼻方向由后囟中央点垂直刺入进针约 0.5 cm，略有落空感后松开左手，试抽注射器活塞见回血，抽取所需血量后拔针，用消毒干棉签按压 3 ~ 5 min，不出血即可。

2. 注意事项

（1）严格无菌操作，消毒皮肤范围应广泛，避免细菌进入血液循环及颅内引起感染。

（2）对严重呼吸衰竭，有出血倾向，特别是颅内出血的患儿禁用此方法。

（3）进针时右手及胸部应紧靠患儿头部以固定针头，避免用力过度进针太深而刺伤脑组织。

（4）进针后抽不到回血时，可将针头稍进或稍退，也可将针头退至皮下稍移位后再刺入，切忌针头反复穿刺，以防感染或损伤脑组织。

（5）操作过程中，严密观察患儿的面色、呼吸，如有变化立即停止操作。

五、脐带血采集方法

人类脐带血含有丰富的造血细胞，具有不同于骨髓及外周血的许多特点，这种通常被废弃的血源，可提供相当数量的造血细胞，用于造血细胞移植。脐带血还可提供免疫球蛋白，提高机体免疫力，因而近年来，人脐带血已开始应用于临床并显示出广泛的应用前景。

1. 操作方法

（1）在胎儿着冠前，按无菌操作规程的要求准备好血袋和回输器，同时做好采血的消毒准备。

（2）选择最佳采集时间，在避免胎儿窘迫的前提下，缩短第二产程时间，胎盘剥离之前是理想的采集时机。

（3）胎儿娩出后立即用碘酒、酒精消毒脐轮端以上脐带约 10 cm，然后用两把止血钳夹住脐带，其中一把止血钳用钳带圈套好，距脐轮 1 cm 处夹住脐带，另一把钳与此相距 2 cm，并立即用脐带剪断脐。

（4）迅速选择母体端脐带血管暴起处作为穿刺部位，采血，收集脐带血适量后，再用常规消毒方法严格消毒回输器与血袋连接处，立即封口形成无菌血袋。

（5）采集后留好血交叉标本，立即送检、储存，冷藏温度为 -4℃，保存期 10 天。

2. 注意事项

（1）采集的对象应是各项检验和检查指标均在正常范围的产妇。

（2）凡甲肝、乙肝、丙肝患者，不得采集：羊水Ⅲ度污染及羊水中有胎粪者，脐带被胎粪污染者不采集。早产、胎盘早剥、前置胎盘、孕妇贫血或娩出呼吸窘迫新生儿的产妇不采集。

（3）脐带血的采集，应选择素质好、责任心强、操作技术熟练的护士专人负责，未经培训者不得上岗。

（4）严格把好使用检查关，脐带血收集后，须由检验科鉴定脐带血型。使用时须与受血者做交叉配血试验，血型相同者方可使用。

第四节　注射新方法

各种药物进行肌内注射时，都可采用乙型注射法。此法简便易行，可减少患者注射时疼痛，特别是可显著减轻其注射后疼痛，尤其适用于需长时间接受肌内注射者。

一、常规操作

1. 操作方法

（1）常规吸药后更换一无菌针头。

（2）选取注射部位，常规消毒皮肤，用左手将注射部位皮肤、皮下组织向一侧牵拉或向下牵拉，用左手拇指和食指拔掉针头帽，其余各指继续牵拉皮肤。

（3）右手将注射器内空气排尽后，刺入注射部位，抽吸无回血后注入药液，注射完毕立即拔针，放松皮肤，使药液封闭在肌肉组织内。

2. 注意事项

（1）如注射右旋糖酐铁时，注药完毕后需停留 10 s 后拔出针头，放松皮肤及皮下组织。

（2）禁止按摩注射部位，以避免药物进入皮下组织产生刺激而引起疼痛。

二、水肿患者的静脉穿刺方法

临床工作中，水肿患者由于明显的水肿，肢体肿胀，看不到也触及不到静脉血管，患者需要静脉注射或滴注治疗时，就会遇到困难，现介绍一种简便方法。

用两条止血带，上下相距约 15 cm，捆扎患者的肢体，肢体远端一条最好选用较宽的止血带，捆在患者的腕部、肘部或踝部。捆扎 1 min 后，松开下面一条止血带，便在此部位看到靛蓝色的静脉，行静脉穿刺。

该方法亦适用于因肥胖而难以进行静脉穿刺的患者。

三、小静脉穿刺新法

患者因长期输液或输入各种抗癌药物，血管壁弹性越来越差，血管充盈不良，给静脉穿刺带来很大困难。此时如能有效利用小静脉，既可减轻患者痛苦，又能使较大血管壁弹性逐渐恢复。

其方法是：用棉签蘸 1% 硝酸甘油均匀涂在患者手背上，然后用湿热小毛巾置于拟输液部位 3 min 左右，表浅小静脉迅速充盈，此时可进行静脉穿刺。因湿热毛巾外敷促使血管扩张，并可增加硝酸甘油的渗透作用，而硝酸甘油具有扩张局部静脉作用。

此方法适用于慢性衰竭及末梢循环不良者，静脉不清晰的小儿患者，长期静脉输液或输入刺激性药物后血管硬化者，休克患者，术前需紧急输入液体但静脉穿刺困难而局部热敷按摩无效者。

四、氦氖激光静脉穿刺新方法

氦氖激光治疗仪是采用特定波长的激光束，通过光导纤维置入人体血管内对血液进行净化照射的仪器。氦氖激光在治疗时是通过静脉穿刺来完成的。如采用激光套管针进行静脉穿刺，易造成穿刺失败，如改用 9 号头皮针进行静脉穿刺，取代套管针，不仅节省原材料，还能减轻患者痛苦。

1. 操作方法

（1）首先接通电源，打开机器开关，根据需要调节功率，一般在 1.5 ~ 2.2 mV，每次照射 60 ~ 90 min。

（2）将激光针用 2% 戊二醛溶液浸泡 30 min 后取出，用 0.1% 肝素盐水冲洗，以免戊二醛溶液损伤组织细胞。

（3）将 9 号头皮针末端硅胶管部分拔掉，留下带有约 1 cm 长塑料部分的针头。将激光针插入头皮针腔内，安置于纤维管前端的针柄上拧紧螺帽。

（4）选择较粗直的肘正中静脉、头静脉或手背静脉、大隐静脉，将脉枕放在穿刺部位下于穿刺点上方约 6 cm 处，扎紧止血带。

（5）常规消毒，针尖斜面向上使穿刺针与皮肤成 15° 角，刺入皮下再沿静脉走向潜行刺入静脉将激光针稍向外拉，见头皮针末端的塑料腔内有回血后，再轻轻送回原处。

（6）松止血带，胶布固定，将复位键打开使定时键为 0 并计时。

2. 注意事项

（1）每次治疗应随时观察病情变化，如患者出现兴奋、烦躁不安，心慌等可适当调节输出功率，缩短照射时间。

（2）为防止突然断电不能准确计时，应采用定时键与其他计时器同时计时。

（3）治疗结束后关闭电源，将头皮针和激光针一起拔出。将激光针用清水清洗干净后浸泡于 2% 戊二醛溶液中待用。

五、冷光乳腺检查仪用于小儿静脉穿刺

小儿静脉穿刺一直沿用着凭肉眼及手感来寻找静脉的方法。由于小儿皮下脂肪厚，皮下静脉细小，尤其伴有肥胖、水肿、脱水时常给静脉穿刺带来困难。冷光乳腺检查仪不仅能把乳腺肿物的大小、透光度显示出来，还能清晰地显示出皮下静脉的分布走行。应用乳腺检查仪，可大大加快寻找静脉的速度，尤其能将肉眼看不到、手摸不清的静脉清晰地显示出来，提高了穿刺成功率。特别是为危重病儿赢得了抢救时间，提高了护士的工作效率，可减轻患儿不必要的痛苦，取得家长的信任和支持，密切护患关系。

1. 操作方法

（1）四肢静脉的选择：按常规选择好穿刺部位，以手背静脉为例，操作者左手固定患儿手部，右手将冷光乳腺检查仪探头垂直置于患儿掌心，让光束透射手掌，推动探头手柄上的滑动开关，调节光的强度，便可把手背部静脉清晰地显示出来，选择较大的静脉行常规消毒穿刺。

（2）头皮静脉的选择：按常用穿刺部位，以颞静脉为例，首先在颞部备皮，操作者以左手固定患儿头部，右手将探头垂直抵于颞部皮肤，移动探头并调节光的强度，可在探头周围形成的透射区内寻找较粗大的静脉，常规消毒穿刺。

2. 注意事项

（1）调节光的强度应由弱到强，直到显示清晰。

（2）四肢静脉以手背静脉、足背静脉效果最佳。

六、普通头皮针直接锁骨下静脉穿刺法

在临床危重患者的抢救中，静脉给药是抢救成功的最可靠的保证，特别是危重婴幼儿患者，静脉通道能否尽快建立成为抢救成功与否的关键。对于浅表静脉穿刺特别困难者，以往大多采用传统的静脉切开法或较为先进的锁骨下静脉穿刺法，但这两种方法难度较高，且又多用于成年患者，用普通头皮针直接锁骨下静脉穿刺，便可以解决这一难题。

1. 操作方法

（1）定位：①体位：患者取仰卧位，枕垫于肩下，使颈部充分暴露。②定点：取锁骨的肩峰端与胸锁关节连线的内 1/3 作为进针点。③定向：取胸骨上端与喉结连线的 1/2 处与进针点连线，此线为进针方向。

（2）进针：将穿刺部位做常规消毒，在定点上沿锁骨下缘进针，针尖朝进针方向，进针深度视患儿年龄的大小、体质的胖瘦而定，一般为 2.0 ~ 2.5 cm，见回血后再继续进针 2 ~ 3 mm 即可。

（3）固定：针进入血管后保持 45° 角左右的斜度立于皮肤上，所以固定前应先在针柄下方支垫少许棉球，再将胶布交叉贴于针柄及皮肤上以防针头左右摆动，将部分输液管固定在皮肤上，以防牵拉输液管时引起针头移位或脱落。

2. 注意事项

（1）输液期间尽量减少活动，若行检查、治疗及护理时应注意保护穿刺部位。

（2）经常检查穿刺部位是否漏液，特别是穿刺初期，按压穿刺部位周围有无皮下气肿及血肿。

（3）在排除原发性疾病引起的呼吸改变后，应注意观察患儿的呼吸频率、节律是否有改变，口唇是否有发绀现象。因锁骨下静脉的后壁与胸膜之间的距离仅为 5 ~ 7 mm，以防针尖透过血管，穿破胸膜，造成血胸、气胸。

（4）拔针时，用无菌棉球用力按压局部 5 min 以上，以免因局部渗血而形成皮下血肿，影响患儿的呼吸及再次注射。若需保留针头，其方法与常规浅表静脉穿刺保留法相同。

七、高压氧舱内静脉输液法

高压氧舱内静脉输液，必须保持输液瓶内外压力一致，如果产生压差，则会出现气、液体均流向低压区，而发生气泡、液体外溢等严重后果。若将密闭式输液原通气方向改变，能较好地解决高压氧舱内静脉输液的排气，保持气体通畅，使输液瓶内与舱内压力一致，从而避免压差现象。

1. 操作方法

（1）患者静脉输液时，全部使用塑料瓶装，容量为 500 mL 的静脉用液体。

（2）取一次输液器，按常规操作为患者静脉输液，操作完毕，将输液瓶倒挂于输液架。

（3）用碘酒消毒该输液瓶底部或侧面（距液面 5 cm 以上）。

（4）将密闭式输液瓶的通气针头从下面的瓶口处拔出，迅速插入输液瓶底部或侧面已消毒好的部位，使通气针头从瓶口移至瓶底，改变原来的通气方向。

（5）调节墨菲滴管内液面至 1/2 高度，全部操作完成，此时患者方可进入高压氧舱接受治疗。

2. 注意事项

（1）舱内禁止使用玻璃装密闭式静脉输液。

（2）使用三通式静脉输液器时，需关闭通气孔，按上述操作方法，在瓶底或瓶侧插入一个 18 号粗针头即可。

（3）使用软塑料袋装静脉输液时，需夹闭原通气孔，按上述操作方法，在塑料袋顶端刺入一个 18 号粗针头，即可接受高压氧治疗。

八、静脉穿刺后新型拔针法

在临床中静脉穿刺拔针时，通常采用左凤林、王艳兰、韩斗玲主编的《基础护理学》（第 2 版）教材中所介绍的"用于棉签按压穿刺点，迅速拔出针头"的方法（下称旧法），运用此法操作，患者血管损伤和疼痛明显。如果将操作顺序调换为"迅速拔出针头，立即用干棉签按压穿刺点"（下称新法），可使患者的血管损伤和疼痛大为减轻。

经病理学研究和临床实验观察，由于旧法拔针是先用干棉签按压穿刺点，后迅速拔出针头，锋利的针刃是在压力作用下退出血管，这样针刃势必会对血管造成机械性的切割损伤，致血管壁受损甚至破裂。在这种伤害性刺激作用下，可释放某些致痛物质并作用于血管壁上的神经末梢而产生痛觉冲动。由于血管受损，红细胞及其他血浆成分漏出管周，故出现管周瘀血。由于血管内皮损伤，胶原暴露，继发血栓形成和血栓机化而阻塞管腔。由于血管壁损伤液体及细胞漏出，引起管周大量结缔组织增生，致使管壁增厚变硬，管腔缩小或闭塞，引起较重的病理变化。

新法拔针是先拔出针头，再立即用干棉签按压穿刺点。针头在没有压力的情况下退出管腔，因而减轻甚至去除了针刃对血管造成的机械性切割损伤，各种病理变化均较旧法拔针轻微。

九、动脉穿刺点压迫止血新方法

目前，介入性检查及治疗已广泛地应用于临床，术后并发皮下血肿者时有发生，尤以动脉穿刺后多见。其原因主要是压迫止血方法不当，又无直观的效果判断指标。如果采用压迫止血新方法，可有效地预防该并发症的发生。

其方法是，当动脉导管及其鞘拔出后，立即以左手食、中二指并拢重压皮肤穿刺口靠近心端 2 cm 左右处即动脉穿刺口处，保持皮肤穿刺口的开放，使皮下积血能及时排出，用无菌纱布及时擦拭皮肤穿刺口的出血（以防凝血块形成而过早被堵住）。同时调整指压力量直至皮肤穿刺口无持续性出血则证明指压有效，继续压迫 15 ~ 20 min，先抬起两指少许，观察皮肤穿刺口无出血可终止压迫，再以弹性绷带加压包扎。

十、动、静脉留置针输液法

动、静脉留置针输液是近几年兴起的一种新的输液方法。它选择血管广泛，不易引起刺破血管形成血肿，能多次使用同一血管，维持输液时间长，短时间内可输入大量液体，是烧伤休克期、烧伤手术期及术后维持输液的理想方法。

1. 操作方法

（1）血管及留置针的选择：应选择较粗且较直的血管。血管的直径 1 cm 左右，前端有一定弯曲者也可。一般选择股静脉、颈外静脉、头静脉、肘正中静脉、前臂浅表静脉、大隐静脉，也可选择颞浅静脉、额正中静脉、手背静脉等。留置针选择按血管粗细、长度而定。股静脉选择 16 G 留置针，颈外静脉、头静脉、肘正中静脉、前臂浅表静脉、大隐静脉可选用 14 ~ 20 G 留置针，其他部位宜选用 18 ~ 24 G 留置针。

（2）穿刺方法：进针部位用 1% 普鲁卡因或利多卡因 0.2 mL 行局部浸润麻醉约 30 s 后进针，进针方法同一般静脉穿刺，回血后将留置针外管沿血管方向推进，外留 0.5 ~ 2.0 cm。左手按压留置针管尖部上方血管，以免出血或空气进入，退出针芯、接通输液。股静脉穿刺在腹股沟韧带股动脉内侧采用 45° 角斜刺进针，见回血后同上述穿刺方法输液，但股静脉穿刺因其选择针体较长，操作时应戴无菌手套。

（3）固定方法：①用 3M 系列透明粘胶纸 5 cm×10 cm 规格贴于穿刺部位，以固定针体及保护针眼，此法固定牢固、简便，且粘胶纸有一定的伸缩性，用于正常皮肤关节部位的输液，效果较好。②缝合固定：将留置针缝合于局部皮肤上，针眼处用棉球加以保护，此方法多用于通过创面穿刺的针体固定或躁动不安的患者。③采用普通医用胶布同一般静脉输液，多用于前臂、手背等处小静脉。

2. 注意事项

（1）行股静脉穿刺输液时应注意以下几点：①因股静脉所处部位较隐蔽，输液过程中要注意观察局部有无肿胀，防止留置针管脱出致液体输入皮下。②因血管粗大，输液速度很快，应防止输液过快或液体走空发生肺水肿或空气栓塞。③若回血凝固，管道内所形成的血凝块较大，应用 5 ~ 10 mL 无菌注射器接于留置针局部将血凝块抽出，回血通畅后接通输液，若抽吸不出，应拔除留置针，避免加压冲洗管道，防止血凝块脱落导致血栓栓塞。④连续输液期间每日应更换输液器 1 次，针眼周围皮肤每日用碘酒、酒精消毒后针眼处再盖以酒精棉球和无菌纱布予以保护。

（2）通过创面穿刺者，针眼局部每日用 0.2% 氯己定液清洗 2 次，用油纱布及无菌纱布覆盖保护，若局部为焦痂每日可用 2% 碘酒涂擦 3 次 ~ 4 次，针眼处用碘酒棉球及无菌纱布保护。

（3）对前端血管发红或局部液体外渗肿胀者应立即予以拔除。

（4）留置针管同硅胶导管，其尖端易形成血栓，为侵入的细菌提供繁殖条件，故一般保留 3 ~ 7 天。若行痂下静脉穿刺输液，保留时间不超过 3 天。

十一、骨髓内输注技术

骨髓内输注是目前欧美一些国家小儿急救的一项常规技术。小儿急救时，常因中央静脉插管困难及静脉切开浪费时间，休克导致外周血管塌陷等原因而无法建立静脉通道，采用骨髓内输注法进行急救，安全、省时、高效。因长骨有丰富的血管网，髓内静脉系统较为完善，髓腔由海绵状的静脉窦隙网组成，髓窦的血液经中央静脉管回流入全身循环。若将髓腔视为坚硬的静脉通道，即使在严重休克时或心脏停搏时亦不塌陷。当然，骨髓内输注技术并不能完全取代血管内输注，只不过为血管内输注技术一项有效的补充替代方法，仅局限于急救治疗中静脉通路建立失败而且适时建立通路可以明显改善预后的患者。

1. 适应证和禁忌证

心脏停搏、休克、广泛性烧伤、严重创伤以及危及生命的癫痫持续状态的患者，可选择骨髓内输注技术。患有骨硬化症、骨发育不良症、同侧肢体骨折的患者，不宜采用此技术，若穿刺部位出现蜂窝织炎，烧伤感染或皮肤严重撕脱则应另选它处。

2. 操作方法

（1）骨髓穿刺针的选择：骨髓内输注穿刺针采用骨髓穿刺针、15 ~ 18 号伊利诺斯骨髓穿刺针或Sur-Fast（美国产）骨髓穿刺针。18 ~ 20 号骨髓穿刺针适用于 18 个月以下婴幼儿、稍大一些小儿可采用13 ~ 16 号针。

（2）穿刺部位的选择：最常用的穿刺部位是股骨远端和胫骨远、近端，多数首选胫骨近端，因其有较宽的平面，软组织少，骨性标志明显，但 6 岁以上小儿或成人常因该部位厚硬，穿刺难而选择胫骨远端（内踝）。胫骨近端为胫骨粗隆至胫骨内侧中点下方 1 ~ 3 cm，胫骨远端为胫骨内侧内踝与胫骨干交界处，股骨远端为外踝上方 2 ~ 3 cm。

（3）穿刺部位常规消毒，固定皮肤，将穿刺针旋转钻入骨内，穿过皮质后，有落空感，即进入了髓腔。确定针入髓腔的方法为，接注射器抽吸有骨髓或缓慢注入 2 ~ 3 mL 无菌盐水，若有明显阻力则表示针未穿过皮质或进入对侧皮质。

（4）针入髓腔后，先以肝素盐水冲洗针，以免堵塞，然后接输液装置。

（5）输注速度：液体从髓腔给药的速度应少于静脉给药。内踝部常压下 13 号针头输注速度为 10 mL/min，加压 40 KPa 为 41 mL/min。胫骨近端输注速度 1 130 mL/h，加压情况下可达常压下 2 ~ 3 倍。

（6）待建立血管通路后，及时中断骨髓内输注，拔针后穿刺部位以无菌纱布及绷带加压压迫 5 min。

3. 注意事项

（1）操作过程应严格无菌，且骨髓输注留置时间不宜超过 24 h，尽快建立血管通路后应及时中断骨髓内输注，以防骨髓炎发生。

（2）为预防穿刺部位渗漏，应选择好穿刺部位，避开骨折骨，减少穿刺次数。确定好针头位于髓腔内，必要时可摄片。为防止针移位，应固定肢体，减少搬动。定时观察远端血供及软组织情况。

（3）婴幼儿穿刺时，若采用大号穿刺针，穿刺点偏向胫骨干，易引起医源性胫骨骨折。因此，应选择合适穿刺针，胫骨近端以选在胫骨粗隆水平或略远一点为宜。

第五节 输血新技术

一、成功输血 12 步骤

（1）获取患者输血史。

（2）选择大口径针头的输血器，同时选择大静脉，保证输血速度，防止溶血。输血、输液可在不同部位同时进行。

（3）选择合适的过滤网，170μm 网眼口径的过滤网即可去除血液中肉眼可见的碎屑和小凝块。20 ~ 40μm 网眼口径的过滤网可过滤出更小的杂质和血凝块，此过滤网仅用于心肺分流术患者，而不用于常规输血。

（4）输血时最好使用 T 型管，特别是在输入大量血液时，更应采用 T 型管。可以既容易又安全地输入血制品，减少微生物进入管道的机会。

（5）做好输血准备后再到血库取血。

（6）做好核对工作，认真核对献血者和受血者的姓名、血型和交叉配血试验结果。

（7）观察生命体征，在输血后的 15 分钟内应多注意观察患者有无异常症状，有无输血反应。

（8）输血前后输少量 0.9% NaCl。

（9）缓慢输血，第一个 5 分钟速度不超过 2 mL/min，如果此期间出现输血反应，应立即停止输血。

（10）保持输血速度，如果输血速度减慢，可提高压力，最简单的方法是将血袋轻轻用手翻转数次或将压力袖带系在血袋上（勿使用血压计袖带）。若采用中心静脉导管输血，需将血液加温 37℃以上，防止输入大量冷血引起心律失常。

（11）密切监测整个输血过程。

（12）完成必要的护理记录。

二、成分输血

成分输血是通过血细胞分离和将血液中各有效成分进行分离，加工成高浓度、高纯度的各种血液制品，然后根据患者病情需要有针对性输注，以达到治疗目的。它具有疗效高，输血反应少，一血多用和节约血源等优点。

1. 浓集细胞

新鲜全血经离心或沉淀后移去血浆所得。红细胞浓度高，血浆蛋白少，可减少血浆内抗体引起的发热、过敏反应。适用于携氧功能缺陷和血容量正常或接近正常的慢性贫血。

2. 洗涤红细胞

浓集红细胞经 0.9% NaCl 洗涤数次，加 0.9% NaCl 或羟乙基淀粉制成。去除血浆中及红细胞表面吸附的抗体和补体、白细胞及红细胞代谢产物等。适用于免疫性溶血性贫血、阵发性血红蛋白尿等以及发生过原因不明的过敏反应或发热者。

3. 红细胞悬液

提取血浆后的红细胞加入等量红细胞保养液制成的悬液，可以保持红细胞的生理功能，适用于中、小手术，战地急救等。

4. 冰冻红细胞

对 IgA 缺陷而血浆中存有抗 IgA 抗体患者，输注冰冻红细胞反应率较低。

5. 白细胞悬液

新鲜全血经离心后取其白膜层的白细胞，或用尼龙滤过吸附器而取得，适用于各种原因引起的粒细胞缺乏（小于 0.5×10^9/L）伴严重感染者（抗生素治疗在 48 小时内无反应的患者）。

6. 血小板悬液

从已采集的全血中离心所得，或用连续和间断血液细胞分离机从供血者获取。适用于血小板减少或功能障碍所致的严重自发性出血者。

7. 新鲜或冰冻血浆

含有正常血浆中所有凝血因子，适用于血浆蛋白及凝血因子减少的患者。

三、自体输血法

自体输血法是指采集患者体内血或回收自体失血，再回输给同一患者的方法。开展自体输血将有利于开拓血源，减少贮存血量，并且有效地预防输血感染和并发症（如肝炎、艾滋病）的发生。自体输血分为预存和术中自体输血两种方法。

1. 预存自体输血

即在输血前数周分期采血，逐次增加采血量，将前次采血输回患者体内，最后采集的血贮备后于术中或术后使用。预存自体血的采集与一般供血采集法相同。

2. 术中自体输血

对手术过程中出血量较多者，如宫外孕、脾切除等手术，应事先做好准备，进行自体血采集和输入。

（1）操作方法：①将经高压灭菌后的电动吸引器装置一套（按医嘱在负压吸引瓶内加入抗凝剂和抗生素），乳胶管（硅胶管）两根，玻璃或金属吸引头一根，闭式引流装置一套以及剪有侧孔的 14 号导尿管，无菌注射器，针头和试管备好。②连接全套吸引装置，在负压瓶内加入抗凝剂，一般每 100 mL 血液加入 10 ～ 20 mL 抗凝剂。③术中切开患者腹腔后立即用吸引头吸引，将血液引流至负压瓶内，边吸边摇瓶，使血液与抗凝剂充分混匀。如收集胸血时，将插入胸腔的导管连接无菌闭式引流装置，在水封瓶内加入抗凝剂。④收集的自体血经 4 ～ 6 层无菌纱布过滤以及肉眼观察无凝血块后，即可回输给患者。

（2）注意事项：①用电动吸引器收集自体血时，负压吸引力不宜超过 13.3 kPa，以免红细胞破裂。②收集脾血时，脾蒂血管内的血液可自然流入引流瓶内，切忌挤压脾脏而引起溶血。③回输自体血中的凝血因子和血小板已被耗损，可引起患者凝血功能的改变，故输血以后需要密切观察有无鼻出血，伤口渗血和血性引流液等出血症状，并做好应急准备。④如果收集的自体血量多，可用 500 mL 0.9% NaCl 输液空瓶收集保存。

四、血压计袖带加压输血法

危重或急诊患者手术时，常常需要大量快速输血，由于库血温度低，血管受到刺激容易发生痉挛，影响输血速度。其次，一次性输血器管径小，弹性差，应用手摇式和电动式加压输血器效果也不理想。如采用血压计袖带加压输血，既方便经济，效果又好。

其方法是：输血时，应用一次性输血器，固定好穿刺部位，针头处衔接严密，防止加压输血时脱落。输血前将血压计袖带稍用力横向全部缠绕于血袋上，末端用胶布固定，再用一长胶布将血压计袖带与血袋纵向缠绕一圈粘贴妥当。袖带连接血压计的胶管用止血钳夹紧，然后将血袋连接一次性输血器，悬挂在输液架上，经输气球注气入袖带，即可产生压力，挤压血袋，加快输血速度。注入袖带内的气体量和压力根据输血滴速要求而定，袖带内注入 300 mL 气体，压力可达 12 kPa，此时血液直线注入血管，一般输入 350 mL 血液，中途须充气 2 ～ 3 次，8 min 内即可输完，若需改变滴速可随时调节注入袖带内的气体量。

此方法为一般输血速度的 3 ～ 3.5 倍，红细胞不易被破坏，从而减少输血反应机会，还可随意调节滴速。

第二章

伤口护理

第一节　敷料的种类与特性

1962 年英国动物学家 Winter 经研究证实，湿性环境下伤口愈合速度比干性环境快 1 倍，从而产生全新的湿性愈合理论。在湿性环境下：伤口局部湿润，不会形成结痂；敷料不与伤口新生肉芽组织粘连；密闭性和半密闭性敷料，减少伤口感染的机会；无须频繁更换敷料，创造接近生理状态的愈合环境，细胞分裂增殖速度快。而干性愈合环境下：创面局部脱水，形成结痂，阻碍上皮细胞的爬行；频繁更换敷料，使创面局部温度下降，细胞分裂增殖速度减慢；敷料与伤口新生肉芽组织粘连，更换敷料时再次性损伤；创面与外界无阻隔性屏障，增加伤口感染的机会。随着对湿性愈合理念的理解，市面上出现了各种类型和规格的敷料。目前，湿性愈合敷料广泛应用于临床。

敷料的使用目的是营造一个与皮肤相近的自然环境，能让伤口快速自然的愈合。理想的敷料应具有的功能包括：保持伤口周边皮肤的干燥；维持伤口敷料种类的演变；吸收过多的渗液；装填无效腔，避免渗液或碎屑的堆积引起感染，或形成溃疡；清除坏死组织及渗液；提供保护环境，避免细菌侵入；提供类似人体正常体温（37℃）的恒定环境；起到固定、止痛、止血的效果；有清创作用；加速伤口渗液中的酶分解坏死组织；能将药物传导到伤口内；控制气味；提供有效的 pH 值；促进血红蛋白与氧的结合与释放。因此，医务人员要对敷料的分类、基本特性、功能、优缺点、适应证及用法有所了解，才能适当的处理伤口，促进伤口愈合。目前临床将敷料分为传统性敷料，生物活性敷料及相互作用型敷料（密闭性和半密闭性敷料）等。

一、传统敷料

传统敷料由天然植物纤维或动物毛类物质构成，如纱布、棉垫、羊毛、各类油纱布等。这类敷料只是暂时性的覆盖材料，均需在一定的时间内加以更换。

（一）纱布

一般要求敷料有较高的吸液能力，且液体能均匀分布于整块敷料当中，以防止局部积液。最常见的传统敷料是纱布。

纱布由棉花、软麻布和亚麻布加工而成，由于对创面的愈合无明显促进作用，也称惰性敷料。这种敷料虽然具有吸收好、保护创面、制作及应用简单、价格便宜、可重复使用；用料来源广泛、质地柔软，可在复杂的致伤部位使用，有较强吸收能力可防止创面渗液积聚等优点，但其缺点也很突出：通透性太高，容易使创面脱水；黏着创面，更换时造成再次性机械性损伤；外界环境微生物容易通过，交叉感染的机会多；用量多，更换频繁、费时且患者痛苦。

传统敷料对创面虽有保护作用，但一般认为它对创面愈合没有促进作用，如更换敷料时损伤肉芽组织反而延迟创面愈合，纱布敷料中局部应用抗生素导致的细菌的耐药更使感染创面难以愈合。

（二）湿润性不粘纱布

湿润性不粘纱布是由传统纱布经石蜡油、羊毛脂等浸润而成，如凡士林纱布，其优点是减少粘连，湿润环境，有利表皮生长。有的可在湿润纱布中加入各种抗生素、中药、锌剂等使其具备抗菌作用。湿润性不粘纱布无特殊气味，不粘连伤口，可有效地维持创面的湿性环境并防止感染扩散。缺点是该敷料有时难于固定，特别是术后早期运动时，故建议最好每日更换；无吸收作用；在渗出物较多的伤口使用会导致伤口周围的皮肤浸渍，故只能用于干性伤口。

凡士林纱布常用于肉芽组织伤口的覆盖和感染伤口的引流，临床应用十分广泛。

（三）塑料膜性不粘纱布

塑料膜性不粘纱布是在传统敷料的外周再包一层带孔的塑料薄膜，为现今应用较多的敷料。联合应用局部抗生素软膏时就能为伤口提供一个湿性环境。这种敷料的优点是防止敷料纤维脱落、价格便宜、不粘连伤口、减轻换药时的疼痛和组织损伤，并可根据伤口形状剪裁。该敷料有一定的吸收性，若渗出液较多则需要外层敷料的辅助。该敷料和密闭性敷料相比，对伤口愈合、感染、疼痛的影响还存在一定的差异。

（四）合成纤维纱布

这类敷料具有纱布一样的优点，如经济，并具有很好的吸收性能等，而且有些产品还具有自黏性，使其使用起来很方便。然而，这类产品同样具有纱布一样的缺点，如通透性高，对外界环境颗粒性污染物无阻隔等。主要优点：透气，多为自黏性敷料；可吸收少量渗出液，多用于低渗出量伤口或一期愈合的伤口，大多数外科术后伤口及切割伤和擦伤的伤口；可防止外界污染。主要缺点：不适合高渗出量伤口；对黏胶易过敏。

二、新型的封闭和半封闭性敷料

1981 年，美国加州大学旧金山分校外科系的 Knighton 等 3 人首次发现伤口含氧量与血管增生的关系，在无大气氧存在下的血管增生速度为大气氧存在时的 6 倍，新血管的增生随伤口大气氧含量的降低而增加，批驳了"伤口透气"是陈旧的伤口愈合观念，大气氧是不能被伤口直接所利用的，伤口的愈合是利用人体体内血红蛋白的氧合作用；密闭的环境能保持伤口的湿润。此后，有不少人做科研跟进，不但证明了此概念的重要性，还发现湿性愈合的其他好处，包括可以保护神经末梢，减少痛楚。减少纤维组织形成，故此令瘢痕减少及支持白溶性清创。在此后的数十年间，不停地有促进此湿性愈合的敷料产生，对伤口的治疗又跨进了一大步。湿性愈合是利用伤口敷料用密闭或半密闭方法保持伤口湿润，增加细胞生长及移行速度，加速伤口愈合，并可防止痂皮形成。

（一）封闭和半封闭性敷料的特性

敷料与创面之间存在着多种形式的相互作用，如吸收渗出液以及有毒物质、允许气体交换，从而为愈合创造一个理想的环境；阻隔性外层结构，防止环境中微生物侵入，预防创面交叉感染等。

（二）封闭和半封闭性敷料的主要产品

薄膜类敷料、水胶体类敷料、水凝胶类敷料和海绵类敷料等。

1. 薄膜类敷料

薄膜类敷料是创伤修复材料中最常见的类型，可以是单一材料的薄膜，也可在生物医用薄膜的一面涂上一层材料。制作薄膜的材料大多是一些透明的弹性体，如聚乙烯、聚丙烯腈、聚乙内酯、聚乳酸、聚四氟乙烯、聚乙烯醇、聚氨酯和硅氧烷弹体等。其中聚氨酯类和硅橡胶类材料最为常用。

（1）产品特性：薄膜类敷料几乎没有吸收性能，对渗出液的控制是靠其对水蒸气的转送蒸发，转送速度取决于分子结构和厚度，理想的薄膜类敷料的呼吸速度与正常人皮肤的呼吸速度相当。

（2）产品优点：①阻隔环境微生物入侵创面，防止交叉感染。②保持伤口湿性愈合环境，有助于细胞移行。③促进肉芽组织形成和坏死组织的自我分解。④具有自黏性，使用方便，而且透明，便于观察创面情况。⑤不需要二级敷料。

（3）适应证：主要应用于固定留置针、导管，保护创口，预防感染；用于表浅伤口及少量渗液或无渗液的创面，也可作为其他敷料的辅助性敷料。代表产品：美舒，安舒妥（施乐辉）；透明薄膜（法国优格）；Tegaderm（3M），Stabulion（Coloplast）等。

2. 水胶体类敷料

水胶体类敷料是由聚合的基材和黏接在基材上的水胶体混合物构成。其中，水胶体混合物主要是由明胶、果胶和羧甲基纤维素钠混合形成，并在混合的过程中掺入液状石蜡和橡胶黏结剂，使得敷料比较容易黏附在伤口上，但这种敷料比起薄膜敷料要厚得多，水胶体类敷料几乎没有水蒸气的转送能力，它是靠水胶层对渗出物吸收、胶层的厚薄决定吸收能力大小的，但吸收大量渗出物之后可能污染伤口。

（1）安普贴（法国，优格）。

①产品特性：是一种半渗透水胶体敷料，由外层聚氨酯背衬及内层水胶黏性物质组成。当与伤口接触时，安普贴的水胶微粒吸收伤口渗出物并膨胀，形成一层温和湿润的凝胶填充层，从湿度，温度和 pH 值方面为伤口提供了最佳的愈合环境。

②产品优点：湿润凝胶填充伤口，更换无痛，加快愈合，防止感染，可淋浴，可防止外界水及细菌侵入，透明，易于随时监测创面愈合情况，使用方便，单片无菌包装。

③适应证：适用于慢性难愈合的创面、压疮、小腿溃疡，适用于压疮的早期预防及预防轻度渗出性表皮损伤愈合后期的伤口。

（2）优拓（法国，优格）。

①产品特性：是一种不粘创面的非闭合性水胶体敷料，水胶微粒（羧甲基纤维素）散布在不粘创面的聚合物及有凡士林覆盖的聚氨酯网上，单片无菌包装。

②产品优点：加快愈合。优拓接触创面的渗出物后，水胶微粒与凡士林相互作用形成脂质水胶作用于创面，为创面愈合创造最佳的愈合条件，湿性界面不粘贴伤口表面及周边皮肤，更换无痛，无出血，不会损伤新生的组织。使用方便，创面可 2～3 天更换一次。

③适应证：与凡士林油纱适应证相同。切割伤、烧伤、表皮擦伤、供皮区、慢性创面的最后愈合阶段。需要二级敷料（需要外敷料包扎固定）。

（3）多爱肤凝胶敷料（美国，施贵宝公司）。

①产品特性：其主要成分是亲水性颗粒和疏水性聚合物组成，具有双重黏性，可粘贴于干燥和潮湿性创面。具亲水性，可吸收过量伤口渗出液。②产品优点：能粘贴于干燥和潮湿性创面；可吸收过量伤口渗出液，形成潮湿性创面环境，不破坏新生肉芽组织；能促进上皮化与胶原蛋白质合成，能提供无大气氧环境，以加速新微血管增生，防止细菌侵犯与抑制细菌繁殖。

③适应证：可使用于普通创面，诸如一般撕裂伤、供皮部位与烫伤创面，更可用于慢性创面（包括压疮的治疗和预防）和下肢溃疡的治疗。

（4）康惠尔水胶体敷料类（中国，康乐保公司）：水胶体敷料类包括康惠尔溃疡贴、康惠尔透明贴、康惠尔减压贴、康惠尔溃疡粉和康惠尔溃疡糊。

①产品特性：主要成分是羧甲基纤维素钠（CMC）、合成弹性体、医用黏合剂、合成增塑剂和表层聚氨酯（PU）半透膜。这种敷料与创面渗出液接触后，能吸收渗出物，并形成一种凝胶，避免敷料与创面黏着；同时，表面的半透膜结构可以允许氧气和水蒸气进行交换，但又对外界颗粒性异物如灰尘和细菌具有阻隔性，因此，这类敷料具备很多与多聚泡沫类敷料相似的优点。

②产品优点：a. 能吸收创面渗出物和一些有毒物质。b. 保持创面湿润，潴留创面本身释放的生物活性物质，在为创面愈合提供一个最佳的微环境外，还可以使创面愈合的过程加速。c. 具有清创作用。d. 形成凝胶，保护暴露的神经末梢，减轻疼痛，同时，更换敷料时不会造成再次性机械性损伤。e. 具有自黏性，使用方便。f. 良好的顺应性，使用者感觉舒适，而且外观隐蔽。g. 阻隔外界颗粒性异物如灰尘和细菌的侵入减少换药次数，一般可 3～7 天更换一次，从而减轻护理人员的劳动强度。h. 能加快创面愈合，节省费用。i. 为创面创造一个低氧、微酸的环境。

③适应证：可用于慢性创面（包括压疮的治疗和预防）和下肢溃疡的治疗。

3. 水凝胶类敷料

（1）产品特性：这是一类以水及非粘连性的多分子聚合物所制成，有糊状凝胶或片状敷料，含水量高，因此，不能吸收大量渗液。各种生产厂家生产的敷料所含成分不一，有含高水分，含高盐分及羧甲基纤维素钠颗粒和藻酸钙成分所制成的糊状凝胶或片状敷料。凝胶敷料和水凝胶敷料在现代创伤外科中应用十分广泛。硅酮类凝胶敷料目前应用较广，还有胶原凝胶、芦荟凝胶、壳聚糖凝胶、血小板凝胶、含酶凝胶等各种凝胶敷料，它们常以凝胶和水凝胶、泡沫凝胶或凝胶膜片形式在烧伤、创伤、溃疡等创面中应用。

（2）产品优点：①水化伤口，提供湿润环境。②促进自溶清创，用于黑痂清创。③利于上皮移行及肉芽生长。④不粘伤口。⑤可镇痛。⑥更换敷料时不会损伤伤口。⑦糊状凝胶能填满空洞伤口。

（3）适应证：这类敷料适应于中至深度的伤口，有坏死组织的伤口，少至中量渗液的伤口以及烧伤和放射性伤口。代表产品：美清佳/美诺佳（墨尼克），多爱肤水解胶（施贵宝），Intrasite Gel（S&N）。

4. 藻酸盐敷料

（1）产品特性：这是一类从天然海藻植物里提炼出来的天然纤维（多聚糖，Polysaccharide）敷料，并经过精细的加工程序而成的一种高科技敷料，能吸收高于本身重量 17～20 倍的渗液。当与伤口接触时，与渗液作用形成一种柔软的凝胶，保持一个湿润有效的愈合环境。

（2）产品优点：①具有强大而快速吸收渗出液的能力。②形成凝胶，能保持创面湿润且不粘创面，保护暴露的神经末梢，减轻疼痛。③与渗出液接触后发生 Na-Ca 离子交换，释放出钙离子。起到止血和稳定生物膜作用。④可被生物降解，环保性能好。

（3）适应证：适用于中至大量渗液和中至深度的伤口以及有空洞与窦道的伤口或感染性伤口。代表产品：美即爽（墨尼克），Comfeel SeaSorb（康乐保）。

5. 藻酸钙钠盐敷料

（1）产品特性：由海藻的天然提取物制成的含钙离子的高吸收藻酸盐类敷料纤维加工而成，与创面接触时通过离子交换生成可溶性的海藻酸钙。海藻酸钙可吸收本身重量 20 倍的渗液，是纱布的 5～7 倍。

（2）产品优点：①具有强大而快速吸收渗出液的能力，可吸收水分至饱和。②吸收渗液后发生膨胀，起到凝胶作用，有利于形成创面愈合所需的湿润环境。经过生物降解而溶解在渗液中，能够完全剥离，纤维不残留在创面上。③同时释放的钙离子可诱导血小板活化，产生凝血因子和生长因子，起到止血和加速创面愈合的作用。④海藻酸钙还具有吸附细菌，阻挡细菌通过屏障的作用，并通过刺激伤口巨噬细胞的活化来增强创面抗致病菌的能力；能够吸附红细胞和血小板，使其紧贴敷料不致出血。

（3）适应证：适用于中至大量渗液和中至深度的伤口以及有空洞与窦道的伤口、感染性伤口，凝血功能欠佳或术后有出血的伤口，还可用于止血。代表产品：舒康博藻酸钙敷料（德国），藻酸钙敷料条（施贵宝）。

6. 海绵类敷料

泡沫类敷料是创伤修复材料中使用较广的一种材料。

（1）泡沫敷料。

①产品特性：泡沫敷料和海绵敷料属于同一类敷料，具有多孔性，对液体具有较大的吸收容量。氧气和二氧化碳几乎能完全透过。目前泡沫类敷料使用最多的是聚氨酯泡沫和聚乙烯醇泡沫，这种敷料对伤口渗出物的处理是靠海绵型的水蒸气转运和吸收机制来控制渗出物的。泡沫类敷料可制成各种厚度，对伤口有良好的保护功能，加入药物后还可促进伤口的愈合。但现在大多数泡沫类敷料没有压敏胶，不能自行粘贴，因此还需要使用辅助绑扎材料来固定。

②产品优点：a. 快速而强大的渗出液吸收能力，减少伤口浸渍；b. 通透性低，使创面保持湿润，避免更换敷料时再次性机械性损伤；c. 表面半透膜的阻隔性能，可防止环境颗粒性异物如灰尘和微生物的侵入，预防交叉感染；d. 轻便、使用方便、顺应性好，可适合身体各个部位；e. 隔热保温、缓冲外界冲力。

③适应证：这类敷料的适应范围很宽，主要应用于各种中至大量渗出的创面，肉芽生长期或肉芽过长时的创面。代表产品：康惠尔渗液吸收贴（Coloplast），美皮康（墨尼克），痊愈妥（施乐辉）等。

（2）舒康博泡沫敷料（德国）。

①产品特性：双层结构的伤口敷料，由保护层——微孔亲水性聚氨酯膜和伤口接触层——中孔亲水

性聚氨酯层组成。高吸收性，良好的清创作用，与创面无粘连，无残留。

②产品优点：a. 伤口接触层：具有很高的渗液吸收能力，即使在加压下，泡沫垂直吸收的强大能力也能够有效吸收渗液、污垢和细菌，防止外源性感染。透气性良好，使用舒适，保证周围皮肤和衣物的清洁；b. 保护层：外层半通透性的 PU 膜，保证伤口不会被外来的细菌及水分污染，同时保证创面和外界良好的水气交换，小孔设计帮助锁住渗液，防止污染周围皮肤及衣物。

③适应证：该产品使用在无感染临床症状、伴有中等渗出的表浅伤口。如溃疡、压疮、供皮区、磨削伤。也可作二层固定敷料。

（3）美皮康（墨尼克）。

①产品特性：防水透气自黏性软聚硅酮吸收敷料。

②产品优点：a. 保持伤口的湿润，促进伤口愈合；b. 更换敷料时，不损伤伤口新生组织，减少出血和疼痛；c. 有效减少伤口周围皮肤浸渍；d. 独特的 3 层结构，吸收量大；e. 有边设计，防水。

③适应证：中等至大量渗出液伤口。

7. 亲水纤维敷料

（1）产品特性：主要成分为 CMC（羧甲基纤维素钠），具高吸收性，相当于 6 层纱布的 4 ~ 5 倍，敷料吸收 / 锁住渗液，形成凝胶，提供伤口湿润愈合环境。

（2）产品优点：①可吸收自身重量 22 倍的渗液。②具有渗液吸附功能，防止渗液向伤口周围正常皮肤扩散和回渗，使正常皮肤免受侵蚀。③形成的凝胶可紧密地附着在各种形状的创面上，避免无效腔的形成，减少细菌滋长；防止伤口粘连，避免换药时伤口疼痛。

（3）适应证：用于中等到重度渗出液伤口。代表产品：爱康肤 Aquacel（施贵宝）。

三、生物活性敷料

随着对创面愈合过程的病理生理的深入研究，人们对创面愈合过程的理解也越来越深刻，从而导致了创面敷料的不断改进与发展。新型的创面敷料相对于早期而言，已经发生了革命性的变化，而且有多种不同性能的敷料可供临床护理人员选用。同时随着对敷料作用机制研究的不断深入，目前，对其分类也越来越困难，有些敷料既可作为密闭和半密闭性敷料，也可作为生物活性敷料，足见其作用机制之复杂。事实上，目前对该敷料的作用并没有完全了解。

（一）生物活性型敷料的特性

自身具有活性或能促进有活性物质释放，从而使创面愈合速度加快。

（二）生物活性型敷料的主要产品

FGF 生物蛋白海绵、壳聚糖敷料、胶原敷料、生长因子类创伤修复敷料、多糖敷料（polysaccharides）等。

1. FGF 生物蛋白海绵

（1）产品特性：是利用胶原蛋白和 FGF 蛋白制成的新型医用活性材料。通过与组织等接触，使胶原蛋白和动物脑组织 FGF 蛋白发生协同生物功效，并以缓释方式作用于肌体创面，具有修复神经纤维、促进新生毛细血管生成、促进细胞再生等作用，能够促进组织创伤的主动修复，缩短愈合时间。需在 2 ~ 8℃冰箱内保存。

（2）产品优点：①可强大而快速吸收创腔渗液，起到良好的引流作用。②湿润创面的自溶作用，简化清创，促进伤口愈合。③有止血作用。

（3）适应证：适用于中至大量渗液和中至深度的伤口以及有空洞与窦道的伤口，凝血功能欠佳或术后有出血的伤口，还可用于止血。代表产品：生物蛋白海绵。

2. 壳聚糖敷料

（1）产品特性：壳聚糖是从甲壳类动物的壳中提取，并经过脱乙酰化而成的一种多聚糖胺。伤口中存在有溶菌酶，可降解甲壳质及其衍生物，壳聚糖在创面上可降解 N- 乙酰氨基葡萄糖，后者能被表皮细胞所吸收，是表皮细胞生长繁殖所必需的营养物质。壳聚糖还能够增加创面组织的网状结构以及胶原合成，从而增加伤口抗拉强度，同时甲壳质的衍生物还能激活巨噬细胞，促进创面快速愈合。

（2）产品优点：①吸水性较好，透气性强，能够促进伤口愈合。有较强的止血作用，且能够促进创面愈合，并可作为药物的缓释载体。

（3）适应证：有中等渗出的表浅伤口及有空洞与窦道的伤口。代表产品：几丁糖。

3. 胶原敷料

（1）产品特性：胶原是结构蛋白，需在 2 ~ 8℃ 的冰箱内保存。在临床可制成多种敷料，如胶原海绵和胶原凝胶等。具有止血快速、生物相容性好、抗原性弱、生物可降解性较好等特点。即将壳聚糖与胶原海绵联合制成敷料用于止血。

（2）产品优点：①恢复水蒸发的屏障功能，避免创面脱水。②减少蒸发热损失，减少创面渗出液中蛋白质和电解质的丢失。③避免伤口细菌污染，以保护伤口和防止患者发生败血症。④更换敷料时疼痛较轻。⑤能促进伤口清创。⑥为深度创面的自体移植创建良好的肉芽创面。⑦减少Ⅱ度烧伤创面的供皮区创面的愈合时间。⑧改善愈合质量，抑制过度的成纤维细胞生长，并能减少创面瘢痕形成。

（3）适应证：主要用于新鲜缺损创面、供皮区和植皮区创面的保护。

4. 生长因子类创伤修复敷料

重组人表皮生长因子制剂。

（1）产品特性：rhEGF 是一种多肽类细胞生长因子，通过与存在于细胞膜的 EGF 受体结合，激活酪氨酸激酶、蛋白激酶等多种生化酶，通过细胞内信号传递系统，引发一系列生化反应，刺激细胞的趋化作用，促进细胞 DNA、RNA 和羟脯氨酸的合成，促进细胞有丝分裂，加速细胞分化，调节细胞蛋白质合成、转换及细胞的新陈代谢，完善胶原组织的构建，加速创面肉芽组织的生成和上皮组织的形成，加快创面愈合速度，提高愈合质量。包括外用重组人表皮生长因子（衍生物）喷剂（依济复喷剂）、重组人表皮生长因子外用溶液（Ⅰ）（金因肽）、重组人表皮生长因子凝胶（易孚凝胶）等不同剂型的产品，具有相同的活性成分及作用。

（2）产品优点：促进基因表达产物的有效释放和提高其生物活性，加速创面愈合。

（3）适应证：各种外伤、擦伤、刀割伤创面、供皮创面；各种手术伤口；烧伤烫伤、灼伤（浅Ⅱ度、深Ⅱ度、肉芽创面）；各种残余创面：伤口感染后创面、皮炎后创面、冻伤创面等；急慢性体表溃疡：糖尿病溃疡、血管性溃疡、激光溃疡、药物性溃疡、压疮、瘘管等各种皮肤和黏膜溃疡；放射性皮炎（皮肤溃疡）的预防和治疗。

5. 多糖敷料（polysaccharides）

喜疗妥软膏。

（1）产品特性：多磺酸黏多糖，透皮吸收后发挥抗炎作用，促进水、血肿吸收，刺激受损组织再生。

（2）产品优点：①具有良好的生物相容性，无毒、无刺激、无致敏的特性。②吸附渗出液而不粘连伤口，减少换药时的再损伤。③形成一个有利于成纤维细胞生长和迁移的小环境，加速创面愈合。④加速Ⅲ型胶原蛋白的分泌，从而促进肉芽组织和上皮组织的形成，减少瘢痕形成。⑤具有良好的组织相容性，具有天然抗菌活性，对防止感染起良好作用。⑥止血、止痛。

（3）适应证：适用于各种手术缝合切口、烧伤、烫伤、擦伤及各种体表的渗出、血肿、水肿；转化皮肤创面与手术后瘢痕；瘢痕修复溃疡创面、外伤性创面感染，新生儿脐部的护理等。

四、其他敷料

（一）阴离子敷料

这是一种新型的广谱抗菌敷料，30 min 内快速杀灭细菌，并随时间持续释放低浓度银离子，抑制微生物增长和促进愈合作用。杀菌效力保持 3 ~ 7 天，主要适用于严重污染伤口，感染伤口，糖尿病足溃疡。

1. 优拓银（法国，优格）

（1）产品特性：是一种脂质水胶技术与抗菌因子（银离子）的结合。水胶微粒（羧甲基纤维素）、磺胺嘧啶银散布在不粘创面的聚合物及有凡士林覆盖的聚氨酯网上，单片无菌包装。

（2）产品优点：强效、广谱、持久抗菌，加速伤口愈合。为创面愈合创造良好条件：不粘伤口，更换无痛，减少换药频率，使用方便。

（3）适应证：Ⅱ度烧伤，供皮区，急性感染伤口、慢性感染伤口，预防伤口感染，包括：污染伤口、手术切口、引流口、造瘘口、压疮、下肢溃疡。需要二级敷料（需要外敷料包扎固定）。

2. Aquacel 湿性敷料（含银亲水性纤维敷料）

（1）产品特性：是亲水性纤维和高效抗菌剂银离子的结合。抗菌功能迅速、持续、稳定。

（2）产品优点：广谱抗菌，对金黄色葡萄球菌、铜绿假单胞菌、溶血性链球菌、肠球菌、大肠杆菌和白色念珠菌等敏感。长效抗菌，在长时间不换药的情况下，能持续抗菌达 14 天以上，能有效控制伤口感染。

（3）适应证：Ⅱ度烧伤，供皮区，急性感染伤口，慢性感染伤口，预防伤口感染。代表产品：爱康肤银抗菌敷料（施贵宝）。

3. Acticoat（爱银康）

（1）产品特性：一层聚酯核心可保持湿润环境，两层银离子外衣杀菌防菌。

（2）产品优点：是一种超微银离子生产技术，30 min 内快速杀灭细菌，杀菌效力可保持 3 ~ 7 天，是一种新型的广谱抗菌银离子敷料。

（3）适应证：局部和深度烧烫伤；取皮区、受皮区；压疮；静脉溃疡，糖尿病溃疡。

4. 康惠尔泡沫类银离子抗菌敷料

（1）产品特性：持续释放银离子，形成抗菌屏障，吸收渗液，提供湿性愈合环境。

（2）产品优点：①广谱安全杀菌，包括对甲氧西林耐药金黄色葡萄球菌，万古霉素耐药肠球菌敏感。②局部持续释放银离子杀菌。③良好的吸收渗液能力，减少换药次数。④提供密闭性，湿性伤口愈合环境，加速伤口愈合。

（3）适应证：各种难愈合伤口局部感染的预防和治疗。

（二）美盐敷料

（1）产品特性：由吸收性聚酯纤维、28% 氯化钠组成。

（2）产品的优点：①提供高渗环境，有利于细菌和坏死组织的清除。②减少水肿，促进伤口愈合。③操作方便，无异物残留。

（3）适应证：大量渗出物的感染或深腔性伤口，如窦道、压疮、下肢溃疡等。

（三）德湿威（TenderWet）

（1）产品特性：是一种新型交互式伤口清洁敷料。其外层是一种疏水的人造纤维纺织材料，不粘伤口，核心部分为聚丙烯酸酯（SAP），经林格氏液激活后，SAP 对蛋白类物质具有极高的亲和力，可主动吸收伤口渗液及坏死组织。适用于Ⅱ度烧伤和小面积Ⅲ度烧伤创面；外科伤口：如脂肪液化、术后坏死皮瓣、感染性伤口的治疗等；难愈性慢性伤口：如糖尿病坏疽、深部压疮、难治性溃疡、组织缺损伤口等；用于腐肉创面和陈旧性肉芽创面的清创期。

（2）产品的优点：①具有交互式清洁创面的作用，起到一个"无创"清创的作用。②持续清创，加速坏死组织脱落。③控制感染，促进创面愈合。④防止感染，有效保护受区皮片。

（3）适应证：适用于Ⅱ度烧伤和小面积Ⅲ度烧伤创面；外科伤口：如脂肪液化、术后坏死皮瓣、感染性伤口的治疗等；难愈性慢性伤口：如糖尿病坏疽、深部压疮、难治性溃疡、组织缺损伤口等；用于腐肉创面和陈旧性肉芽创面的清创期。

由于工艺和原材料不同，各种敷料特点各异，没有一种敷料适合于各种类型的伤口，也没有一种敷料可以一成不变地适合于同一伤口的不同愈合时期。选择敷料应综合考虑患者全身和局部状况，并根据伤口情况随时调整敷料，以达到最佳愈合效果，缩短愈合时间。

第二节 伤口敷料粘贴技巧

医用胶布种类繁多，可起到固定、避免脱落等作用。但胶布对人体皮肤而言是一种异物，长时间的接触、摩擦及刺激可引起皮肤各种不同的反应。如果选用或使用不当会引起患者皮肤损伤等问题。同时由于身体某些部位的特殊性，伤口敷料固定较为困难，虽可用绷带或弹性网套作外固定，但往往由于患者躁动不安或活动而导致伤口敷料容易脱落，增加患者的治疗费用和护理时数；另外，患者担心伤口敷料脱落而不敢翻身或下床活动，影响伤口和疾病的康复；特别是应用新型敷料处理伤口时，新型敷料单价较高，如伤口敷料无脱落、渗漏和污染等情况可 5 ～ 7 天更换一次，这样可保持伤口恒定的温度和湿度，有效促进伤口愈合，缩短愈合时间。如频繁更换不但达不到有效的治疗效果，而且增加患者的经济负担。因此，如何选用合适的医用胶布和正确使用，避免皮肤损伤，以及如何粘贴特殊部位的伤口敷料，使伤口敷料粘贴稳妥、牢固持久，既便于患者活动又使其感到舒适，同时利于伤口愈合，是直得研究的问题。

一、胶布粘贴常见问题及护理

（一）胶布粘贴常见问题与护理

1. 张力性机械性损伤

张力性机械性损伤是胶布使用中最常见的问题。

（1）原因：通常是由于在粘贴胶布时牵拉过紧、先粘贴一端然后粘贴另一端或粘贴部位出现肿胀、膨隆而导致。

（2）临床表现：皮肤充血、红肿、皮肤撕脱或水疱，典型病例为胶布两端出现张力性水疱。

（3）护理措施。

①评估患者皮肤和全身情况，选用合适的医用胶布；

②尽量避免粘贴胶布于肿胀部位，如局部出现肿胀应重新粘贴；

③正确粘贴胶布，避免物理性的摩擦或牵拉。粘贴时不可粘贴一侧，再加拉力粘贴另一侧，引起皮肤张力或牵拉力而导致皮肤损伤（图 2-1A）；应将胶布平放于粘贴处，使之与皮肤贴妥，然后由胶布中央往两边用手指抹压胶布，保证胶布与皮肤粘贴处无张力（图 2-1B）。

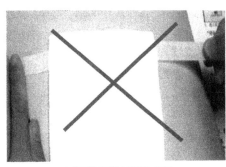 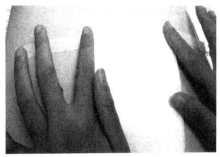

A.错误的胶布粘贴方法　　　　　　　　　B.正确的胶布粘贴方法

图 2-1 胶布粘贴方法

2. 非张力性机械性损伤

（1）原因：皮肤因胶布选择不恰当（黏性太强）或不正确的揭除而受到损伤。

（2）临床表现：皮肤红肿、破损、刺痛。

（3）预防措施。

①了解患者皮肤和全身性情况，选用合适的医用胶布。

②揭除胶布时，一手轻按皮肤，一手缓慢以 180° 水平方向向伤口撕除，避免物理性损伤（图 2-2A）。

③当胶布粘有毛发时，顺毛发生长方向撕除（图2-2B）。

④先撕开敷料两侧的胶布，再整个移除，避免由一侧用力移走胶布造成物理性的皮肤伤害（图2-2C）。

⑤当胶布粘着皮肤揭不掉时不要强行揭下，如果患者的情况允许，可用消毒液或生理盐水或清水先浸湿粘胶，使得变得容易脱落后再移除；或用专用溶解粘胶的液体擦拭粘胶（如剥离剂）。

⑥如胶布与皮肤粘贴过紧，可用酒精或乳液涂抹在胶布背衬上降低其黏性。

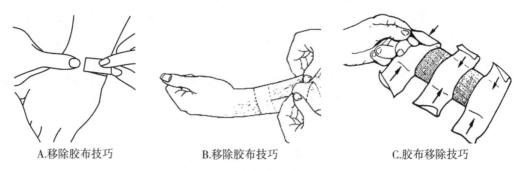

A.移除胶布技巧　　　　B.移除胶布技巧　　　　C.胶布移除技巧

图2-2　胶布的移除

3. 表皮剥脱

（1）原因：主要是由于在同一部位反复使用胶布表皮细胞被胶布胶所损。

（2）临床表现：损伤程度与患者的皮肤条件有关，可表现为皮肤充血、肿胀、破损及疼痛等。

（3）预防措施：表皮剥脱者使用透气性佳、黏性适中的低敏性胶布；或局部皮肤涂抹或喷洒皮肤保护膜后再行粘贴；并注意更换胶布贴部位及正确揭除胶布。

4. 化学性损伤

（1）原因：皮肤表面与胶布间有刺激性化学物质残留。可为胶布胶的化学物直接作用于皮肤，也可是皮肤上存留有化学刺激物（如酒精或其他消毒剂等），加上覆盖不透气的胶布导致皮肤产生化学物刺激的反应。

（2）临床表现：胶布贴部位出现红、肿、丘疹，严重时可产生脓疱。

（3）预防措施：粘贴胶布前用生理盐水或清水清洗伤口周围皮肤并抹干净，避免使用消毒液；胶布粘贴于干燥、清洁、无化学剂或油脂的皮肤上（化学物质或油脂会影响胶布黏性），并选用透气性好的胶布。

5. 皮肤浸渍

（1）原因：由于胶布贴部位的皮肤长期处于潮湿环境或胶布气性差所引起，浸渍可削弱皮肤强度，使之更容易受刺激及损伤。

（2）临床表现：皮肤发白变软，并出现肿胀和皱褶。

（3）预防措施：为了避免引起皮肤浸渍，重要的是选择不妨碍皮肤排汗和呼吸的透气性良好、黏性适中的低敏性胶布。另外，要选择符合使用目的和部位的有一定固定力和黏着力的胶布。也可局部皮肤涂抹或喷洒皮肤保护膜再粘贴胶布；及时更换沾湿的伤口敷料，避免皮肤受伤口渗液刺激；注意更换胶布贴部位并正确揭除胶布。

6. 过敏反应

（1）原因：对胶布本身的粘胶或材料过敏。

（2）临床表现：红、肿、丘疹及发痒，涉及部位不限于胶布边缘或下面，可涉及胶布周的广泛部位。胶布贴时间越长，反应越严重。

（3）预防措施：去除现用的胶布使用透气性好、低致敏性胶布；使用无粘胶绷带，如3M自粘绷带；对患者进行斑贴试验，了解患者的过敏史，避免接触致敏源；经常观察胶布缘的皮肤，注意有无发痒或发红的现象。

7. 残胶

（1）原因：是胶布粘胶与背衬结合不牢固导致粘胶残留。氧化锌胶布较常见。

（2）临床表现：胶布揭除时粘胶残留在皮肤或固定物上。

（3）预防措施：胶布上的粘胶残留在皮肤表面时，可以用胶布反复粘贴残胶处，以此去除残胶；也可用沾酒精、汽油或松节油的纱布或棉签轻轻擦拭以去除残胶，但使用后需用肥皂和清水将溶剂清洗干净。

（二）胶布粘贴注意事项

（1）撕除需要的长度后进行粘贴，避免将胶布粘贴固定后再从胶布卷上撕除。

（2）避免将胶布贴于关节部位和皮肤病变部位，粘贴胶布应与身体的纵轴垂直，或与身体动作相反的方向，如粘贴时需横过关节面，避免直贴，因为直贴时胶布随着关节的活动而松动（图2-3A）。如果伤口在不易固定的部位，可考虑应用管状网式固定网或使用自粘性绷带固定。

（3）避免重叠粘贴胶布（图2-3B）。

（4）敷料两侧胶布长度应是敷料宽度的一半固定才稳妥（图2-3C）。

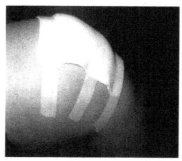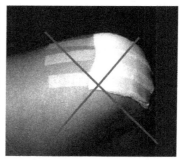

A.关节部位胶布的粘贴技巧

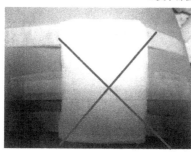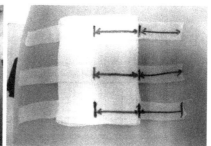

B.重叠粘贴　　　　　　C.胶布粘贴技巧

图2-3　胶布粘贴技巧

（5）胶布端需反折便于撕除。

（6）对经常需要更换敷料的伤口且皮肤条件较差者，可清洗干净伤口左右两侧的皮肤并抹干后粘贴皮肤保护皮或水胶体敷料。伤口覆盖敷料后先把胶布定于敷料上，之后将胶布贴于伤口两侧的皮肤保护皮或水胶体敷料上，避免胶布接粘贴于皮肤。每次更换敷料时皮肤保护皮或水胶体敷料不需更换，除非变湿、脏、松脱或有皮肤问题才移除。

二、敷料固定技巧

（一）自粘型新型伤口敷料的固定

封闭型或半封闭型湿性敷料能维持伤口恒定的温度和湿度，利于伤口的愈合，如敷料没有脱落、渗漏，一般可维持5~7天。虽然封闭型或半封闭型湿性敷料一般都有自粘功能，但患者使用过程中敷料边缘的粘胶会粘着衣服而容易揭起，特别患者不合作或烦躁不安时及易摩擦的部位容易松脱而影响使用时间。另外在骶尾部等部位容易被大小便污染而缩短使用时间而影响治疗效果。因此，为使自粘敷料使用时间延长，保证敷料达到应有的治疗效果，对自粘型敷料需作必要的外固定。

方法：清洗及抹干伤口及周围皮肤，从伤口中心粘贴水胶体或泡沫敷料，然后用手将敷料向四周抚平，尽量避免留下空隙或产生皱褶，敷料大小应超出伤口外缘至少 2 ~ 3 cm。容易摩擦的部位，为避免患者移动时敷料的移位，应在敷料的四周边缘用透气宽胶布或透明薄膜作封边固定（图 2-4A），如粘贴在大小便容易污染的部位，可以透明薄膜覆盖以免污染（图 2-4B），在外层敷料上标上日期能清楚地了解敷料的使用时间。更换敷料时，可先一手按住皮肤，由敷料的一角开始慢慢撕除，避免损伤皮肤。

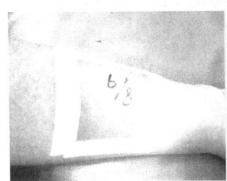

A.敷料用宽胶布封边固定　　　　　　　　　　　　B.敷料用透明薄膜覆盖

图 2-4　敷料固定

（二）特殊部位敷料的粘贴技巧

1. 耳部

对耳郭皮肤损伤，可将自粘敷料（水胶体）剪成 5 cm×7 cm 大小，将敷料长度对折一半后，沿着敷料的一侧外缘相隔 0.5 cm 剪切口。用法：首先将未剪切的一侧敷料固定在耳郭背面，然后将剪切片段的一侧沿着耳郭形状顺势固定。如果伤口较湿润，可以先将小片藻酸盐敷料垫底，再贴自粘敷料（图 2-5）。

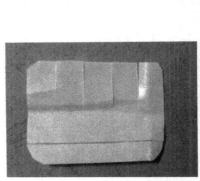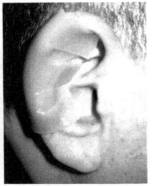

图 2-5　耳郭伤口敷料的剪裁与粘贴

2. 腋窝

将泡沫敷料辐射状剪开或剪裁成"十"字形状，以增加活动性和舒适度。粘贴敷料前需先剃除腋毛以增加黏附效果（图 2-6）。

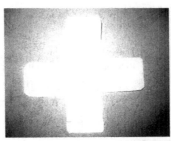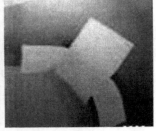

图 2-6　腋窝伤口敷料的剪裁与粘贴

3. 足跟部、肘部等关节部位

剪裁敷料如图 2-7 所示形状，剪开处略作重叠粘贴调整至合适。为防止松脱，可用绷带包扎固定或穿上袜子作外固定。

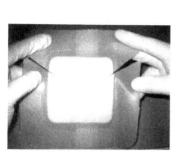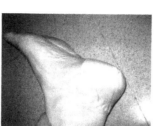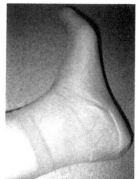

图 2-7　关节部位伤口敷料的剪裁与粘贴

4. 拇指 / 母趾

剪裁敷料成"十"字形状，如图 2-8 固定。

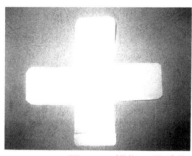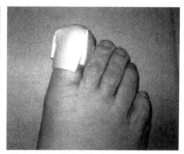

图 2-8　拇指 / 母趾伤口敷料的剪裁与粘贴

5. 手指 / 脚趾

伤口敷料剪裁如图 2-9 所示，用于固定手指 / 脚趾末端伤口，再用胶布固定。

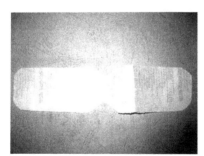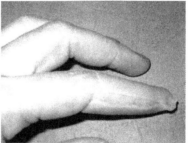

图 2-9　手指 / 脚趾伤口敷料的剪裁与粘贴

6. 指 / 趾缝

将自粘敷料剪裁成蝴蝶结形状进行固定（图 2-10）。

7. 多个手指 / 脚趾缝

剪裁敷料如图 2-11 所示形状进行粘贴固定。

8. 骶尾部

如有条件可应用臀形的敷料进行粘贴固定（图 2-12A）；如无臀形敷料，可将敷料倾斜粘贴，即敷料的一角对准臀裂方向（图 2-12B）。

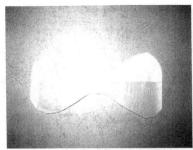
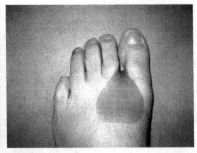

图 2-10 指／趾缝伤口敷料的剪裁与粘贴

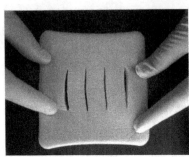
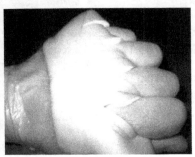

图 2-11 多个手指／脚趾缝伤口敷料的剪裁与粘贴

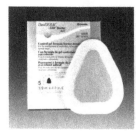
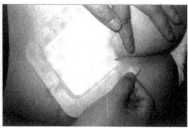

A.臀形敷料　　　　　　　　　　B.骶尾部伤口敷料的剪裁与粘贴

图 2-12 骶骨部伤口敷料的粘贴

（三）免缝胶带粘贴技巧

1. 免缝胶带粘贴技巧

（1）以酒精消毒或生理盐水清洁伤口周围 5 cm 的皮肤并待其干燥。

（2）以无菌技术从包装袋中取出粘有胶带卡片（图 2-13A）。

（3）卡片的两端都有预切口，移除一侧的纸片（图 2-13B）。

（4）用镊子将胶带卡片上剥离，以 45° 的角度剥离胶布防止粘连（图 2-13C）。

（5）从伤口的中部开始粘贴第一条免缝胶带，先将一半免缝胶带无张力的粘贴于伤口一侧的皮肤上，加压确保粘贴牢固（图 2-13D）。

（6）用手尽量将伤口另外一侧的皮肤与同侧对齐，然后将免缝胶带另一半贴紧。按照同样的方法闭合剩下的伤口部分（图 2-13E）。

（7）两条免缝胶带间距在 0.3 cm 左右（图 2-13F）。

（8）如果伤口没有对齐，应将免缝胶带除去重新粘贴（图 2-13G）。

（9）在伤口闭合后，可在平行于伤口 2 ~ 4 cm 处，粘贴几条免缝胶带，这样可以减轻胶带末端的张力，防止产生水疱、破皮（图 2-13H）。

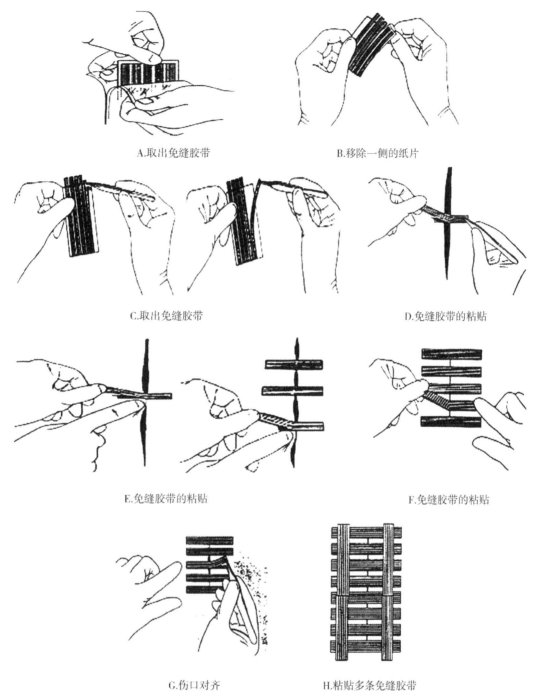

A.取出免缝胶带　　　　　　　B.移除一侧的纸片

C.取出免缝胶带　　　　　　　D.免缝胶带的粘贴

E.免缝胶带的粘贴　　　　　　　　　　　　　F.免缝胶带的粘贴

G.伤口对齐　　　　　H.粘贴多条免缝胶带

图 2-13　粘贴多条免缝胶带

2. 使用免缝胶带注意事项

（1）粘贴前用生理盐水或酒精擦去皮肤上的油脂和污物，保持伤口周围皮肤的清洁干燥。

（2）确定小血管的出血已被控制才应用。

（3）避免张力很高的伤口，如果张力较高可使用弹性免缝胶带。

（4）如果胶带边缘卷边，可以用剪刀修剪整齐。

（5）免缝胶带粘贴后如没有松动可持续粘贴直至其脱落，一般来说粘贴 5 ~ 7 天更换一次。

第三节　伤口渗液的管理

伤口渗液，顾名思义，是从伤口渗出来的液体分泌物。很多人认为伤口干爽才能愈合，而伤口有渗液分泌即表示伤口有感染，而更认为渗液是阻碍伤口愈合的因素。事实上，在现今伤口管理的概念是湿性愈合，除了感染伤口之外，正常的伤口渗液有助于伤口愈合。

一、伤口渗液概述

（一）渗液的形成

在正常的情况下，类似血清的液体会从毛细血管渗出至身体组织内，这些渗出的液体有90%会被毛细血管再吸收入血液循环系统内，而约有10%被淋巴系统吸收。当有伤口形成时，由经炎症反应而释放出组胺（hista mine），组织胺能增加毛细血管的渗透压，渗出更多液体，使白细胞能到达伤口，这些渗出物便形成伤口渗液。

（二）渗液的作用

渗液对支持伤口的愈合占有极重要的角色。

（1）渗液可促进自体溶解（autolytic debridement），帮助分解腐肉或坏死组织。

（2）帮助细胞移行，协助修补受损组织。

（3）提供细胞代谢所需营养。

（4）帮助生长因子及其他促进伤口愈合的因子及酵素扩散。

二、渗液的评估

（一）渗液颜色

见表2-1。

表2-1　渗液颜色评估

渗液颜色	原因
清澈黄色	正常渗液颜色
混浊灰白色	内含白细胞及细菌，伤口可能有感染
红或微红色	内含红细胞，可能由于毛细血管破裂所致。若有大量血红色渗液，应检查患者是否有凝血紊乱，影响血液凝固
黄褐色	可能由于伤口内有腐肉或坏死组织溶解所致
绿色	多由于伤口受到铜绿假单胞菌感染所致

在评估伤口渗液的颜色时要注意以下问题：

（1）若伤口有褐色渗液，带有臭味或含有渣滓. 则应检查伤口是否有瘘管形成。

（2）若伤口有大量异常浅黄色或清澈渗液，应检查是否有淋巴或泌尿道瘘管形成。

（3）若伤口渗液是灰或蓝色，可能是由于银离子敷料引致。

（4）可能有某些药物会引致渗液颜色有改变，但临床上极为罕见。

（二）渗液稠度

见表2-2。

表2-2　渗液稠度评估

渗液稠度	评估
高稠度	（1）可能由于炎症期内，渗液内有大量白细胞所致
	（2）在感染伤口中，渗液内含有大量白细胞及细菌

续表

渗液稠度	评估
	（3）含有已溶解或半溶解之腐肉或坏死组织
	（4）肠瘘，渗液内含消化道物质
	（5）可能由于某些伤口敷料的残留物
低稠度	（1）患者营养不良，缺乏白蛋白
	（2）多见于静脉性溃疡，由于血液回流受阻，大量渗液由毛细血管渗出至周围组织，从伤口流出
	（3）可能由于淋巴系统瘘管或泌尿系统瘘管所致

（三）臭味

见表2-3。

表2-3 渗液异味评估

	原因
异味	（1）感染
	（2）大量细菌污染伤口
	（3）泌尿系统瘘管
	（4）肠瘘
	（5）腐肉或坏死组织溶解

有一些伤口敷料，例如亲水性敷料（hydrocolloid），因属于密封式敷料，故于移除敷料时，可能会觉得有异味，但异味应在清洗伤口后消失。

（四）渗液量评估

很多因素均会影响渗液量，包括局部性及全身性因素。

1. 渗液量增加原因

（1）全身性因素。

①营养不良、白蛋白低，引致水肿。

②因肝、肾功能衰竭或心脏病变引致水肿。

③内分泌系统病变。

④使用药物，如类固醇。

（2）局部性因素。

①伤口感染或严重污染。

②伤口因创伤处于急性炎症期阶段。

③足部水肿，多见于静脉性溃疡，由于静脉回流受阻，引致大量渗液由毛细血管渗出到足部组织及伤口。

④也见于慢性伤口，因细菌积聚而致伤口长期处于炎症期。

⑤伤口有异物，刺激周围组织，引致分泌增加。

⑥瘘管：如肠瘘、淋巴瘘、泌尿系统瘘管。

2. 渗液量减少原因

（1）全身性因素：患者整体情况差，如休克、失水、动脉血管病变等。

（2）局部性因素。

①正常伤口处于表皮细胞生长阶段，显示伤口快将愈合。

②伤口有干痂形成。

③伤口因动脉、毛细血管病变而致缺血。

④敷料使用不正确，例如使用高吸收性敷料于微量渗液伤口。

三、伤口渗液与敷料关系

（一）伤口敷料的评估

1. 渗漏

评估渗液是否已渗出敷料外，例如患者的衣服鞋袜是否已沾染渗液，患者有无采用其他方法防止渗液流出，例如用毛巾包裹伤口等，及渗液有无异味。

2. 外敷料或绷带

外敷料是否已完全湿透或只有少许沾染。

3. 内敷料

内敷料是否已完全湿透或只有少许沾染，内敷料是否容易移除，移除时有无疼痛。

4. 敷料更换次数

敷料是否因为渗液量多而需要经常更换。

5. 敷料的选择是否恰当

内敷料与外敷料的配搭是否适宜；内敷料是否移位，顺应性是否良好；内敷料是否适合处理该伤口；敷料的固定是否恰当，有无移位。

（二）伤口渗液与敷料的关系

见表2-4。

表2-4　伤口渗液与敷料的关系

	伤口表现	旧敷料表观	敷料选择
伤口干涸（dry）	当移除敷料时，伤口表面干涸，没有可见湿润	旧敷料表观	（1）可提供水分给伤口敷料，例如水凝胶 （2）保湿敷料，例如亲水性敷料 （3）减少现有内敷料的更换次数
伤口湿润（moist）	当移除敷料时，伤口表面湿润，可见有微量渗液	内敷料有微量浸渍，但没有渗出至外敷料	（1）现有敷料恰当地保持伤口湿润，继续现有敷料 （2）现有敷料的更换次数也恰当
伤口潮湿（wet）	当移除敷料时，伤口表面可见有微量渗液	内敷料有大量浸渍，但没有渗出至外敷料	（1）现有敷料恰当地保持伤口湿润，继续现有敷料 （2）现有敷料的更换次数也恰当
饱和（saturated）	当移除内敷料，伤口表面当移除内敷料，伤口表面周围皮肤可能有浸润	有渗出至外敷料有渗出至外敷料	（1）加多现有敷料的更换次数 （2）加强现有外敷料的吸水性能 （3）更换另一种强吸水性内敷料 （4）更换另一种强吸水性外敷料
渗漏（leaking）	当移除内敷料，伤口表面仍可见有多量渗液，伤口周围皮肤可能有浸润	内敷料及外敷料完全湿透内敷料及外敷料完全湿透	（1）加多现有敷料的更换次数 （2）加强现有外敷料的吸水性能 （3）更换另一种强吸水性内敷料 （4）更换另一种强吸水性外敷料 （5）评估伤口引致大量渗液原因可能要更改现有处理方法

在评估伤口渗液与敷料的关系要注意：

（1）若伤口有异常大量渗液，应评估伤口有无感染。

（2）对于在足趾或手指的缺血性干性坏疽，应保持伤口干涸。

（3）保持伤口湿润或潮湿是处理渗液的最终目的。

（三）伤口敷料吸收渗液的方式

1. 吸收性

伤口敷料借着扩散或毛细血管作用，将渗液直接吸收入敷料内，但当这些敷料受压时，渗液便会由敷料内挤压出，如纱布及棉垫等，由于水分会有机会被挤压出皮肤，故伤口周围皮肤可能会有浸润。

2. 挥发性

有些敷料的外层有一半透性膜，能让水氧穿透，借此将水分挥发，例如薄膜敷料。

3. 保留水分

有些敷料在吸收渗液后，会形成水凝胶状物于伤口表面，保护伤口及保持湿润，此水凝胶状物在受压下，只会改变形状但不会将水分挤压出，例如藻酸盐，亲水性敷料（Hydrocolloid）。

4. 锁住水分

有些敷料在吸收渗液后，会将渗液及细菌查封在敷料内，不能再走出敷料以外，如亲水性纤维（hydrofiber）。

伤口渗液除了影响伤口愈合速度、感染之外，也会影响患者的生活质量，如大量渗液可能令患者不敢外出，影响社交生活，要经常由医护人员更换敷料，影响他们的日常工作，而且伤口渗液可能引致异味，令患者及其家人感觉不适，影响胃口及家居环境。

伤口渗液太多太少也不利于伤口愈合，因此评估伤口及正确敷料的选择极为重要。

第四节　压疮概述

压疮是活动障碍、慢性病及老年患者常见的严重并发症之一，可能导致患者疾病恢复的延期、严重感染甚至死亡。压疮的预防与护理一直是临床护理的难题，受到普遍关注。

一、压疮的概念

美国全国压力溃疡顾问小组（National Pressure Ulcer Advisory Panel，NPUAP）于 1989 年提出压力性溃疡（pressure ulcer，PU）的定义为由于局部组织长期受压，引起血液循环障碍，组织营养缺乏，致使皮肤失去正常功能而引起的组织破损和坏死。2007 年 NPUAP 给压力溃疡重新定义为皮肤或深部组织由于压力，或者压力混合剪切力及 / 或摩擦力作用引起局部损伤，常发生在骨隆突处。很多与压疮有关的因素或混合因素的重要性仍有待说明。

压力性溃疡简称压疮，由于压疮与长期卧床有关，以前一直称之为褥疮，在临床实践中发现压疮不仅发生于卧位也常发生于坐位，同时随着人们对其病理生理及与力学关系的认识不断深入，褥疮这一术语正在被压疮所替代。压力溃疡溃的英文名称也很多，在不同的文章中可见到 bedsore，decubitus ulcer，decubiti，pressure sore and pressure ulcer 等不同的表述，但 pressure ulcer 是压力性溃疡的最准确的描述。

二、压疮的流行病学资料

压疮的易患因素依次为运动性减退、皮肤改变和年龄增加，因此，长期卧床患者、脊髓损伤患者及老年人特别是老年卧床患者成为发生压疮的高危人群。

文献资料显示，综合性医院压疮的发生率为 3% ～ 14%；脊髓损伤患者压疮的发生率为 25% ～ 85%，且 8% 与死亡有关；神经疾病患者的压疮发生率为 30% ～ 60%；住院老人的压疮发生率为 10% ～ 25%，发生压疮的老年人较未发生压疮的老年人病死率增加 4 倍，伤口未愈合者比伤口愈合者病死率增加 6 倍。

文献报道 23% 的院内压疮与手术有关，手术患者的压疮发生率随着手术时间的延长而增加，手术时间超过 2.5 小时是压疮发生的危险因素，手术时间超过 4 h 的患者中，术后压疮发生率为 21.2%。

三、压疮治疗与护理的花费

从全球范围来看，压疮的发生率与 15 年前比较并没有明显的下降，预防和护理在护理领域仍是难题。压疮的发生不仅降低患者的生活质量而且压疮的治疗与护理消耗了巨大的医药资源。

据 Bennettt 等研究表明英国每年用近 20 亿英镑来预防、治疗和监测压疮（根据英国国家卫生事业局 2000 年数据），其中绝大部分支出用于护理人员对压疮患者的伤口护理、翻身及危险因素的评估；美国有关部门统计表明老年患者以治疗压疮为主的住院日占到了 532 000 个，每年可因压疮并发症导致约 6 000 例患者死亡，美国每年用于压疮的医疗费用大约为 85 亿美元。在荷兰，压疮是排在癌症、心血管疾病之后的第 3 位耗费最多的疾病。我国尚无确切的数据报道压疮发生率与压疮治疗护理相关的医疗费用。

四、压疮的好发部位

压疮好发于机体缺乏脂肪组织保护、无肌肉包裹或肌层较薄的骨突部分及受压部位，而且会随患者的卧位不同、受压点不同而有所不同（表 2-5）。各种卧位时，各个骨突处的压疮发生率为枕部（1.3%）、肩胛骨（2.4%）、肘（6.9%）、骶骨（36.9%）、坐骨（8%）、足跟（30.3%）、颌、髂前上棘、股骨转子（5.1%）、膝（3%）、胫前、踝（6.1%）（图 2-14）。

表 2-5　不同体位下压疮的好发部位

卧位	与体位相关的压疮好发部位
仰卧位	枕骨粗隆、肩胛部、肘部、脊椎体隆突处、骶尾部、足跟
侧卧位	耳部、肩峰、肘部、髋部、膝关节内外侧、内外踝
俯卧位	耳部、颊部、肩部、女性乳房、男性生殖器、髂嵴、膝部、脚趾
坐位	坐骨结节

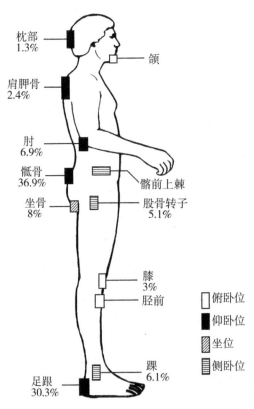

图 2-14　不同体位下的压疮好发部位及其发生率

五、压疮的并发症

压疮的并发症包括感染、败血症、骨髓炎和鳞状上皮细胞癌。压疮创面极易发生感染，尤其是大小便失禁会污染伤口，细菌通过血行传播引起败血症，另外感染可通过直接蔓延或向.行传播而引起骨髓炎，一旦怀疑骨髓炎，必须及早确诊与治疗，否则压疮伤口难以愈合。压疮患者并发鳞状上皮细胞癌的概率为 0.5%。由于危重患者是压疮的易患人群，通常患者压疮愈合时间较长，由于反复摩擦和刺激，压疮创面并发鳞状上皮细胞癌。

第五节　压疮的原因及其病理生理

一、压疮的原因

引起压疮的主要原因是压力，过度的压力作用于皮肤上导致皮肤病理变化与压力的强度、压力持续作用的时间及组织的耐受性与关。Braden 和 Bergstrom 构建了压力的强度与持续时间导致压力性溃疡的模型，同时结合了组织耐受性的内在及外在因素（图 2-15）。

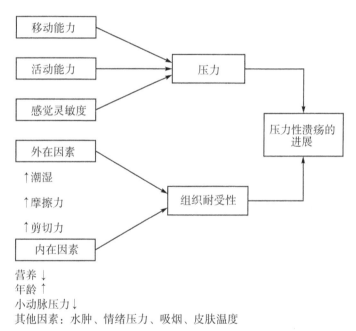

图 2-15　压力性溃疡的原因

（一）外在原因

形成压疮的外在因素主要有压力、剪切力、摩擦力与潮湿刺激。压力和剪切力并存时，压疮发生的危险会更大。

1. 压力

压力为来自于身体自身的体重和附加于身体的力，是引起压疮的第一位原因，且与持续的时间长短有关。压力经皮肤由浅入深扩散，呈网锥样递减分布，最大压力在骨突处部位周围，当外界压力超过毛细血管压力（32 mmHg）时可致毛细血管闭合、萎缩，血液被阻断导致组织缺血和坏死，造成压疮（图 2-16）。平卧位时，足跟所受压力为 50 ~ 94 mmHg；侧卧位 90° 时，股骨大转子所受压力为 55 ~ 95 mmHg；坐在没有坐垫的椅子上，坐骨结节所受的压力为 300 ~ 500 mmHg。因此，这些地方成了压疮的好发部位。

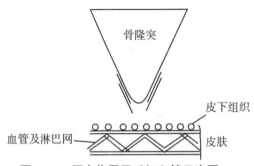

图 2-16 压力作用于毛细血管示意图

20 世纪 50 年代 Kosiak 首先描述了压力与作用时间的抛物线关系，即高压力引起压疮比低压力所需时间短，对截瘫动物，此抛物线关系同样存在，只是压力的量较小，所需时间较短。而 Sundin 认为压疮不仅由短时间的高压或长时间的低压所造成，反复短时间的低压也可形成压疮，这是由于组织再灌注损伤所致。Daniel 等研究发现，肌肉及脂肪组织比皮肤对压力更为敏感，肌肉因其代谢活跃而最先受累，最早出现变性坏死。而萎缩的瘢痕化及感染组织，增加了对压力的敏感性，更易发生压疮。压力强度与持续时间之间的关系见图 2-17。

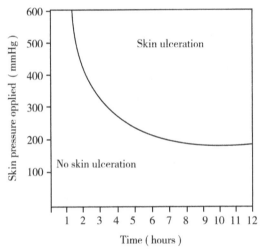

图 2-17 压力强度与持续时间的关系

2. 剪切力

剪切力是引起压疮的第 2 位原因。剪切力是施加于相邻物体表面引起相反方向的进行性平行滑动的力量（图 2-18）。由于剪切力往往作用于深部组织，在引起组织相对位移时能阻断相应部位较大区域的血液供应，因此，剪切力比垂直压力更具危害性。剪切力常常发生于半卧位，当患者的床头摇高 30° 以上时，患者骶尾部产生向下滑行的倾向，而患者的臀部皮肤表面因受到摩擦阻力产生向上的反作用力，这样，形成皮肤组织与皮肤相脱离并导致组织的变形，产生的组织病理结果是毛细血管的扭曲和撕裂，从而引起血流下降，促使压疮形成。

3. 摩擦力

摩擦力是当两个物体接触时发生向不同方向的移动或相对移动时所形成的力。摩擦力作用于皮肤时容易损伤皮肤的角质层。摩擦力常发生于临床上搬运患者动作不规范而拖拉时，当患者床铺皱褶不平、存有渣屑或皮肤潮湿时，产生的摩擦力增大，患者皮肤更加容易受损。

4. 潮湿

皮肤受潮湿刺激后，皮肤表面弱酸性遭到破坏，削弱皮肤角质层的屏障保护作用，使有害物质易于通过，有利于细菌繁殖。各种引起皮肤潮湿的情况，如大小便失禁及汗液、伤口渗出、出血等情况造成的皮肤潮湿可引起压疮的发生。潮湿是压疮危险因素评估中一个不可缺少的项目，潮湿皮肤比干燥皮肤发生压疮概率高 5 倍。

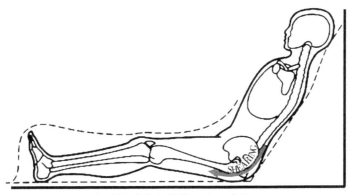

图 2-18　半卧位时产生的剪切力示意图

（二）内在原因

压疮的内在因素包括年龄因素、运动性因素、营养因素、组织灌注等。

1. 年龄增加

压疮的发生率与年龄呈正相关，40 岁以上患者较 40 岁以下患者发生率高出 6 ～ 7 倍。因为随着年龄的增加，表皮变得菲薄、皮肤相对干燥、皮下组织减少、组织血供减少、毛细血管更脆弱及感觉迟钝等生理性因素的改变，老年人更易受压力、剪切力和摩擦力的作用，发生压疮的风险增大。此外，随着年龄的增加，老年人的活动能力下降、认知功能减退、保护性反射迟钝等因素使老年人成为压疮的易患人群。

2. 运动性因素

活动能力与移动能力的减退与丧失是导致患者发生压疮的重要原因之一。患者的活动能力与移动能力的障碍往往是神经损伤或创伤、麻醉手术及制动的结果，因此截瘫患者、长时间手术、意识状态改变，镇静药及麻醉药使用、病情危重等患者发生压疮的危险增加。活动能力与移动能力障碍使患者受压部位血液循环障碍，当患者神经损伤时，缺乏对受压刺激的反应，长时间受压后，局部组织坏死，压疮的发生不可避免。

3. 营养因素

当机体因各种原因发生营养不良时．患者常发生负氮平衡、严重贫血、低蛋白血症、肌肉萎缩和皮下脂肪减少，皮肤对外来性压力的感受性减弱。因此，当患者局部皮肤受压时，由于骨突处皮肤缺乏肌肉和脂肪组织的保护，更易发生局部缺血坏死。研究证实，营养不良与压疮的发生密切相关，血白蛋白低于 35 g/L 的患者中 75% 发生压疮，而血白蛋白高于 35 g/L 患者中只有 16.6% 发生压疮。而营养过度或缺乏运动导致的肥胖的患者也因影响血液循环障碍及活动困难而容易发生压疮。

4. 组织灌注

因疾病的原因如动脉硬化造成的血流动力学的改变，使舒张压下降至 8 KPa 以下致组织灌注不足，可使皮肤及皮下组织处于缺血缺氧状态而使压疮发生的危险性增大。特别是在足跟发生动脉硬化时这种压疮发生的可能性会更大。因为动脉硬化将使进入足跟内组织的氧大大减少，从而导致压疮的发生。

各种原因引起的组织水肿主要通过影响血液循环而导致压疮的发生。组织水肿导致组织的毛细血管离细胞的距离更远，从而减少水肿组织氧和营养的供给从而引起压疮的发生。体温过低时，机体末梢血液循环障碍，组织缺血性缺氧，更易造成局部压疮。

5. 其他因素

心理因素与压疮的形成密切相关，如精神压力。当患者处于精神压力之下，肾上腺素水平发生变化，导致皮肤的耐受性下降。吸烟的患者压疮发生的机会增加，尤其是脊髓损伤的患者。体温的变化与压疮的压疮的进展也有关系，可能在体温变化时，缺氧的组织对氧的需求增加，加速了压疮的形成。

二、压疮的病理生理

压疮早期皮肤发红，当手指按压发红部位时红色可消退，手指放开时红色重新出现。其病理生理学机制为受压部位的毛细血管及微静脉扩张，并伴有轻微的血管周围淋巴细胞浸润及轻中度的真皮水肿。

当皮肤继续受压，可逆的皮肤发红将发展为指压红色不会改变。此时的病理生理学机制为毛细血管和静脉充血，伴有棘层的局部血小板聚集、出血，常导致毛囊和皮下脂肪组织的退行性改变。继而出现毛细血管及微静脉扩张、水肿及吞噬细胞浸润，继而血小板聚集、组织细胞肿胀及血管周围出血，同时汗腺及皮下脂肪出现坏死，最后表皮坏死脱落。组织细胞对压力的反应见图 2-19。

当压力性溃疡发生时，肌肉受损比皮下组织更为严重，这是因为柔软组织（如肌肉）和骨的连接点处所受压力最高（图 2-20）。这种锥形压力致使压力性溃疡最先在骨和柔软的组织表面形成，而不是在皮肤表面或皮下组织。因此，皮肤表面的损伤往往只是压力性溃疡的冰山一角，因为可能在骨和组织连接处有大面积的坏死组织和缺血改变。在受到压力时，供应肌肉和皮肤血供的交通支首先被阻断，导致肌肉和皮肤缺血，但是皮肤仍然有一部分血供来自皮肤供血支，因此，压力性溃疡往往发生深部损伤比较严重。

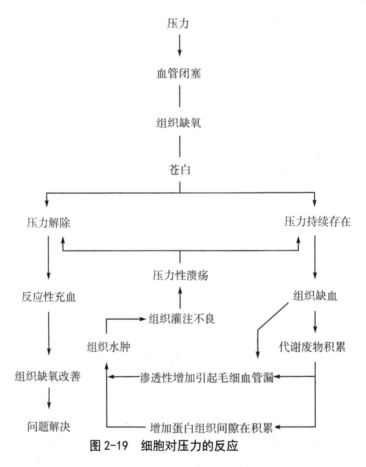

图 2-19 细胞对压力的反应

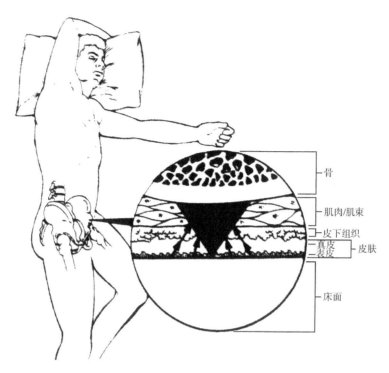

图 2-20 肌肉对压力的反应

第六节 压疮的预防

一、压疮危险因素的评估

应用压疮危险因素评估量表（risk assessment sale，RAS）对患者的状况进行客观评估是压疮预防关键性的一步，目的是使临床护理人员早期筛选患者是否存在发生压疮的危险，特别是对压疮发生的高危人群的压疮预防起到积极作用。

（一）危险因素评估表

自 20 世纪 60 年代起，国外不断研制出了多种压疮危险因素评估工具，目前国内临床上最常用的有 Norton 评估表、Braden 评估表和 Waterlow 评估表。

1. Norton 评估表

Norton 评估表是在 1962 年研究如何预防老年患者压疮研究时研发的，是一个特别适用于评估老年患者的压疮危险因素预测的工具。Norton 评估表是美国卫生保健与研究组织推荐使用的评估压疮的预测工具 Norton，评估表评估 5 个方面的压疮危险因素：身体状况、精神状况、活动能力、移动能力和失禁情况。每项分为 4 个等级，即 1 ~ 4 分，得分范围在 5 ~ 20 分，得分越低，发生压疮的危险性越高。得分 12 ~ 14 分表示中度危险，而 12 分以下则表示高度危险。由于 Norton 评估表欠缺患者的营养评估，因此，在临床使用时，必需另外增加患者的营养评估。Norton 评估表及其指引见表 2-6。

表 2-6 Norton 评估表及评估指引

身体状况		精神状况		活动能力		移动能力		失禁	
良好	4	灵活	4	能走动	4	完全自主	4	无	4
尚好	3	冷漠	3	需协助	3	有些限制	3	偶尔	3
瘦弱	2	混乱	2	坐轮椅	2	非常受限	2	经常	2
非常差	1	麻木	1	卧床	1	难以动弹	1	双重失禁	1

注：评估表总分为 20 分，得分 12 ~ 14 分表示中度危险，小于 12 分表示高度危险。

Norton 危险评估指引

身体状况：	
良好	身体状况稳定，看起来很健康，营养状况很好
尚好	身体一般状况稳定，看起来健康
瘦弱	身体状况不稳定，看起来还算健康
非常差	身体状况很差，看起来真的生病了
精神状况：	
灵活	对人、事、地点方向感非常清楚，对周围事物敏感
冷漠	对人、事、地点认知只有 2～3 项清楚，反应迟钝、被动
混乱	语言反应接近消失，不理解别人语言，无法遵嘱睁眼与伸舌，痛觉反应存在，偶有烦躁或喊叫，与环境失去接触能力，思维活动缺失
麻木	意识丧失，无自主运动，对周围事物及声光刺激无反应
活动能力：	
能走动	户外和室内行走自如
需协助	行走短距离需要帮助
坐轮椅	行走严重受限或无法站立，不能承受身体重量或必须依赖轮椅
卧床	不能下床
移动能力：	
完全自主	不需要协助就能完成较大的和经常的体位改变
有些限制	能经常独立地做微小的四肢或身体移动
非常受限	做微小身体或肢体位置的改变，但不能经常或独立作明显的移动
难以动弹	如果没有协助，身体或四肢不能作任何甚至微小的位置改变
失禁：	
无	指大小便完全自控或小便失禁已留置尿管
偶尔	在过去 24 h 内有 1～2 次大小便失禁之后使用尿套或尿管
经常	在过去 24 h 内有 3～6 次小便失禁或腹泻
双重失禁	无法控制大小便，24 小时内有 7～10 次失禁发生

2. Braden 评估表

Braden 评估表的评估内容包括感觉、潮湿、活动、移动、营养、摩擦力和剪切力六个部分，每项 1～4 分，总分 6～23 分，得分越低，发生压疮的危险性越高。18 分是发生压疮危险的临界值，15～18 分提示轻度危险，13～14 分提示中度危险，10～12 分提示高度危险，9 分以下提示极度危险。Braden 评估表的修订版在国内使用较为广泛，对压疮的高危人群具有较好的预测效果。Bra-den 评估表及其评估指引见表 2-7。

表 2-7 Braden 评估表及其评估指引

感觉	完全受损 1 分	非常受损 2 分	轻微受损 3 分	无受损 4 分	评分
对压力导致的不适感觉的能力	由于知觉减退或服用镇静剂而对疼痛刺激无反应或者是大部分接触床的表面只有很小感觉疼痛的能力	仅仅对疼痛有反应，除了呻吟或烦躁外不能表达不适，或者是身体的 1/2 由于感觉障碍而限制了感觉疼痛或不适的能力	对言语指挥有反应，但不是总能表达不适或需要翻身或者 1～2 个肢体有些痛，觉障碍从而感觉疼痛或不适的能力受限	对言语指挥反应良好，无感觉障碍，感觉或表达疼痛不适的能力没有受限	

续表

潮湿	持续潮湿1分	经常潮湿2分	偶尔潮湿3分	很少潮湿4分	评分
皮肤潮湿的程度	皮肤持续暴露在汗液或尿液等制造的潮湿中，患者每次翻身或移动时都能发现潮湿	皮肤经常但不是始终潮湿，至少每次移动时必须换床单	皮肤偶尔潮湿，每天需额外更换一次床单	皮肤一般是干爽的，只需常规换床单	
活动	卧床1分	坐位2分	偶尔行走3分	经常行走4分	
身体的活动程度	限制卧床	行走能力严重受限或不存在，不能负荷自身重量和/或必须依赖椅子或轮椅	白天可短距离行走伴或不伴辅助，每次在床上或椅子，上移动需耗费大半力气	醒着的时候每天至少可以在室外行走两次，室内每两小时活动一次	
移动	完全不自主1分	非常受限2分	轻微受限3分	不受限4分	
改变和控制身体姿势的能力	没有辅助身体或肢体甚至不能够轻微地改变位置	可以偶尔轻微改变身体或肢体位置。但不能独立、经常或明显改变	可以独立、经常、轻微改变身体或肢体位置	没有辅助可以经常进行大的改变	
营养	非常缺乏1分	可能缺乏2分	充足3分	营养丰富4分	
日常进食方式	从未吃过完整的一餐，每餐很少吃完1/3的食物，每天吃两餐，而且缺少蛋白质（肉或奶制品）；摄入液体量少，没有补充每日规定量以外的液体；或者是肠外营养和/或主要进清流食或超过5天是静脉输液	很少吃完一餐，通常每餐只能吃完1/2的食物，蛋白质摄入仅仅是每日3餐中的肉或奶制品，偶尔进行每日规定量外的补充；或者少于最适量的液体食物或管饲	能吃完半数餐次以上，每日吃四餐含肉或奶制品的食物，偶尔会拒吃一餐，但通常会接受补充食物；或者管饲或胃肠外营养提供大多数的营养需要	吃完每餐食物，从不拒吃任一餐，通常每日吃四餐或更多次含肉或奶制品的食物，偶尔在两餐之间吃点食物，不需要额外补充营养	
摩擦力和剪切力	有问题1分	潜在的问题2分	无明显问题3分		
	移动时需要中等到大量的辅助，不能抬起身体避免在床单上滑动，常常需要人帮助才能复位。大脑麻痹，挛缩，激动不安导致不断地摩擦	可以虚弱地移动或需要小的辅助，移动时皮肤在某种程度上与床单、椅子、约束物或其他物品发生滑动，大部分时间可以在床上椅子上保持相对较好的姿势，但偶尔也会滑下来	可以独自在床上或椅子上移动，肌肉的力量足以在移动时可以完全抬起身体，在任何时候都可在床上或椅子上保持良好姿势		

注：15～18分提示轻度危险，13～14分提示中度危险，10～12分提示高度危险，9分以下提示极度危险。

2003年香港理工大学的彭美慈、汪国成等以Braden量表为基础，修订了Braden量表，删除了原量表中"营养状况"评分项目，增加了"体型/身高""皮肤类型"2项评分内容，共7个条目。修订者提供的诊断界值为小于19分，量表见表2-8。

3. Waterlow评估表

Waterlow评估表评估内容包括一般情况如体型/体重/身高、皮肤状况、失禁情况、移动力、性别/年龄、食欲；特别危险部分：营养不良、感知、特殊药物、吸烟、外科创伤等。得分越高，表示发生压疮的危险性越高。10～14分提示轻度危险，15～19分提示高度危险，大于19分提示极度危险。此评估表评价内容较多，临床应用比较困难，但敏感度较高，特别适用于ICU危重症患者及手术患者的压疮危险预测。Waterlow评估表见表2-9。

表 2-8　Braden 评估表中文修订版

评分内容	1分	2分	3分	4分
感觉	完全受损	非常受损	轻微受损	未受损
潮湿	持续潮湿	经常潮湿	偶尔潮湿	很少潮湿
活动度	卧床不起	局限于椅	偶尔行走	经常行走
活动能力	完全不能	非常限制	轻微限制	不受限
摩擦力和剪切力	有	潜在危险	无	
体型/身高	肥胖	消瘦	偏瘦/偏胖	标准
	超过标准体重的30%或更多	低于标准体重20%	标准体重士（10%～20%）	
皮肤类型	水肿	皮肤增厚变粗糙	干燥	正常
	皮下有过多的液体积聚	表皮水分丢失增加且角质增多	皮肤缺乏水分或油脂，有明显皱褶、皮屑或痒痕	

表 2-9　Waterlow 评估表及评估指引

体型、体重与身高		危险区域的皮肤类型		性别和年龄		组织营养不良	
中等	0	健康	0	男	1	恶病质	8
超过中等	1	tissue paper	1	女	2	心衰	5
肥胖	2	干燥	1	14～49	1	外周血管病	5
低于中等	3	水肿	1	50～64	2	贫血	2
（参照亚洲人标准体重表）		潮湿	1	65～740	3	抽烟	1
		颜色差	2	75～80	4		
		裂开/红斑	3	81+	5		

控便能力		运动能力		饮食		神经性障碍	
完全自控	0	完全	0	中等	0	糖尿病/多发性硬化/脑血管意外/运动/觉神经障碍	4～6
偶失禁	1	烦躁不安	1	差	1		
尿/大便失禁	2	冷漠的	2	鼻饲	2	大手术/创伤	
大小便失禁	3	限制的	3	流质	2	腰以下/脊椎的	
		迟钝	4	禁食	3	大手术或创伤	5
		固定	5	厌食	3	手术时间≥2小时	5
						药物治疗	
						使用类固醇、细胞毒性药、大剂量消炎药	4

总评分	10～14分轻度危险，15～19分高度危险，大于20分极度危险

	Waterlow 评估指引	
体型、体重与身高	中等	体重在标准体重的+10%范围内
	超过中等	体重超过标准体重的10%～20%范围内
	肥胖	体重超过标准体重的20%
	低于中等	体重比标准体重少于10%～20%为消瘦，少于20%以上为明显消瘦

续表

皮肤类型	健康	皮肤颜色、湿度、弹性等正常
	菲薄	皮肤张紧发亮，或由于皮下脂肪减少、肌肉萎缩，皮肤变薄
	干燥	无汗时皮肤异常干燥
	水肿	皮下组织的细胞内及组织间隙内液体积聚过多
组织营养不良	恶病质	极度消瘦
	心衰	指伴有临床症状的心功能不全，通常伴有肺循环和／或体循环瘀血
	外周血管病	指心脏以外的血管病变
	贫血	外周血血红蛋白量低于正常值下限，成年男性＜120 g/L，女性＜110 g/L
	抽烟	定义为每天吸烟一支且持续1年或以上
控便能力	完全自控	指大小便完全自控，或尿失禁已留置尿管
	偶失禁	指大小便基本自控，偶尔有尿或／和大便失禁
	尿／大便失禁	指尿或大便失禁或有腹泻
	大小便失禁	大小便混合失禁
运动能力	完全	意识清楚，身体活动自如，自主体位
	烦躁不安	意识模糊，躁动不安，不自主活动增加
	冷漠的	意识淡漠，活动减少
	限制的	患者不能随意调整或变换体位
	迟钝	存在感觉／运动功能障碍，自主变换体位能力减弱或医疗限制
	固定	由于强迫体位或被动体位等不会自主变换体位或者要求变换体位
饮食 饮食	中等	消化功能、进餐次数、用餐时间、进食方式、摄入食物种类和量正常
	差	食欲差，摄入食物种类和量减少
	鼻饲	将导管经鼻腔插入胃内，从管内注入流质食物、营养液、水和药物
	流质	一切食物呈流体，易吞咽、消化、无刺激
	禁食	长期禁食超过2天以上
	厌食	无食欲或其他原因患者不愿（拒绝）进食
神经性障碍	糖尿病	一种常见的代谢内分泌病，分为原发性或继发性两类
	多发性硬化	一种青壮年发病的中枢神经系统炎性脱髓鞘病，引起肢体无力或瘫痪
	脑血管意外	指由各种原因引起的脑血管病变，导致脑功能缺损的一组疾病总称
	运动障碍	可分为瘫痪、僵硬、不随意运动及共济失调等
	感觉障碍	指机体对各种形式的刺激无感知、感知减退或异常的一组综合征
大手术／创伤		所有外科／腰以下／脊椎手术时间＞2 h，评估有效时间为术后24 h内
药物治疗	大剂量类固醇	包括糖皮质激素、盐皮质激素、性激素
	细胞毒性药	在细胞分裂时能够选择性杀死细胞的药物，如环磷酰胺、甲氨蝶呤等

（二）压疮其他评估方法

除了危险因素评估量表以外，国外还应用计算机监测系统监测患者皮肤与床垫或坐垫间的压力大小。此类的计算机监测系统包括充气系统和电动系统两种。常规使用的充气系统由于气囊易受体位的影响而精确度较低，而电动系统由于可以进行实时校正因而精确度较高。

二、压疮的预防措施

通过压疮危险因素评估后，可筛选出压疮的高危人群，对压疮高危人群进行压疮预防措施的干预，能有效预防临床患者的压疮发生。主要的预防措施有减轻局部压力、剪切力和摩擦力、保持皮肤干燥、营养支持、健康教育等。

（一）减轻局部压力与剪切力

1. 定时翻身

（1）翻身间隔时间：间歇性解除压力是预防皮肤长时间受压的主要措施，临床护理中应根据患者评估的情况制定翻身的时间与位体表（表2-10）。一般的患者翻身时间间隔为2 h变换一次体位，但长期卧床患者可通过评估其皮肤及全身情况来调整翻身的间隔时间：2 h翻身时如皮肤出现可见性充血反应在15 min内能消退则认为皮肤可以承受2 h的压力，如15 min内皮肤发红不消褪，翻身时间应缩短至1 h。

表2-10　制定翻身的时间与位体

时间	体位
8：00～10：00	仰卧位
10：00～12：00	右侧卧位
12：00～14：00	左侧卧位
14：00～16：00	仰卧位
16：00～18：00	右侧卧位
18：00～20：00	左侧卧位
………	………

（2）体位：侧卧30°（图2-21）：Gutmann提出与90°侧卧位相比，使用枕头支撑的患者侧卧30°体位能使患者避开身体骨突处部位，且每个受力点的位置的压力均小于毛细血管关闭压，降低了压疮的风险。30°侧卧体位有利于压力分散和血液流动，而90°侧卧体位，由于局部受力面积较小，可导致局部体重的压力超过毛细血管的压力，尤其是骨突处，引起血流阻断和缺氧，导致组织坏死。因此，提倡侧卧30°的侧卧位在临床应用，从而减轻局部压力，避免压疮的发生。

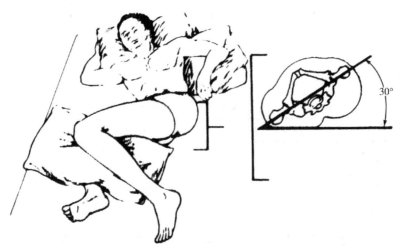

图2-21　侧卧30°体位

剪切力的发生与体位有关，特别是当抬高卧床患者床头30°时或坐轮椅患者的身体前倾时，骶尾部及坐骨结节处均产生较大的剪切力，导致局部缺血，增加压疮发生的危险性。因此，临床上要尽量避免将卧床患者长时间的抬高床头 30°，以减少骶尾部的剪切力。如果患者因病情需要取半卧时，要在患者的臀下给予必要的支撑，以避免患者因向下滑行而产生剪切力。

2. 使用减压装置

目前临床使用的减压装置根据作用部位分为两种，一种是局部的减压装置，另一种是全身性的减压装置，各种减压装置的主要作用是使身体压力再分布，从而减轻身体局部的压力。

（1）局部的减压装置：在临床使用较广泛，如轮椅坐垫、手术中使用的局部减压垫主要用于患者局部的某个或某几个骨突处的减压，常使用在枕部、肘部，骶尾部、足跟部。各种不同的局部减压装置材质也不同，常见的有泡沫或海绵减压垫、啫喱垫（图 2-22）等，也有临床自制的一些减压装置（图 2-23）。

值得注意的是以往临床经常使用的气垫圈已不建议使用，特别是在一些水肿、瘫痪的患者中避免使用，这类患者的局部血液循环差，气垫圈在使用过程中导致患者局部循环障碍加重，不仅不能降低压疮的发生，而促发局部压疮的发生。

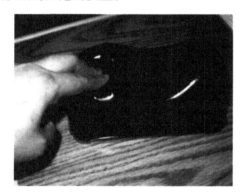
A.啫喱垫

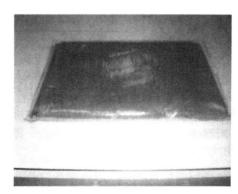
B.啫喱垫

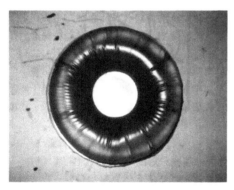
C.啫喱垫

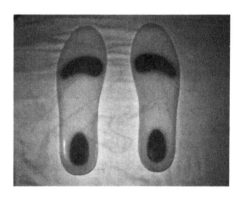
D.足底减压垫

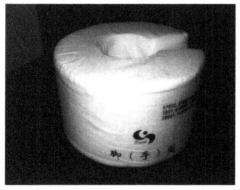
E.海绵减压垫

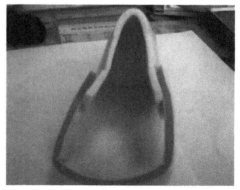
F.泡沫减压垫

图 2-22 局部减压装置

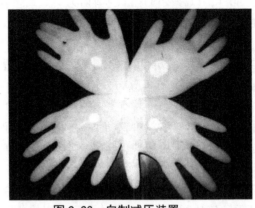

图 2-23　自制减压装置

（2）全身性减压装置：主要是临床使用的气垫床和水床，包括各种柔软的静压垫和动压垫。目前波浪形气垫床和球形气垫床应用较多，水床应用不多。多房性电动充气床垫使小房交替充气、放气，变换承受压力的部位，使每一部位的受压时间不超过几分钟。空气缓慢释放床（空气漂浮）是空气通过床表面的纤维织物缓慢渗出，使患者漂浮于床上。空气射流床使暖热空气通过覆盖有纤维聚酯膜的颗粒状陶瓷串珠，产生类似于流波的串珠运动，变换受压量的大小。

（二）皮肤护理

皮肤护理对于压疮高危人群非常重要。每天定时检查全身的皮肤状况，尤其是骨突受压处皮肤。患者皮肤过于干燥时，可适当给予不含香精的温和的皮肤润肤霜。持久排汗，如自主神经紊乱的患者，可使用吸收性强的材料改善患者湿度，避免使用爽身粉，因为粉聚集在皮肤皱襞，可以引起额外的皮肤损伤。及时更换潮湿的衣服与床单、清洁皮肤，保持患者皮肤的清洁干爽，以减轻局部皮肤的摩擦力。当患者发生大小便失禁时，注意保护局部的皮肤免受粪水的刺激。

传统的护理方式认为按摩可以促进局部血液循环，改善营养状况。有研究表明，按摩无助于防止压疮。因软组织受压变红是正常保护反应，是氧供应不足的表现，无须按摩。如果皮肤发红持续 30 min 以上不能消退，则表明软组织受损，此时按摩将会导致更严重的创伤，甚至使皮肤破溃。有研究者提出应用局部制剂进行压疮的预防，欧盟压疮委员会、法国压疮委员会对此进行了多中心的对照临床研究，发现赛肤润能降低皮肤压疮的发生率。

（三）增加营养

营养不良是压疮发生的危险因素之一，因此，改善患者的营养状况对预防压疮的发生十分重要，而临床研究也表明，合适的热量和蛋白摄入可以预防压疮的发生。根据患者的病情，给予合适的热量与蛋白质饮食。在增加蛋白摄入时，必须评价肝功能和肾功能，在肝肾功能不良时，可通过保证患者获得足够的热量来降低蛋白的摄入。必要时，请营养师会诊，全面评估患者的营养状况，制定合理的饮食。对于不能由口进食的患者，给予鼻饲注入机体的各种营养物质，以保证患者的营养需要。同时，监测患者的摄入与排出，以保持机体营养的动态平衡。

（四）健康教育

对长期卧床患者、脊髓损伤患者及老年人特别是老年卧床患者等压疮的高危人群，进行及时、准确的评估是预防压疮的必要条件，根据评估结果制定合理的护理计划采取有效的预防措施，患者及家属的参与非常重要。因此，对患者及家属的教育是预防长期卧床患者及其他压疮高危人群发生压疮的关键，尤其是社区的居家患者。

1. 指导患者家属定时改变体位

翻身是最为简单且有效的预防措施，采取合理的翻身间隔时间以提高护理质量并节约医疗卫生资源。指导患者间隔一定的时间改变体位，教育正确的翻身，避免发生拖拉等动作，以减轻局部的压力和摩擦力。指导坐轮椅的患者隔 30 min 臀部抬离轮椅约 30 s。

2. 根据病情使用合适的减压装置

根据病情及评估情况，指导患者选择合适的减压装置，如局部的减压垫或全身减压的气垫床。并教会患者及家属正确使用。

3. 保护皮肤，避免盲目局部按摩

指导患者及家属观察皮肤情况，尤其是骨突处受压的皮肤状况。每日清洁皮肤，保持清洁干爽，如有潮湿刺激，及时清洁与更换。指导失禁患者正确使用失禁用品，避免皮肤受粪水刺激。同时，指导患者及家属不要盲目行局部皮肤按摩，尤其是水肿部位及红肿皮肤，以免损伤皮肤。

4. 增加营养

让患者和家属理解营养对于压疮的预防的重要性。指导患者进食合适的热量和蛋白质饮食，指导长期鼻饲患者家属为鼻饲注入营养，并说明注入时的注意事项。

5. 发现皮肤问题，及时就诊

指导患者及家属，一旦发现皮肤出现问题，要及时就诊。

第七节　压疮创面的护理

一、伤口评估

（一）整体评估

1. 皮肤受损的原因

评估患者皮肤损伤的内在因素或外在因素。评估患者的年龄、营养及局部血供情况，患者的活动能力、移动能力及感觉是否存在障碍，损伤局部是否存在压力或剪切力或摩擦力或潮湿刺激。

2. 伤口持续时间

在伤口处理过程中，经过 2 ~ 4 周正规伤口处理，伤口如果没有任何进展，则要评估是否存在影响伤口愈合的因素。

3. 影响伤口愈合的因素

（1）全身性因素：包括年龄、营养状况、血液循环系统功能、神经系统疾病、其他潜在性疾病如糖尿病、自身免疫性疾病及患者的心理状态和全身用药情况等。

（2）局部性因素：包括伤口的位置、大小和深度、伤口存在感染、伤口内有异物、伤口干燥或过于潮湿、伤口内组织水肿、伤口表面血纤维蛋白覆盖、伤口及周围皮肤受摩擦、牵拉及压迫等。

（二）局部评估

伤口局部评估包括伤口所在的位置、组织损伤程度、伤口所处阶段、伤口大小、有无潜行、窦道、伤口基底组织、伤口渗出液、伤口边缘及周围皮肤状况、伤口有无感染、疼痛。

美国压力溃疡顾问小组（National Pressure Ulcer Advisory Panel, NPUAP）于 1989 年将压力性溃疡分为四期。在临床评估中发现有些患者虽然皮肤完整，但深部组织出现损伤。另外，如果伤口覆盖焦痂或坏死组织，伤口则无法分期，深色皮肤患者很难判断是否存在 I 期压疮。因此，美国压力溃疡顾问小组于 2007 年对压疮重新分期，在原有的四期基础上增加了可疑深部组织损伤及不可分期阶段，新的压疮分期见表 2-11 及图 2-24。

表 2-11　压疮分期

压疮分期	组织损伤及其特点
怀疑深层组织损伤 Suspected deep tissue injury	1. 潜在软组织受压力或剪切力损伤，皮肤局部变成紫色或褐紫红色，表皮或呈现充血的水疱
	2. 该部分组织在之前可能有疼痛、坚实、柔软、潮湿或与邻近组织相比较热或冷
	3. 深肤色患者难以发现深层组织的损伤
	4. 损伤的演变可能由一个暗黑色创伤上的小水疱开始
	5. 创伤也许进一步演变成薄焦痂覆盖
	6. 即使给予适当的治疗，损伤处也可能会急速转变至暴露皮下组织
第 I 期 Stage I	1. 完整的皮肤下局部出现压之不褪色的红色，通常发生在骨突处
	2. 深色的皮肤可能看不见皮肤变红的情况，但局部的皮肤颜色也许与周围的皮肤不同
	3. 该部分组织在之前可能有疼痛、坚实、柔软、潮湿或与邻近组织相比较热或冷
	4. 第 I 期的损伤在深色皮肤的患者很难发现，但在高风险的患者要进行压疮危险标志
第 II 期 Stage II	1. 表皮及部分真皮组织缺失，表现为无腐肉的红色或粉红色基底的开放性浅层溃疡。也可表现为表皮完整或已破溃的含血清的水疱
	2. 表现为有光泽或干涸浅层溃疡，无腐肉或瘀伤
	3. 这一阶段的状况应该与皮肤撕裂、粘贴胶布导致的痕迹、会阴皮炎、浸渍或表皮脱落相区别
	4. 如有皮肤瘀伤表明怀疑深层组织损伤
第 III 期 Stage III	1. 全皮层缺失，伤口可见皮下脂肪组织，但未达骨、肌腱或肌肉
	2. 也许存在腐肉，但不遮蔽组织损伤的深度
	3. 可能存在潜行
第 IV 期 Stage IV	1. 全皮肤缺失，并包括暴露的骨头、肌腱或肌肉。腐肉或焦痂可能在溃疡的某些部位出现。常有潜行和窦道存在
	2. 第 IV 期压疮的深度因该部位的解剖结构而不同。鼻梁、耳朵、枕部和足踝等处没有皮下组织，因此溃疡可以是浅层的
	3. 第 IV 期压疮可能延伸到肌肉和支撑结构如筋膜、肌腱或者结缔组织，有可能发生骨髓炎。创面往往可见或触及骨骼或肌腱
	4. 压疮可能需要一年以上才能痊愈，痊愈后该处仍是压疮高危部位，愈合后的瘢痕组织抗张力强度只有正常的 40%
无法界定 Unstageable	1. 全皮层缺失，但溃疡基底被黄色、棕褐色、灰色、绿色或棕色的腐肉掩盖及／或有棕褐色、褐色或黑色的焦痂在溃疡底部
	2. 直到去除足够的腐肉或焦痂，溃疡的基底真正深度暴露之后才能界定压疮的阶段

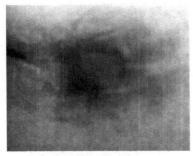

A.怀疑深层组织损伤

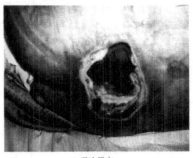

B.无法界定

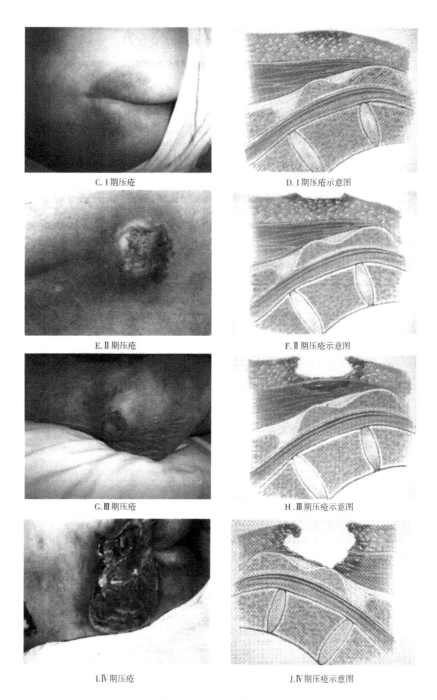

C.I期压疮 D.I期压疮示意图

E.II期压疮 F.II期压疮示意图

G.III期压疮 H.III期压疮示意图

I.IV期压疮 J.IV期压疮示意图

图 2-24 压疮分期

二、伤口处理

1. 怀疑深层组织损伤

（1）解除局部皮肤的压力与剪切力，减少局部的摩擦力。同时，密切观察局部皮肤的颜色变化，有无水疱、焦痂形成。

（2）伤口处理：局部皮肤完整时可给予赛肤润外涂，避免大力按摩。如出现水疱，可按II期压疮处理；如果局部形成薄的焦痂，可按焦痂伤口处理。如发生较多坏死组织，则进行伤口清创，按III期、IV期压疮处理。

2. I期压疮

（1）局部可以不用任何敷料。避免再受压，观察局部发红皮肤颜色消退状况，对于深色的皮肤的患者观察局部的皮肤颜色与周围的皮肤颜色的差异变化。

（2）减小局部摩擦力，局部皮肤可给予透明薄膜或薄的水胶体敷料或赛肤润，观察局部皮肤颜色的变化。水胶体敷料和赛肤润可改善局部皮肤的缺血缺氧状况。

3. Ⅱ期压疮

（1）水疱：直径小于 2 cm 的小水疱，可以让其自行吸收，局部粘贴透明薄膜保护皮肤；直径大于 2 cm 的水疱，局部消毒后，在水疱的最下端用 5 号小针头穿刺并抽吸出液体，表面覆盖透明薄膜，观察渗液情况，如果水疱内再次出现较多液体，可在薄膜外消毒后直接穿刺抽液，薄膜 3 ~ 7 天更换一次。如果水疱破溃，暴露出红色创面，按浅层溃疡原则处理伤口。

（2）浅层溃疡：由于Ⅱ期压疮创面通常是无腐肉的红色或粉红色基底的开放性浅层溃疡，可根据渗液情况使用合适的敷料。渗液较少时，可用薄的水胶体敷料，根据渗液 2 ~ 3 天更换一次；渗液中等或较多，可用厚的水胶体敷料或泡沫敷料，3 ~ 5 天更换一次（图 2-25 和图 2-26）。

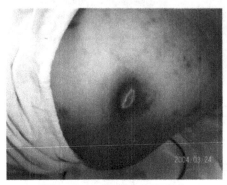
图 2-25 Ⅱ期压疮浅层溃疡

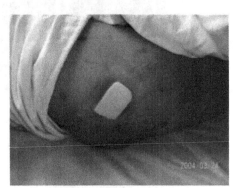
图 2-26 给予水胶体敷料

4. Ⅲ期、Ⅳ期压疮

（1）清除坏死组织：Ⅲ期、Ⅳ期压疮的创面通常覆盖较多坏死组织，因此，首先要进行伤口创面清创处理。评估患者的全身和局部情况后，决定使用何种清创方法。①当伤口内坏死组织比较松软时，可采用外科清创的方法；②当伤口坏死组织比较致密，且与正常组织混合时，首先进行自溶性清创，待坏死组织松软后再配合外科清创的方法；③当黑色焦痂覆盖伤口时，可在焦痂外作一些小切口，再使用自溶性清创的方法进行清创；④当伤口内有较深潜行或窦道时，可采用机械性冲洗的方法进行清除部分坏死组织；⑤当坏死组织非常致密，采用其他方法无法清除时，可考虑使用化学性清创方法。

（2）控制感染：当伤口存在感染症状时，全身或局部使用抗生素前先行伤口分泌物或组织的细菌培养和药敏试验，根据培养和药敏结果选择合适的抗生素治疗。感染性伤口可选择合适的消毒液清洗伤口，再用生理盐水清洁，伤口可使用银离子抗菌敷料。

（3）伤口渗液处理：根据伤口愈合不同时期渗液的特点，进行伤口渗液的管理，可选择恰当的敷料，也可使用负压治疗，主要目的达到伤口液体平衡，细胞不发生脱水，也不会肿胀。①当黑色焦痂覆盖时，通常伤口很少渗液或没有渗出，此时需要给伤口补充一定的水分才能溶解焦痂，因此，可使用水份较多的敷料，如水凝胶或离子持续交换型敷料；②当伤口有较多黄色坏死组织覆盖时，伤口的渗液由少到多，可使用既具有吸收能力又具有清创作用的敷料来进行吸收渗液和清创，如可选择水胶体、藻酸盐、美盐等敷料；③当伤口较多红色肉芽组织生长时，渗液较多，因此可选用吸收能力强的敷料以吸收伤口内过多的渗液，如藻酸类敷料、水性纤维敷料、泡沫塑料类敷料等；④当伤口内肉芽组织填满伤口，部分上皮组织生长时，伤口渗液逐渐减少，可使用水胶体或薄的泡沫敷料以促进伤口愈合。

（4）伤口潜行和窦道的处理：在伤口评估时，如果发现伤口内有潜行或窦道，一定要仔细评估潜行的范围及窦道的深度，在肛门附近的伤口要检查是否有瘘管的存在。根据潜行和窦道深度及渗出情况选择合适的敷料填充或引流，填充敷料要接触到潜行或窦道的基底部，但填充时不要太紧而对伤口产生压力。常用的引流和填充的敷料有优拓、美盐、爱康肤、藻酸盐等。

（5）关节处伤口处理：压疮的伤口好发于关节部位，如肘关节处、踝关节处、髋关节处。由于关节处皮下组织比较少，因此，关节处的伤口往往是全皮层损伤，经常可见关节面暴露，由于关节活动多，伤口难以愈合。保护好关节面是护理关节处伤口的关键，除了进行局部的减压外，还应保护关节面湿润的环境，避免关节面破坏后骨直接的暴露。必要时，伤口清洁后进行手术治疗以保护关节。

（6）足跟部伤口的处理：由于足跟部组织的特殊性，往往伤口的颜色不够鲜红而误以为是伤口内坏死组织。位于足跟的压疮在处理过程中要注意保护伤口，避免清创，伤口以清洁干燥为主，注意减压。

5. 无法界定分期

（1）当伤口无法界定属于哪一期时，应记录无法界定，而不猜测记录属于几期。

（2）当伤口因覆盖焦痂或坏死组织无法进行界定时，应先清除伤口内焦痂和坏死组织，再确定分期。

（3）伤口处理与Ⅲ期、Ⅳ期压疮方法相同。增加喝水量。

第八节　压疮的监控与管理

预防及减少压疮发生一直以来都是临床护理质量管理重要的一项，既往的护理管理制度多要求发生压疮后要向上级部门报告，这种管理模式易导致护理管理者信息滞后，而压疮的预防环节未得到重视，因此压疮监控与管理模式的积极探讨与实践尤为重要。

一、难免性压疮患者预先报告制度的建立

根据压疮发生的危险因素，主管护士从科室筛选出高危患者，选择适宜的压疮评估表对患者进行全面评估，分析患者处于哪一危险状态，估计其在住院期间可能会发生不可避免的压疮，将评估结果上报护士长及护理部，同时告知患者及家属，做好解释沟通，进而根据患者情况制定详细的护理计划，积极采取有效的护理措施，使压疮发生率降到最低限度。

难免性压疮患者预先报告制度的建立，可使护理管理者及时得到信息，共同与临床一线护士商讨护理措施，更有利于预防压疮的发生，提高护理管理质量。

二、皮肤管理和压疮监控系统的构建

（1）成立皮肤管理小组：包括主管护士、责任组长、造口治疗师、病区护士长、科护士长、护理部主任等。

（2）全院推广压疮危险因素评估量表（risk assessment sale，RAS）。

（3）组织学习压疮的预防及处理相关知识。

（4）制定统一、规范的压疮预防及处理指引。

（5）定期开展压疮发生率调查，进行效果评价。

第九节　失禁概述

失禁（Incontinence）是指在无意识、无法控制的情况下，在不适当的场所有尿液或粪便排出，可分为大便失禁和尿失禁。

大便失禁是指肛管括约肌失去对粪便及气体排出的控制能力，属于排便功能紊乱的一种，可分为完全失禁和不完全失禁，完全失禁的患者不能随意控制粪便及气体的排出，不完全失禁患者能控制干便排出，但不能控制稀便和气体排出。普通人群大便失禁的发生率为1%～2.2%，随着年龄的增加，大便失禁的发生率增加，65岁以上大便失禁的发病率为青年人的5倍。女性发病率远高于男性，尤其是多产妇，男女为1：（3～8）。

尿失禁不是一个独立的疾病,通常尿失禁的发生有其原因。国际抗尿失禁协会(The International Continence Society,ICS)给尿失禁的定义:尿失禁是一种不自主地经尿道漏出尿液的现象。尿失禁的分类很多,临床中尿失禁通常分为急迫性尿失禁、真性压力性尿失禁、反射性尿失禁、充盈性尿失禁和功能性尿失禁。一般人群尿失禁的发生率男性为 5%,女性为 10%。老年人是尿失禁的高危人群,全球 75 岁以上的老年人中,高达 40% 受失禁问题困扰。

大小便失禁的患者因长期粪便、尿液刺激患者会阴、肛周及臀部的皮肤,皮肤的抵抗力下降,容易发生这些部位的皮肤皮炎、溃烂,严重时可导致继发感染。同时,骨突出部的组织在粪便尿液的刺激下容易引起压疮。临床上一旦患者发生失禁,不论失禁的原因如何,局部的皮肤护理对保护病会阴部及肛周臀部的皮肤非常重要。

一、正常皮肤的生理性保护作用

人体的皮肤有七大功能,分别是保护作用、感觉作用、调节体温作用、分泌和排泄作用、吸收作用、代谢作用及免疫作用。皮肤对人体的保护作用位于首位,体现了皮肤的生理性保护作用的重要性。皮肤坚硬、柔软、富于弹性,对机体的保护具有多方面的作用。

1. 对机械性损伤的保护作用

表皮的角质层致密而坚韧,在经常受到摩擦和压力的部位能增厚,以抵抗摩擦与压迫。对于跌打、压迫等外力,真皮的结缔组织、皮下脂肪等可发挥弹性缓冲的作用,从而保护体内脏器。皮肤表面有皮脂腺分泌的皮脂及角化过程中产生的角质脂肪、皮脂与汗液、脱落的上皮细胞等形成一层皮脂汗液乳胶膜,其厚度为 $7 \sim 10 \mu m$,若水分多时可形成水包油薄膜,而脂类多时则变为油包水薄膜。此乳胶膜可调节角质细胞适当的含水量。这种乳化过程能使表皮柔软,减少角质层干燥,避免发生皮肤皲裂。

2. 对物理性损伤的保护作用

太阳光线对健康是非常重要的,但过度的紫外线会伤害皮肤,表皮角质层和色素可以防止紫外线损伤。皮肤表面的角质层的角蛋白可吸收紫外线从而能保护深层皮肤。表皮各层细胞交错排列,能使透人表皮的紫外线发生散射以减轻直接照射的作用。此外,黑色素有较好的吸收和遮断紫外线的作用,阻止紫外线穿透皮肤,使深部组织器官不致受到伤害。

3. 对化学性损伤的保护作用

化学物质对皮肤的作用实际是对蛋白质起作用。由于皮肤表面存在着皮脂膜和角质层的缩聚氨酸、氨基酸等皮肤缓冲作用所需的物质,因此,表皮的角质层对酸、碱均有一定的缓冲能力及防止水的浸泡。如果角质层受到损伤,除失去水分外,皮肤的渗透性也会发生变化,皮肤屏障作用将会丧失。

4. 抑制微生物繁殖的作用

正常的皮肤经常接触细菌等微生物,在健康情况下不发生感染,是因为对于皮肤表面的正常菌群,重叠多层的角质层可起到防御的作用;另外,正常皮肤表面呈弱酸性(pH 3.5 ~ 6.5),这种弱酸性环境能够抑制细菌的繁殖。一旦发生皮炎,皮肤的弱酸性环境遭到破坏,削弱了对皮肤的保护作用。

5. 皮肤的免疫性保护功能

皮肤本身也可以产生免疫物质而发挥作用,对于疾病的预防与治疗都有积极的作用。如患麻疹、水痘时,在出现了皮疹之后,皮肤会产生免疫物质从而获得终生免疫能力。

二、失禁引致皮肤损伤的危险因素

失禁患者的皮肤损伤与患者存在的一些危险因素有关,主要包括患者自我照顾能力不足、活动能力减退、患者的认知不足、患者存在营养方面问题及患者患大小便双重失禁。

1. 自我照顾能力不足

功能性尿失禁或腹泻时大便失禁往往是患者自我照顾能力不足的后果。在对此类失禁患者进行评估时,患者往往没有器质性病变。由于患者自我照顾能力不足,一旦发生失禁,患者无法清理大小便,粪便或尿液长期刺激会阴、肛周皮肤,造成这些部位的皮肤受损。

2. 活动能力减退

患者由于各种原因活动能力减退，从而不能正常如厕，进而发生大小便失禁，多见神经系统疾病的患者如偏瘫患者或重症肌无力的患者等。因此，在评估失禁患者时，一定要全面了解病史，观察患者的活动能力，必要时进行相应的检查以掌握患者的活动能力。

3. 认知不足

当患者发生认知功能障碍时，也常常发生失禁。患者的认知水平越低对排便的控制能力就越差，这种情况在老年人群中所占比例较大，如老年痴呆的患者发生失禁的情况比较常见，是失禁患者治疗和管理上最困难的对象，尤其是当患者认知功能发生不可逆的障碍时，失禁的治疗护理更加困难，患者的皮肤保护也显得格外重要。

4. 营养不良

营养不良的患者，皮肤的保护层减少，皮肤的保护功能大大减弱，当患者发生失禁时，皮肤容易受到损伤。

5. 大小便双重失禁

大小便双重失禁时，粪便中的酵素会更加活跃及对皮肤更加具有破坏性。大小便同时失禁时，不仅导致皮肤表面的弱酸性环境遭到破坏，同时由于粪便中的消化酶更易附着于皮肤且活性增加，对皮肤的化学性刺激更加强烈，因此，患者会阴部及肛周的皮肤更加容易受损。

三、失禁易引起皮肤损伤的原因

1. 皮肤完整性受损

当皮肤暴露于湿润及刺激物时，如尿液、粪便会破坏皮肤的完整性。潮湿皮肤渗透性的增加会危害皮肤角质层，摩擦力会令皮肤加倍受损，尤其当患者移动于有非棉织的化纤衣物及床垫上。

2. 皮肤的保护功能受损

正常皮肤表面的 pH 值在 3.5 ~ 6.5 之间，偶尔有个别皮肤的 pH 值在 7.0 左右，但绝大多数皮肤的 pH 在 5.0 左右，呈弱酸性，但皮肤深部却呈弱碱性（图 2-27）。在皮肤表面的汗和皮脂、角质层的角蛋白等分解的影响下，皮肤表面保持着生理性的酸度，这种酸性外层对外部侵入的细菌起着阻止其发育和繁殖的作用。潮湿不洁的环境使皮肤表面细菌增加，引致尿中的尿素转化成氨，使皮肤表面酸度上升，防御功能下降。

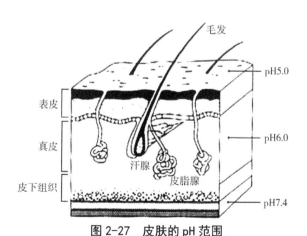

图 2-27 皮肤的 pH 范围

3. 双重失禁加剧皮肤受损

双重失禁使患者皮肤更加容易受损，不仅是其危险因素，也是发生刺激性皮炎的重要原因。大小便失禁的患者其粪便中的消化酶会更活跃及对患者皮肤更具破坏性。同时，水状腹泻的粪便其高碱性消化酶中含有细菌的培养基，容易造成皮肤感染与破坏。

4. 微生物较易附于破损的皮肤上

由于失禁，患者的皮肤经常处于潮湿状态，这种潮湿的皮肤有利于微生物附着于皮肤表面，尤其是有部分破损的皮肤表面，某些微生物于湿润环境中会更易引起皮肤的炎症及加剧皮肤破损。

5. 反复擦拭的物理机械性刺激易致皮肤损伤

为了保持失禁的患者的皮肤清洁，会经常给患者进行会阴部、肛周及臀部皮肤擦洗，特别是失禁次数比较多的患者，由于每天反复多次的擦拭极易造成皮肤的物理机械性刺激而导致患者的皮肤受损。如果患者的皮肤角质层因为失禁而完整性已经受损的情况下，失去保护功能的皮肤更加容易损伤。特别是在使用不当的清洁液或粗暴的擦拭方法进行清洁时对皮肤的损伤作用加大。

第十节　失禁患者皮肤护理

失禁患者皮肤护理的主要目的为收集流出物及臭味，准确计量，保护皮肤，治愈创面，预防感染，使患者舒适，从而减轻患者焦虑及经济负担，减少临床护理工作量。

一、皮肤评估

失禁患者的皮肤评估的目的是确定患者的皮肤受损的原因及进行鉴别诊断，同时确定皮肤是否存在感染或继发感染如真菌感染。分辨化学性及物理机械性的损伤，与擦伤、股癣、毛囊炎、红癣等相鉴别。

因失禁引起的皮肤刺激性皮炎，主要位于皮肤暴露和受粪水刺激到的部位，皮肤皱褶的部位一般不会受累。而物理机械性损伤如擦伤，主要发生在骶尾或受到摩擦的部位，而真菌感染则主要位于皮肤潮湿的部位，尤其多见于不通风、透气的皮肤皱褶部位。对于有疑问的病例应请皮肤科医生进行确诊。

1. 刺激性皮炎

刺激性皮肤炎是指皮肤暴露于刺激物质引致非敏感性的炎症反应，是接触性皮肤炎的一种，刺激源为失禁所产生的尿液、粪便。皮肤炎症反应的程度取决于刺激物的强度。一般受影响范围相等于暴露的范围，折叠部位通常不受影响。局部皮肤表现为红疹、水肿、水疱的形成、脱屑等（图2-28）。

2. 物理机械性皮肤损伤

反复擦拭及移动患者不当所产生的摩擦力均可造成皮肤擦伤、破损等物理机械性损伤。多见于频繁失禁的患者，由于多次的擦拭导致局部皮肤擦伤或者使用便盆不当、移动患者时动作不当发生拖拉等所致。

3. 继发性感染

（1）疱疹：由单纯疱疹病毒（Herpes Simplex Virus，HSV）Ⅰ型、Ⅱ型所致。当机体抵抗力下降时，体内潜伏的HSV被激活而发病。患部先有烧灼感，很快在红斑的基础上发生成群的小水疱，继而可变为脓疱或溃疡（图2-29A）。结合临床病征，经涂抹检查、病毒培养出HSV，即可确诊。

（2）念珠菌炎：由白色念珠菌所致，肠道滋生的念珠菌可经粪便污染外阴。局部皮肤表现为红斑，脱屑，周围有小斑，丘疹或脓疱，会阴包括折叠部分及大腿痕痒（图2-29B），白带增多，呈干酪样白色黏稠分泌物。结合临床病征，取阴道分泌物以10%氢氧化钾涂片检查菌丝可确诊。

（3）鉴别其他皮肤问题：在临床护理评估中，要鉴别由于其他原因引起的会阴、肛周及臀部的皮肤问题，如过敏性皮炎、银屑病及肛门瘙痒症等。过敏性皮炎的皮疹范围与粪水和尿液的刺激没有直接的关系，而是与接触的其他物质的材质有关，通过仔细观察，往往可以找到过敏源，如患者可能对尿布过敏，皮肤的范围也与尿布所接触的地方吻合。银屑病的患者除了臀部有皮疹外，可以在患者身体的其他部位找到类似的皮肤表现。而肛门瘙痒症的患者通过询问病史，可知患者既往就有这种情况而就诊，且与患者的个人卫生有关。

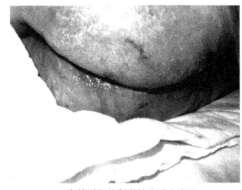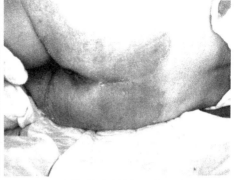

A.失禁引起的刺激性皮肤炎表现　　　　　　　B.失禁引起的刺激性皮肤炎愈合

图 2-28　失禁引起的刺激性皮肤炎

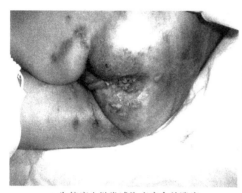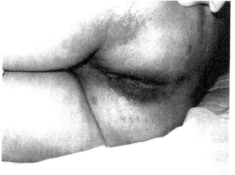

A.失禁病人继发感染疱疹合并溃疡　　　　　　B.失禁病人继发念珠菌炎

图 2-29　失禁引起皮肤炎症继发感染

二、失禁的治疗与处理

施行措施去解决或改善失禁问题，主要目的是有针对性治疗患者失禁，根本上解决患者失禁问题。失禁本身的治疗和护理比较复杂，首先要对患者进行全面评估和检查，以确定失禁的种类与程度，根据评估的结果给患者进行相应的处理，如给患者进行膀胱训练、骨盆底肌训练、电疗、电磁波治疗、药物治疗、手术治疗及失禁辅助用品的使用。

三、失禁患者的皮肤护理

（一）失禁患者皮肤护理流程（图 2-30）

（二）刺激性皮炎的护理

刺激性皮炎的护理措施包括五个方面：A（air）保持通风、B（barrier）隔离防护、C（cleaning）皮肤清洁、D（diaper）纸尿裤的选择、E（education）患者教育。

1. 保持通风

保持通风，避免使用不透气的尿片。保持通风的环境对于失禁患者的皮肤保护非常重要，在检查和评估患者的基础上，根据患者失禁的情况指导患者使用合适的失禁用品，一旦尿布潮湿要及时更换。通常采用自然通风方法保持会阴及臀部皮肤干爽，不可使用吹风筒及烤灯，以免皮肤干裂。

2. 隔离防护

由于失禁本身的治疗是一个漫长的过程，为避免因失禁对患者皮肤造成的再度刺激与损伤，根据患者的会阴、肛周及臀部皮肤情况选择不同隔离防护措施保护局部皮肤。并根据皮肤受损情况采取不同的处理方法。

（1）隔离措施：①油性保护，如凡士林、石蜡油、氧化锌：是比较经济方便的方法，对粪水起到一定的阻隔作用，但是患者感觉不舒适，且使用效果不确切；②护肤隔离霜：隔绝皮肤避免刺激性液体侵蚀，比较耐冲洗及效果持久，其 pH 为中性，因此不会刺激皮肤，且使皮肤滋润，对皮肤糜烂效果差；③赛肤润：能隔绝皮肤避免刺激性液体侵蚀，不刺激皮肤且滋润皮肤，不适用于已破损的皮肤；④透明薄膜（图 2-31A）：无菌透明、透气防水、柔软、有弹性、生物相容性好，但液体从边缘渗入后易卷边，对糜烂皮肤效果差；⑤肛门栓子（图 2-31B）：由硅胶制成，非常柔软，不会损伤肛管和肛门括约肌，可引流稀水样大便，如果引流不通畅，还可冲洗，每个月需要更换一个；⑥放置肛管、带囊气管插管或其他气囊导管接低负压（图 2-31C）：引出大部分的水样便，减少对皮肤的浸渍；材质坚硬，患者感觉不舒适，容易堵塞管道，只适于水样便的患者，有可能因压迫导致肛管、直肠的损伤、缺血坏死，肛管容易脱出，仍有少量粪水流出；⑦伤口保护膜：喷洒后迅速形成一层透明薄膜，阻隔大小便的浸渍，避免细菌感染。具体使用方法见伤口保护膜的使用；⑧亲水性敷料（图 2-31D）：阻止细菌的侵入及防水，适用于皮炎或糜烂的皮肤；⑨粘贴造口袋：对于持续大便失禁患者，可使用造口用集便袋贴于肛周收集大便（图 2-31E）；⑩对于短时间内无法解决尿失禁问题而又出现了皮肤受损的尿失禁患者，可根据评估给予患者使用相应的辅助用具如留置导尿管、间歇性导尿法或使用尿套，用于收集尿液，避免皮肤再受尿液刺激。

（2）伤口保护膜的使用：失禁患者皮肤完整性尚未受损，但受到尿液或粪水的浸渍时，可在会阴、肛周皮肤处均匀地喷或涂上 1～2 层伤口保护膜，伤口保护膜喷洒后迅速在皮肤表面形成一层透明薄膜，以隔离粪便与尿液直接接触皮肤，以保护局部皮肤。

使用方法：用生理盐水棉球彻底清洗会阴和肛周皮肤，待皮肤干燥后，将伤口保护喷雾剂距离皮肤 15～20 cm 处按压喷嘴喷洒（图 2-31F），待 30 s 膜干燥后再喷一次。伤口保护膜一般可以皮肤上保留 24 h，但对于反复清洁擦洗皮肤，应根据情况，每次清洁后再喷洒一次或给予 4～6 小时喷洒一次。

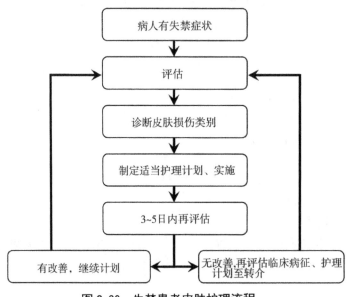

图 2-30 失禁患者皮肤护理流程

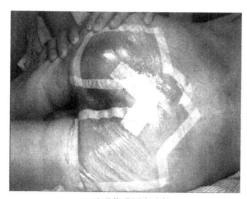

A.透明薄膜隔离防护

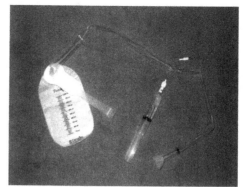

B.肛门栓子隔离防护

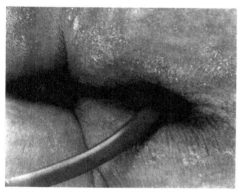

C.使用肛管引流出稀薄的粪水

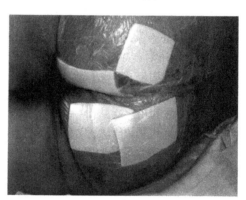

D.使用亲水性敷料隔离防护

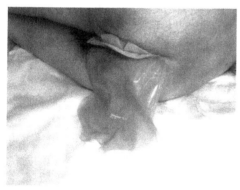

E.造口袋收集粪水

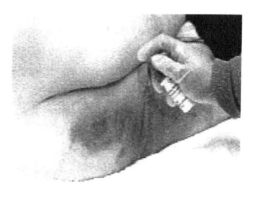

F.伤口保护膜使用方法

图 2-31　失禁引起刺激性皮炎的护理

　　伤口保护膜包括无酒精性及有酒精性的两大类，两种不同类型的保护膜的区别见表 2-12。由于含酒精性的保护膜对皮肤具有一定的刺激性，皮肤受损时尽量不要使用含酒精的保护膜。

表 2-12　两种不同类型保护膜特性比较

	无酒精性的保护膜	有酒精性的保护膜
作用原理	聚合液形成一层透明的保护层	聚合液形成一层透明的保护层
保护能力	保护各种体液及黏胶产品对皮肤的损害	保护能力各异
疼痛	无痛	有痛
毒性	无毒性	有毒性

　　（3）局部皮肤已发生刺激性皮炎时护理：当局部皮肤已发生皮炎或溃疡时，可根据皮肤受损的情况及范围选择适应的皮肤保护粉或溃疡粉或亲水性敷料进行局部皮肤护理，以促进皮炎、糜烂和溃疡的愈

合。皮肤保护粉或溃疡粉上面再喷上无痛伤口保护膜，以隔离粪水对伤口和皮肤的刺激。

具体使用方法：先用生理盐水棉球彻底清洗大小便浸渍的皮肤，使用方纱抹干皮肤，皮肤糜烂或溃疡处涂上一薄层皮肤保护粉，然后将无痛伤口保护膜距离患部 15～20 cm，按压喷嘴喷洒，约 30 s 待喷膜干燥后再喷 1 次。皮肤保护粉和喷膜的次数视患者失禁、腹泻的程度和皮肤情况而定，一般 2～6 次／日。

3. 清洁皮肤

清洁会阴、肛周及臀部皮肤的主要目的是不使尿液、粪水等排泄物浸渍与附着于这些部位的皮肤，避免皮肤受损及皮肤感染。清洁时动作要轻柔，避免大力损伤皮肤。最好使用较为柔软的清洁用布或湿纸巾清洁，避免使用干燥而用坚硬的纸巾进行擦拭。

通常用温和清洁剂去除皮肤上的刺激物，如使用温和肥皂及水或用清水清洁，最好能够使用弱酸性的清洗剂清洁，以避免破坏皮肤表面的弱酸性保护层。对于已有损伤的皮肤使用酸碱质平衡的清洁溶液较合适，如生理盐水。在每次更换失禁护理产品后，也需用水清洁并保持局部皮肤干爽。

4. 纸尿裤的选择

根据患者失禁评估情况选择合适的纸尿裤。在选择时需要考虑纸尿裤的吸水性、舒适性、便利性、环境与资源、异味的处理及价格。

5. 教育

早期发现失禁引起的皮肤问题，教导患者及照顾者正确的预防和护理方法。局部皮肤避免受压，勤换卧床姿势；促进血液循环；保持床单位清洁、平整；骨突部位使用减压用品；搬动患者时注意手法，应将患者抬起，避免因拖拉产生摩擦力，造成物理机械性皮肤损伤。尽量采用清洗的方法去除刺激物，避免用手纸擦除刺激物，因擦拭时容易摩擦损伤皮肤。

（三）物理机械性皮肤损伤

当患者发生失禁，尤其是频繁失禁的患者，由于反复的清洗与擦拭，导致患者的皮肤机械性损伤在临床中很常见。

（1）指导临床护理人员或患者家属正确清洗会阴部。

（2）皮肤损伤的护理：通常由于清洁擦拭而导致的皮肤损伤通常比较表浅，主要损伤表皮肤与真皮层，很少会到皮下组织，除非患者合并了压疮其他皮肤问题。因此，皮肤擦伤的护理并不困难，只需要按照刺激性皮炎的皮肤护理，通常皮肤损伤都可愈合。

（四）皮肤继发感染

当失禁患者的会阴部、肛周及臀部皮肤继发感染发生疱疹或真菌感染时，应请皮肤科会诊，进行相应的专科治疗。当患者在失禁的基础上合并再度感染，如真菌感染，一定要给予足够的治疗时间以确保问题已解决，通常皮肤真菌感染治疗疗程需要 3 周。

第十一节　高压氧概述

一、高压氧的介绍

所谓的"高压氧治疗"简单地说是将患者置于 1.4 大气压（1.4ATA）以上的高压舱内，直接或间接呼吸纯氧达一特定时间的治疗。

首先患者需进入一个完全密闭的压力舱内，多人舱以空气加压或单人舱以氧气加压的方式，将舱内的压力增加到所需的压力，而患者依病情不同所加压的压力亦有所不同，当压力舱内加压到设定的治疗压力后，多人舱患者再经由面罩或头罩开始呼吸百分之百的纯氧，或单人舱患者直接呼吸百分之百的纯氧，这样的治疗方式称为"高压氧治疗"。

二、高压氧的作用机制与相关概念

高压氧治疗的主要作用机制包括了两种要素：

1. 压力

根据波以耳（Boyle）定律（定温时气体的体积与压力成反比），在高压的环境下可让异常存留于体内的气泡迅速消失，减轻血管或组织中气泡所造成的伤害。

2. 氧气

根据亨利定律（气体与液体接触时，气体会溶于液体，溶解之量与该气体之分压成正比），高压氧气治疗可提升血液中氧气的溶解输送量，使氧气扩散到受伤组织，加速血管增生，促进伤口愈合。

人类血液以两种形式运送氧气至组织：一种是与血红素结合，另一种则是直接溶解于血浆内，以供细胞进行氧合作用。高压氧治疗可使患者血液中溶解于血浆内的氧气分压上升，从而提升组织内的氧气分压，进一步产生临床的治疗效果。因此，高压氧用来治疗临床疾病，主要是借下列的作用机制：①压力效应（波以耳定律）；②提升血液及组织中之氧分压；③减轻组织水肿；④对抗毒素作用；⑤提升白细胞杀菌及抑菌力；⑥促进伤口愈合。

三、高压氧的适应证与禁忌证

（一）适应证

根据高压氧治疗的原理与机制，台湾目前依美国海底暨高压氧医学会（UHMS，Undersea and Hyperbaric Medical Society）

1999 年认定高压氧治疗之适应证共有以下 13 项：

（1）减压症（decompression sickness）。

（2）空气栓塞症（air organ embolism）。

（3）气体中毒（一氧化碳、硫化氢、氰化物中毒、烟吸人等）。

（4）气性坏疽及厌氧性细菌感染（gas gangrene；clostridial myonecrosis）。

（5）坏死性软组织感染及混合性细菌感染（necrotizing soft tissue infections – subcutaneous tissue，muscle，fascia）。

（6）伤口愈合不良（enhancement of healing in selected problem wounds）：糖尿病、静脉淤血性溃疡、压疮、动脉功能不足造成肢体溃疡。

（7）慢性复发性骨髓炎（refractory osteomyelitis）。

（8）放射性组织坏死（radiation tissue damage；osteoradionecrosis）如：放射性骨坏死、放射性膀胱炎、放射性大肠炎。

（9）大量出血及贫血（exceptional blood loss；anemia）。

（10）辗压伤与间隔压迫综合征及其他急性创伤性缺血（crush injury. compartment syndrome，andother acute traumatic ischemia）.

（11）危急性皮肤及皮瓣移植（skin graft and flaps；compromised）。

（12）烧烫伤（thermal burns）。

（13）脑内脓肿（brain abscess）。

（二）禁忌证

高压氧治疗的禁忌证有绝对与相对禁止接受高压氧治疗的状况。

1. 绝对禁忌证

（1）未经治疗的气胸。

（2）未经治疗的恶性肿瘤。

2. 相对禁忌证

（1）上呼吸道感染。

（2）慢性鼻窦炎。

（3）癫痫。

（4）未经治疗的发热 38.5℃。

（5）有过气胸的历史。

（6）有过耳朵手术。

（7）有心肺功能障碍的老年人。

（8）妊娠。

四、高压氧应用于伤口护理的注意事项

高压氧治疗的快速发展，也提升护理专业的成长，护理人员成为协调患者治疗的重要角色（Kindwall&Goldmann，1995）。患者在面对高压氧气治疗时，护理人员应对患者作详细的评估，以宣教方式提供相关的知识，可以减少治疗时发生的意外和伤害，相对提高治疗的质量。

（一）评估

1. 收集病史

详细询问病史是基本的原则，当患者有不适合的疾病史时，护理人员要负责告知高压氧治疗的专科医师，并进一步讨论与评估接受治疗的可行性和危险性。包括心血管系统方面，有无心脏疾病史、血压控制的情形如何？有无心律失常？有无中风过？有无安装心律调节器（机型能否承受高压）？呼吸系统方面，有无自发性气胸病史或慢性阻塞性肺部疾病？有无感冒、鼻窦炎或鼻塞？胸部有无接受过手术？有无呼吸困难等？或其他疾病史，有无糖尿病？血糖控制的情形如何？有无白内障？有无视神经炎？有无未控制的肿瘤？过去有无抽搐发作？女性有无妊娠等病史的收集。

2. 身体检查与评估

当患者无法完全告知过去的病史时，可通过详细的身体检查与评估，获得更完整的资料。治疗前、后测量生命体征，听诊呼吸音左右是否对称，触诊有无皮下气肿，评估患者焦虑的程度，以作为治疗的参考。

3. 实验室与诊断检查

需要时可测量血糖，有助及早发现低血糖，藉心电图去判断有无心律失常、心肌梗死。使用经皮测氧分压仪（$TcPO_2$），可得知患部的血流状况。

（二）健康教育

1. 心理上的准备

向患者环境介绍，让患者了解他所要接受的治疗设备、治疗时间的长短与次数、氧气面罩的使用与治疗单位内的医护人员。明白告知患者，治疗前可服用止痛药物，因为没有控制的疼痛不仅会增加患者的焦虑程度，也会降低高压氧气治疗的效果，引发潜在的痉挛发作。治疗开始时，加压气体虽是通过消音器进入压力舱内，但仍会有轰轰作响的进气声，那是正常的现象，不要害怕；空气加压的同时会释放热量，患者会感到闷热，但温度不会大于30℃。相反的，在减压过程中，会觉得有些凉意，可视需要增加被盖。另外鼓励患者发问，澄清疑虑，减少焦虑的程度。

2. 生理上的准备

高压氧治疗过程中，必须在高压环境下呼吸 100% 纯氧。由于处于高分压与高浓度的氧气状况，与一般舱外环境有所不同，为了让患者能在最安全舒适的环境下接受治疗，进入高压舱之前，务必配合遵守：接受治疗前请穿着不具备口袋之纯棉衣物，或换上医院所提供之衣服，不可穿着毛料、尼龙纤维、人造纤维、丝袜等衣物，因易产生静电，静电遇氧气会造成火灾。切勿化妆入舱，包括：不可擦化妆品、化妆水、指甲油、香水、乳液、发油、发胶、定型液、口红、护唇膏等（化妆品内含有大量醇类及油剂，易造成火灾）。不可携带任何物品入舱，特别是打火机、遥控器、火柴、香烟、怀炉、助听器、易燃物品（如汽油）、所有金属物件（如手表、硬币）、油脂类，以免引起爆炸。接受点滴注射治疗者，需停止治疗或将滴注瓶取下，注射处以留置针取代，必须注射者，可将滴注瓶换为软式滴注袋，酒精棉球必须取出，不可留于注射处。治疗前 1 h，禁止服用碳酸饮料，如汽水、啤酒等，因为空气膨胀会造成肠胃不适。治疗前两小时禁止吸烟，吸烟会引起血管收缩，降低氧气的递送能力，相对降低治疗效果；也可能造成抽搐的危险。治疗时间长，请入舱前先上厕所，或携带尿壶。应告知患者治疗加压时，压力的变化会感到耳膜受压迫，应做耳压平衡动作，如：吞咽动作、动下巴、打哈欠或 Valsalva 呼吸（先深吸气、闭住嘴巴、捏住鼻子、用力鼓气），这些动作可使压迫感消失；教导后，应让患者演示，确定患者的了解程度。治疗时若出现氧中毒现象，如脸部肌肉抽筋、嘴角颤抖、冒冷汗、恶心感、耳鸣、头晕、头痛、不安、视野变小，应立即将氧气面罩取下，呼吸舱内空气，并告知医护人员。接受高压氧气治疗后，有些人会感到耳朵内轰轰作响，是正常现象，休息可以缓解（Kind-wall&Goldmann，1995）。有下列情况，请务必告知医护人员，以决定是否适合接受高压氧治疗。

（1）有感冒、鼻窦炎且无法平衡中耳压力者，请务必告知医护人员，以防环境压力变化所造成之挤压伤产生。

（2）体温若超过 38.5℃，请务必告知医护人员，以防热抽搐等副作用产生。

（3）怀孕者请务必告知医护人员，以确保胎儿及孕妇之安全。

（4）有脑卒中、心脏血管疾病、糖尿病、气喘、慢性肺疾或结核病、自发性气胸、血液透析患者或其他慢性疾病病史者，请先据实告知，需先评估其身心生理功能，以决定是否适合接受高压氧治疗。

（5）注射胰岛素或口服降血糖药物之糖尿病患者，请勿空腹接受高压氧治疗，以避免治疗途中血糖过低。

（6）如有服用特殊药物，例如胰岛素、类固醇激素、甲状腺激素等，请告知工作人员。

（7）曾有接受过耳鼻喉手术或心肺开胸手术病史者。

五、慢性困难伤口与高压氧治疗的相关概念

一般皮肤与软组织的伤口愈合是以少部分的组织再生及大部分的组织取代，尽快恢复组织的连续性和强度，以恢复功能；组织的愈合过程是持续连贯的（Strauss，2000）。当软组织的受损在常规的医疗处置下，无法进行愈合的过程，造成伤口愈合时间延长或无法达到良好的愈合，就称为困难伤口，即指伤口愈合的过程受到阻断，造成伤口愈合时间延长。困难伤口通常来自糖尿病足、血管功能不足引起的皮肤或软组织缺损、压疮溃疡和放射线软组织坏死，其中欧美各国的统计资料以静脉性溃疡为主，但在台湾仍然是以糖尿病足造成的伤口最常见（Halm&Zearley，1991；Oriani，1998）。

慢性困难伤口是指在内科抗生素及相关治疗药物，外科清创手术与换药等处理下，仍无法于预期时间内达到良好的伤口愈合，甚至更恶化的情况。这样的慢性困难伤口以糖尿病足溃疡、糖尿病足溃疡截肢后伤口不愈合、动脉阻塞性溃疡、压疮或静脉性溃疡等较常见，其他如坏死性软组织感染、坏死性筋膜炎、气性坏疽、车祸外伤、碾压伤等都有可能伤口愈合延缓而成为慢性困难伤口。

会发展成为慢性困难伤口，通常是患者本身内科疾病、免疫功能不佳或是照护不良等因素而阻碍了伤口的愈合。影响伤口愈合的因素包括：老年人、肥胖、营养不良、生活习惯（如抽烟）、伤口的部位与大小、潜在性疾病（包括糖尿病、心血管疾病、肝衰竭、肾衰竭、肠胃疾病、血液疾病、恶性肿瘤、自身免疫疾病等）、感觉或运动疾病、药物治疗（如类固醇、免疫抑制剂、化学治疗等药物）、不良的精神状态等。

戴维斯（Davis）医师为高压氧应用于糖尿病足溃疡的先驱者，他认为要先评估患者的周边血管阻塞的部位及程度，待改善周边血液循环后，再施以高压氧辅助治疗，才能达到事半功倍的成效。我们认为做高压氧前一定要有清创的处置以减少细菌的保护膜，另一目的在于让慢性伤口因清创手术后，变为急性伤口，如此可增加治疗效果。

第十二节　应用高压氧治疗伤口的状况和效果

台中医院的多人高压氧舱，治疗项目中主要是伤口的处理。对于血循环不良的患者在体能不好的情况下详细评估全身状况，包括心脏和肢体血管的检查，接着进行小范围的基本检查（尿蛋白、TcPO2、ABI/TBI、CRP、ESR、肢体的放射线 X 线片），然后做可行的清创处理，根据我们的经验除了清创伤口外，经皮氧分压（TcPO2）或足肘血氧比（ankle-brachial blood pressure index；ABI）测定可以给予客观地评估，就临床而言我们需要 5 ~ 8 次的高压氧施行评估，如果没有效就停止治疗，"无效"指的是伤口继续恶化，有效往往需要配合其他的辅助器材，就 HBO 和 NpWT（Negative Pressure Wound Thera-py）的合作而言，我们强调让高压氧带头处理血管的问题，紧接着是 NPWT 的促进肉芽组织工作。

高压氧目前在临床上已经被广泛使用，除了潜水员病、动脉空气栓塞、一氧化碳中毒作为主要治疗外，大部分的治疗还是属于辅助性质，究竟高压氧与伤口治疗有何关系？以及哪些伤口可以考虑用高压氧治疗？

伤口使用高压氧治疗的原因主要有下列几点：

（1）超氧合作用：可使伤口组织内氧气浓度增加而加速伤口愈合。

（2）血管收缩：对组织具有消除水肿作用。

（3）增进细胞功能：可活化成纤维细胞、促进微血管新生、使伤口肉芽组织增生。

（4）抑制感染：可以增加白细胞的抑菌或杀菌功能。

根据以上的机制，高压氧可用在下列的伤口治疗：

（1）困难伤口：①糖尿病伤口（diabetic wounds）：高压氧已被证明可减低截肢率，改善生活质量与降低医疗成本。②血循障碍伤口（vascular insufficiency ulcers）：高压氧可提供血液循环不好的组织氧气。

（2）感染性伤口（Infective wounds）：①气性坏疽（gas gangrene）：高压氧可以拯救患者性命并减低截肢机会；②顽固性骨髓炎（refractory osteomyelitis）；③坏死性软组织感染（necrotizing soft tissue in-fections）。

（3）外伤性伤口（traumatic wounds）：①急性压砸伤（crush injury）；②缺血性伤口（acute traumat-ic ischemia）；③腔室综合征（Compartment syndrome）。

（4）问题植皮与皮瓣（compromised skingrafts and flap）：高压氧可帮助植皮与皮瓣的准备与挽救。

（5）烧烫伤（thermal burns）：大于 20% TBSA 或脸部、手部、会阴等特殊部位的二至三度烧烫伤可考虑。

根据在署立台中医院的高压氧中心从 2004 ~ 2008 年的统计资料，5 年内共有 862 人做高压氧治疗，其中又以问题伤口的患者治疗居多（722 人，大约占 80%），这些问题伤口中急性伤口大约占了一半（369 人，51.11%），包括有急性碾压伤、腔室综合征、翻裂伤、问题植皮与皮瓣等，另外一半则是慢性伤口部分（353 人，48.89%），包括有糖尿病足溃疡、压疮、慢性骨髓炎、放射性组织坏死等。

由上可知，目前高压氧在伤口的治疗上已经成为相当重要的一项辅助治疗，而在台湾的中大型以上医院皆有设置高压氧中心，不过仍然有许多伤口的患者对高压氧治疗一无所知，所以常错过治疗的黄金时间，再不然就是经别人盲目介绍，可是伤口却感染很严重都还没做清创手术就想做高压氧，有鉴于此，医护人员本身应对高压氧有相当认识并对患者做适当的健康教育与转诊。

第十三节　负压伤口治疗

一、负压伤口治疗（negative pressure wound therapy，NPWT）作用机制

正常的个体通常有能力完成伤口愈合过程中各项生理变化，但有时伤口愈合不能完全依靠个体本身的功能，需要借助技术性处置去创造适当的修复环境，负压治疗法的主要功能是提供适宜的环境，增进人体本能以协助伤口修复。主要原理如下。

（一）移除伤口过多的渗液

伤口床的细胞在增生的过程中，出现过多渗液时会出现水肿。组织水肿会压迫伤口附近血管影响血液循环，移除过多渗液时，便能减轻伤口水肿，增加局部的血液循环。负压治疗法在移除伤口过多渗液的同时，也能让伤口组织细胞维持在最适宜愈合的湿润环境中生长。

（二）增进血管新生，促进肉芽组织成长

感染性伤口在行清创手术后，就像是被放置在干净的环境中，此时细胞开始增生繁殖。此过程会持续数周，其伤口护理目标是促进肉芽组织增生、上皮细胞繁殖以及伤口收缩。此时使用负压伤口治疗法不但能拉长及扭转细胞，将伤口中的细胞拉近，且扭转过程中可促使上皮细胞恢复快速繁殖和形成肉芽组织。Mooney、Argenta、Marks、Morykwas 及 Defranzo（2000）在动物实验中，将此法与正常的伤口护理相较，在伤口上使用 125 mmHg 负压时，伤口的血液量增加 4 倍；当给予持续性 125 mmHg 负压时，肉芽组织形成的量增加 63.3%，当给予间歇性 125 mmHg 负压时，肉芽组织形成的量增加 103%。研究表明负压伤口治疗法能增加血液流量及促进肉芽组织生成，以缩短伤口愈合所需的时间。

（三）提供一个保护性屏障，减少伤口细菌的数量以及降低伤口感染的机会

负压治疗法除了能创造一个低氧环境以抑制嗜氧菌生长，同时也因负压抽吸减轻组织水肿，相对地可促进伤口床的血流、增加吞噬细胞、中性粒细胞以及氧气的提供，让厌氧菌无法生存，亦能降低伤口感染的机会。Argenta、Morykwas 及 Rouchard（1993）在人体实验中发现，使用负压第 4 天的慢性伤口，与未能使用负压的伤口比较前者细菌量减少 1 000 倍。

二、负压伤口治疗法的使用原则

负压伤口治疗法是运用低于大气压力的负压原理，借由泡沫敷料接引流管将压力平均分布在伤口上，并利用泡沫敷料提供一个保护性的屏障覆盖在伤口上，将开放性伤口变成受控制密闭式的环境，是一种利用低压力吸引体液流量的控制真空原理。覆盖在伤口的泡沫敷料成分为聚氨酯，每个细孔大小约为 $400 \sim 600 \mu m$，不会阻碍肉芽组织，长出后也不会进入泡沫敷料内。

临床应用，使用前先以无菌生理盐水清洁伤口再放置泡沫敷料。泡沫敷料尺寸分为 L、M、S 三种，且可依伤口大小修剪成适当的尺寸放置于伤口，泡沫敷料至少要覆盖健康组织 $3.5 \sim 5$ cm，在泡沫敷料上需用透明保护膜（op-site）覆盖，最后接引到一个真空吸引机，经过 24 h 不断抽吸，借着低于大气压力的真空吸引力，引流出体液并促进组织不断生长。负压伤口治疗法临床上常应用在复杂性伤口或慢性伤口上，不需要每天换药或因换药造成患者的疼痛不适，治疗费用及住院天数相对减少。

一台负压伤口治疗机器可连接多个敷料引流管，故可用于有多处伤口的患者（KCI，1999）。抽吸压力由计算机控制，分为持续性及间歇性两种模式。间歇性模式被设定为每个循环为 7 min（On5 分钟；Off2 分钟）。负压的设定范围从 50 至 200 mmHg 皆有，常用的治疗性负压为 125 mmHg。文献中提及不同类型的伤口，所给予负压伤口治疗的压力以及泡沫敷料更换的方式皆有不同。Collier（1997）提出在正常情况下，使用负压伤口治疗的前 48 小时，可设定持续性负压抽吸模式，之后视情形而定可改为间歇性负压抽吸模式。

Mendez-Eastman（1998）根据负压伤口治疗的临床使用手册整理出以下几项原则：①若为压疮或急性伤口，设定持续性负压 125 mmHg 使用 48 h，之后改为间歇性模式；未感染伤口每周更换 3 次泡沫

敷料，感染性伤口每 24 h 更换 1 次，但务必与抗生素合并治疗；②行皮瓣手术患者可选择持续性负压 125 mmHg 抽吸，直到移植的皮瓣粘连在伤口上才会移除负压伤口治疗机；③行皮肤移植的伤口可接受持续性负压 50 ～ 75 mmHg 抽吸约 4 到 5 天，要注意仅有在负压伤口治疗机停止时才可将敷料移除；④慢性溃伤性伤口，可使用持续性负压 50 ～ 75 mmHg 抽吸，未感染伤口敷料可每隔 48 h 更换一次，但感染性伤口需 12 h 更换一次。

（一）负压伤口治疗适应证

（1）慢性开放性伤口，包括糖尿病伤口和第三与第四级的压疮。

（2）急性或亚急性伤口，包括创伤、切开的伤口、网状植皮和肌肉皮瓣移植。

（3）烧伤。

（4）术后纵隔腔炎。

（5）足部截肢伤口。

（6）翻裂性伤口（degloving injuries）。

（7）妇科慢性伤口。

（8）儿科软组织缺损。

（9）其他：对于有慢性或长期未愈合伤口，且因患者营养状况差或年龄大而无法接受手术时负压伤口治疗法则是可以考虑使用的伤口护理方式。

（二）负压伤口治疗禁忌证

（1）恶性肿瘤伤口：负压伤口治疗法使用机械性的负压抽吸伤口床，促进组织细胞增生，由于恶性细胞在机械性压力的环境下也会加速繁殖，因此当伤口为恶性肿瘤造成，或是伤口附近有恶性肿瘤时勿使用。

（2）未治疗的骨髓炎：由于此治疗对于发炎性骨头无作用，故未治疗的骨髓炎不考虑使用。组织出现坏死或有较厚痂皮时，建议需要先行清创手术再使用。

（3）有坏疽组织的伤口。

（4）有瘘管的伤口：文献指出当伤口有瘘管通到器官或体腔时，使用负压伤口治疗法易造成器官受伤，故不建议使用。但近年来也有针对肠皮下瘘管患者（enterocutaneous fistula）使用负压伤口治疗法，临床研究报告显示治疗后有良好成效，因此目前临床上有瘘管的伤口使用负压伤口治疗法较有争议性。

（5）伤口附近有大血管：使用负压伤口治疗法会增加急性出血的机会。所以曾发生急性出血的伤口或使用抗凝血剂、血友病、镰状细胞疾病等血液方面障碍的患者虽不是绝对禁忌，但使用时需严密监测或甚至调降压力。

（三）负压伤口治疗并发症

Argenta 及 Morykwas（1997）的研究结果显示，负压伤口治疗法造成的并发症很少，且多与技术操作有关，并发症包括：

1. 组织疼痛

当引流管被放置于骨头处或患者直接压迫引流管时，可能会造成伤口边缘与引流管交界的组织出现糜烂，特别容易发生在意识不清或昏迷的患者。护理上可避开骨突处放置引流管，减少压迫所造成的组织受损。疼痛较常见于外伤性伤口，需使用止痛剂减轻，对于外伤性伤口的患者，实际上有困难区分其疼痛是来自于外伤性伤口或是使用负压伤口治疗法。

2. 出血敷料放置的时间超过 48 h，会使肉芽组织过度生长而嵌入泡沫敷料中，移除时会导致新生肉芽组织破坏造成出血，此时轻微加压即可止血。

（四）负压伤口治疗法的护理及注意事项

（1）如患者有下列情况，则使用 VAC 应格外注意：①自主性流血；②伤口止血困难；③服用凝血剂。

（2）如伤口有下列特征，则使用 VAC 应格外注意：①当伤口非常靠近血管、器官及外露之肌腱时，务必于使用敷料前做好保护血管、器官及外露之肌腱等措施；②如骨头有破碎或断骨成尖锐状时；③面对有肠瘘管之患者，请使用时需特别设定。

（3）使用负压伤口治疗法与传统式伤口护理的方式比较：由于更换泡沫敷料的次数减少，且泡沫敷料是在潮湿的环境中被取出，因此患者出现疼痛的情形会减轻，且能减少护理时数。若患者有主诉疼痛时，可降低原设定压力到患者可接受及至舒适的程度，并给予适当的疼痛处理，原则上治疗过程中的疼痛是可被控制。

（4）评估。护理人员在照护护理过程中须评估及记录伤口大小、深度、引流液之性状以及伤口生长的情况。

（5）更换泡沫敷料与收集引流的负压瓶时应严格遵守无菌技术。当伤口出现发红、肿胀或皮肤温度升高、引流液异常增加或是颜色变浊等感染症状时，要主动报告并详细记录。

（6）治疗成功。伤口在使用负压伤口治疗法治疗后的4天，会出现红润的伤口床以及伤口面积逐渐缩小。更换敷料时出现少量出血，表示伤口新生微血管功能良好；在治疗4到8天之间若有部分区域出现较苍白的组织，表示纤维组织增生。上述情况皆表示负压伤口治疗法治疗成功。

三、负压伤口治疗机（vacuum-assisted closure，VAC，图2-32）使用规则

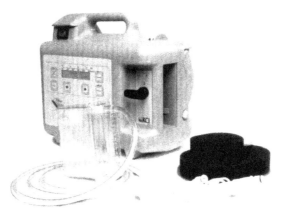

图2-32　VAC主机
资料来源：KCI公司VAC操作手册中文说明书

（1）使用前确定患者伤口是否符合VAC适应证。

（2）如使用VAC治疗两周后伤口并无明显改善，则请考虑使用其他治疗方式。

（3）使用VAC前，伤口务必确实清洗干净。

（4）使用敷料时确定形成真空负压状态，薄膜有确实全面密封。

（5）针对不同伤口使用最有效率之泡沫敷料（PU黑色敷料、PVA白色敷料）。

（6）将泡沫敷料置入伤口时，切勿以外力强行塞入，最理想之状态为将泡沫敷料自然置入并确实记录。

（7）切勿将泡沫敷料直接置于外露之器官或血管之上。

（8）一次VAC疗程应为24～48h，如疗程结束或需中断，切勿将泡沫敷料滞留于伤口上超过2h。

（9）VAC疗程中，请定时监视并注意警示器之显示。

四、负压伤口治疗机增压/减压之准则（表2-13）

表2-13　负压伤口治疗机增压/减压之准则

伤口特征	连续性疗程连	续性或间歇性疗程	压力速度设定
敷料困难性之固定	☆		高
皮肤及皮瓣移植	☆		低
渗液多	☆		高
剧痛之伤口	☆		低

续表

伤口特征	连续性疗程连	续性或间歇性疗程	压力速度设定
伤口下有腔道形成	☆		高
伤口结构不稳定	☆		高低皆可
渗液少		☆	低
大伤口		☆	高
小伤口		☆	低
PVA 敷料		☆	高

（一）增压准则

（1）伤口流出物过多。

（2）伤口面积大。

（3）选用 PVA 白色敷料时。

（二）减压准则

（1）当患者觉得过于疼痛或不适时。

（2）面对年纪大或营养摄取有困难之患者时。

（3）有失血过多之危险性，如需服用凝血剂之患者。

（4）血液循环有困难者，如患有微血管疾病之患者。

（5）肉芽组织生长过快者。

五、负压伤口治疗机装置步骤

原则上 VAC 敷料每隔 48 h 应更换一次，如伤口有感染现象，则泡沫敷料更换时间应缩短为每 12 ~ 24 h 一次，下列三步骤为更换敷料之守则。

（一）使用敷料及其事前准备

1. 使用泡沫敷料前之伤口处理

（1）用生理盐水或浸泡疗法（soaking）将伤口彻底清洗干净。

（2）如伤口是软腐痂可给予适度修剪。

（3）伤口有渗血时，需达到完全止血。

2. 使用泡沫敷料前伤口周围皮肤的护理

将伤口周围之组织清理干净并保持干燥，如伤口周边皮肤因汗、油或其他体液而潮湿，请使用有去油效果之清洁剂或保护膜。

3. 使用敷料

（1）注意并记录伤口种类及状况以选择最适用的敷料。

（2）注意并记录伤口大小，将泡沫敷料裁成能自然置入伤口之大小，切勿用外力强行将泡沫敷料塞入伤口。

（3）泡沫敷料应完全覆盖伤口并与伤口外围紧密接触，敷料不可大于伤口以免对伤口周围之皮肤或皮下组织造成伤害。

（4）泡沫敷料放置伤口后，切勿在置于伤口中之敷料行裁剪或搓揉等动作。

（5）如伤口大于最大的敷料，可使用多块敷料直到完全覆盖伤口为止，请确定每块敷料有直接相互碰触以确保平均施压。

（6）如有特殊使用技巧，请记录以便日后参考比较。

（二）用 VAC 专用薄膜覆盖敷料

（1）覆盖敷料之 VAC 薄膜应较敷料大，一般比伤口大 3 ~ 5 cm，伤口小于 4 cm 时则大 4 ~ 6 cm。

（2）用 VAC 薄膜将伤口敷料及伤口周边 3 ~ 5 cm 皮肤完全覆盖。

（3）如伤口周边皮肤过于潮湿或油腻且清理有困难，可使用医疗用液态附着剂以使用 VAC 薄膜固定。

（4）切勿以外力强行扩张 VAC 薄膜。

六、困难伤口与负压伤口治疗机的相关概念

（1）使用黑白泡沫敷料时的选择：多数的伤口是选择黑色的泡沫敷料，若为肌腱或骨头暴露区的地方，以白色泡沫敷料为佳（表 2-14）。

表 2-14　负压治疗的敷料选择

伤口形态	PU 敷料	PVA 敷料	PU 或 PVA 皆可
刺伤，伤口深且肉芽生长缓慢	◆		
三度（含）以上压疮 .	◆		
皮肤及皮瓣移植	◆		
剧痛之伤口		★	
伤口浅		★	
伤口肉芽生长速度需受控制		★	
组织的外露，如神经、肌肉、肌腱、韧带		★	
糖尿病足并溃疡性伤口			★
伤口较于			★
植皮后治疗			★

注：此表格仅为一般建议，实际状况仍以临床主治医师之判断为最终标准。

（2）开始都选择使用连续性的模式，目的是为了吸收渗液，当渗液减少时改成间歇式的模式，其目的是为了促进肉芽组织的生长。

（3）使用的压力基本上 50 mmHg 起跳即可。

（4）最新的引流管处理方式，引流管不必类似三明治的包裹在里面，而是将第一片的泡沫敷料先盖好后，外切一刀，将管子置于其上在盖上第二片泡沫敷料。

（5）对于某些伤口（如感染性），可以加入溶液的冲刷系统，可以得到很好的疗效（图 2-33）。

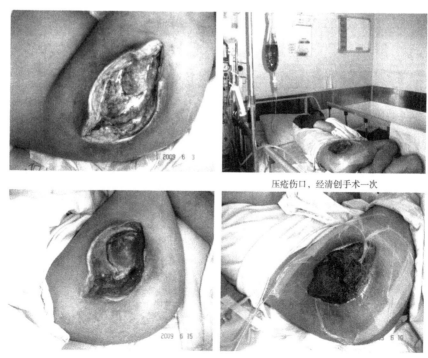

压疮伤口，经清创手术一次

图 2-33　冲水式装置法

（6）提供另一替代式方法，采用 DIY 配件（普通泡沫敷料或者纱布）来使用，在某些程度上也有不错的效果（图 2-34）（表 2-15）。

装置冲水式治疗，12 天的伤口状况

另一条管子将生理盐水引流出

普通泡棉 + 一组冲水（IVset+ 生理盐水 1 000 mL）

优碘纱布 +4 条抽痰管 +3 个 Y 管

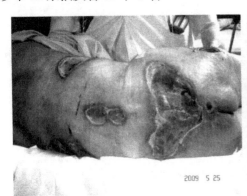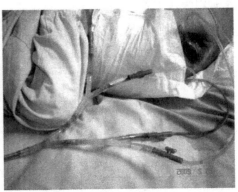

装置冲水式治疗，12天的伤口状况 　　普通泡棉+一组冲水(IVset+生理盐水1 000 mL)
另一条管子将生理盐水引流出

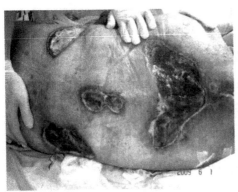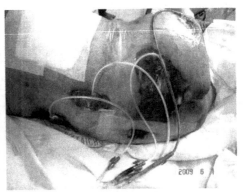

优碘纱布+4条抽痰管+3个Y管

图 2-34　纱布 + 多管装置法

表 2-15　装置负压抽吸系统、备品参考表

VAC	备品	备注	NPWT	备品	备注
主机	KCI		抽吸瓶组		接中央负压系统
海绵敷料	size		普通海绵		需包装消毒
渗液收集盒	（L/M/S）		抽痰管		16 号或 18 号
OP site	抛弃式		OP site		
无菌手套	原厂内附		无菌手套		
伤口护理包			伤口护理包		生理盐水棉签、纱布
刀片、剪刀	生理盐水棉签、纱布		刀片、剪刀		裁敷料用
人工皮（厚片）	裁敷料用		人工皮（厚片）		伤口非平坦区，可垫高
油性笔	伤口非平坦区，可垫高		油性笔		测量伤口用
	测量伤口用		生理盐水		软袋包 1000 ce
			IV set		1 附

注：此表格仅为一般建议，以台湾台中医院为例。

（7）目前台中医院临床上常见 VAC 疗法的适应证。

①撕脱伤皮瓣合并血液循环不良。

②创伤性伤口，如重要组织的外露（如神经、肌肉、肌腱、韧带等）。

③伤口愈合不良、肉芽组织增生较差者。

④慢性骨髓炎，合并伤口愈合不良。

⑤压疮（任何部位的压疮皆适用）特别是：高龄、无法自行翻身照顾伤口的患者（如脊椎损伤）、不宜多次麻醉及手术的患者。

⑥其他慢性伤口：糖尿病足、坏死性筋膜炎、动（静）脉性溃疡。

（8）机器发出警示声有以下几种情况，建议处理方式如下。

①敷料或管子漏气，无法达到稳定压力时：此时 LED 上压力指示箭头会跳动，不会稳定于设定的压力值，荧幕下方原来显示 CONTINOUS THERAPY 的字样将变成 CHECK TUBING AND DRESSING FORLEAKING。

解决方法：检查管子及敷料粘贴处是否漏气（会有嘶嘶声），除了用 OP site 加强补贴漏气处外，请将管子部分拉高浮贴，否则一定会再漏气。

②负压瓶（引流盒）没装好：荧幕下方原来显示 CONTINOUS THERAPY 的字样将变成 CANISTERIS OUT，此时按治疗开关无法开启治疗模式，先将负压瓶确定装好，再按治疗开关即可将机器正常运作。

③负压瓶满了：荧幕下方原来显示 CONTINOUS THERAPY 的字样将变成 CANISTER IS FULL，因所有的耗材均属于用后即抛式，这时将负压瓶拔出（先将黑色把手拉出，再拔负压瓶），将敷料与负压瓶的接头分开，再换上一组新的负压瓶，开启治疗开关，即可让机器再正常运作。

④机器倾斜或翻倒或可能的任何原因：会发出 Alarm 声，此时可将左下键按下有 30 秒时间让医护人员找出 Alarm 原因，而荧幕将显示倒数读秒字样，待 30 秒后会重新自动启动治疗开关。

第三章

常见营养素缺乏疾病护理

根据病因，营养素缺乏疾病可分为原发性、继发性和混合性三种。原发性营养素缺乏疾病是由于营养素摄入不足引起的，主要发生于贫穷、厌食、青春期肥胖恐惧症、素食主义者及严重偏食者；继发性营养素缺乏疾病是指营养素的摄取量正常，甚至超过常人摄入量，但由于疾病或创伤等原因引起机体消化、吸收与代谢等方面的障碍，导致营养素消耗量大于摄入量。机体代谢率增加或患有慢性消耗性疾病，如甲状腺功能亢进等亦可导致继发性营养不良的发生；混合性营养素缺乏疾病是既有营养素摄取不足、又伴有消耗性疾病所致，如各种消耗性疾病伴有食欲减退所致的营养素缺乏疾病。

第一节　维生素 A 缺乏症

一、病因

维生素 A 缺乏仍然是影响我国国民健康状况的一个严重问题，其中儿童、西部地区、贫穷地区问题尤为严重。维生素 A 缺乏既可以因维生素 A 摄入不足或需求增多所致，也可因吸收与代谢障碍所致。常见的原因包括：①素食人群：长期摄入米、面等维生素 A 与胡萝卜、素含量低的食物而又极少食用动物性食品或深色蔬菜等辅食；②维生素 A 吸收障碍：如摄入脂肪过少而影响维生素 A 的吸收；患慢性肝炎或腹泻导致维生素 A 吸收障碍；胆汁分泌障碍，如胆管堵塞造成维生素 A 吸收障碍等；③维生素 A 需求量增加：生长发育迅速的早产儿、孕妇或患有各种急、慢性传染病伴长期发热者、肿瘤患者等均可使人体对维生素 A 的需求增多，从而导致相对缺乏。

二、临床表现

维生素 A 缺乏的早期或亚临床症状往往不明显，一般仅有夜间视物不清等。此阶段虽然症状不典型，但已对人体内环境与生理功能如免疫系统产生不良影响，若不能及时干预，将会出现典型的维生素 A 缺乏症状，如夜盲症、眼干燥症与皮肤改变等。

（1）夜盲症（night blindness）：最初为暗适应时间延长，以后在暗光下视力减退，黄昏时视物不清，继而发展成夜盲症。

（2）眼干燥症（xerophthalmia）：主要表现为角膜干燥、发炎、软化、溃疡、角质化等。在球结膜处可出现泡沫状色斑，称 Bitot's 斑（毕托斑）。角膜严重损伤时可导致穿孔甚至失明。

（3）皮肤症状：皮肤干燥、脱屑、粗糙，继而发生丘疹，好发于上臂外侧及下肢伸侧、肩部、臀部、背部及后颈部。由于呼吸道上皮发生角化，气管与支气管易受感染，幼儿还可引起支气管肺炎。

三、营养护理与膳食预防

维生素 A 缺乏症的营养护理比较简单，早期膳食干预和治疗预后良好，若病变发展到不可逆程度如眼干燥症并发角膜穿孔时治疗效果欠佳，因此早期发现与及时治疗是关键。幼儿患维生素 A 缺乏症，每日口服维生素 A 3 000μg，症状可很快消失。若急性严重缺乏维生素 A 且角膜接近穿孔者，则需用浓缩维生素 A 每日肌内注射 15 000 ~ 25 000μg，同时眼部滴入维生素 A 滴剂以保护角膜与巩膜，并用抗生素控制感染。因寄生虫感染、痢疾、慢性腹泻、胆囊炎、呼吸道感染等疾病而继发的维生素 A 缺乏症，在补充维生素 A 以外，还需进行原发症的治疗。

最有效的预防方法是保证膳食中有丰富的维生素 A 或 β－胡萝卜素的来源。因维生素 A 能大量储藏于肝脏，平时适当多摄取有利于人体储藏，以备当膳食中维生素 A 不足时调节使用。维生素 A 的良好来源为动物性食品，如黄油、奶类及制品、蛋类、动物肝与其他内脏。植物性食品中深绿色、黄色、橙色、红色的蔬菜和水果是 β－胡萝卜素的主要来源。应注意摄取富含胡萝卜素的蔬菜，如番茄、胡萝卜、辣椒、红薯、空心菜、苋菜等。水果如香蕉、柿子、橘、桃等胡萝卜素含量也很丰富。维生素 A 强化食品已广泛应用，可适当选购。此外，还应注意适当提高膳食脂肪的含量，膳食脂肪也有利于促进维生素 A 的吸收。

第二节　维生素 D 缺乏症

一、病因

1. 摄入不足

成年人原发性维生素 D 缺乏症通常是由膳食不当引起的，比如因偏食或地域原因、烹调方法不当导致食物中的维生素 D 大量破坏等所致。

2. 生长需要量增加

婴幼儿、儿童因生长发育需要量增加而消化、吸收功能有限导致维生素 D 相对缺乏。

另外，人体通过阳光照射可使皮下的 7－脱氢胆固醇受光解而合成维生素 D_3，人体长期不接受阳光照射也会导致维生素 D 的缺乏。

二、临床表现

婴幼儿缺乏维生素 D 可引起佝偻病，成年人中尤其是孕妇、乳母与老年人缺乏维生素 D 会使成熟的骨骼脱钙而发生骨软化症或骨质疏松症。

1. 佝偻病（rickets）

维生素 D 缺乏时，由于骨骼不能正常钙化引起生长迟滞、弯曲变形。儿童期牙齿可发生出牙推迟、恒牙稀疏凹陷，且易发生龋齿。典型的佝偻病表现为低钙血症，牙齿萌出延迟，骨骼病变如婴幼儿的下肢骨弯曲，形成 "X" 形或 "O" 形腿；胸骨外凸如鸡胸；肋骨与肋软骨连接处形成 "肋串珠"；囟门闭合延迟、脊柱弯曲、骨盆变窄；腹部肌肉发育不良，使腹部膨出；还可影响神经、肌肉、免疫、造血等系统的功能。

2. 骨软化症（osteomalacia）

主要表现为肢骨、脊柱、胸廓及骨盆的骨质软化，容易变形，多见于孕妇、乳母与老年人。

3. 骨质疏松症（osteoporosis，OP）

表现为骨矿物质含量减少、骨质变松变薄，常导致人体脊椎骨压缩变形、髋部与前臂腕部骨折。骨质疏松症及其引起的骨折是威胁老年人健康的主要疾病之一。

4. 手足痉挛症

表现为肌肉痉挛、小腿抽筋、惊厥等，膳食中缺乏维生素 D、钙或肠道吸收不良、甲状旁腺功能失调或其他原因造成血钙水平降低时可引起上述症状。

维生素 D 的中毒剂量虽然尚未确定，但有报道幼童每天摄入维生素 D_3 45μg（1 800 IU）即可出现维生素 D 过多症的症状。在某些病例，维生素 D 中毒量仅为 RNI 的 5 倍，表现为食欲不振、体重减轻、恶心、呕吐、腹泻、头痛、多尿、烦渴、发热、血清钙磷增高，以至发展成动脉、心肌、肺、肾、气管等软组织转移性钙化与肾结石，严重的维生素 D 中毒可导致死亡。中国营养学会建议我国儿童和成人的可耐受最高摄入量（UL）为 20μg/d。

三、营养护理与膳食预防

维生素 D 既来源于膳食，又可由皮肤合成，因而较难估计膳食维生素 D 的需要量，在钙、磷供给量充足的条件下，11 岁以下的婴幼儿和儿童、妊娠中期和晚期的孕妇、乳母、50 岁以上的老年人维生素 D 的 RNI 为 10μg/d，11 ~ 50 岁的青少年和成年人以及妊娠早期的孕妇为 5μg/d。经常晒太阳是人体廉价获得充足有效的维生素 D 的最好来源，成年人只要经常接触阳光，一般不会发生维生素 D 缺乏。维生素 D 主要存在于海水鱼（如沙丁鱼）、动物肝脏、奶油、蛋黄等动物性食品及鱼肝油制剂中，人乳与牛奶是维生素 D 较差的来源；蔬菜、谷类及其制品与水果只含有少量的维生素 D。我国不少地区食用维生素 A、D 强化奶，使得维生素 D 缺乏症得到了有效的控制。

第三节　维生素 B$_1$ 缺乏症

一、病因

维生素 B$_1$ 在人体内不能合成，需从膳食中补充。当维生素 B$_1$ 摄入过少，人体需求量过多或排泄增加的情况下，均可引起维生素 B$_1$ 缺乏症。常见原因有：①摄入不足：由于进食过于精细的大米、白面；反复淘洗大米导致外皮与谷胚中维生素 B$_1$ 随麸皮丢失；在碱性条件下蒸煮烹调或粮食霉变均可导致大量维生素 B$_1$ 被破坏。如伴有水果、蔬菜摄入不足，更可致维生素 B$_1$ 缺乏。②需求量增加：生理状态如生长发育旺盛期、妊娠期、哺乳期、强体力劳动与大运动量人群，或高碳水化合物、低脂肪与低蛋白饮食人群，维生素 B$_1$ 需求量均增加；病理状态如甲状腺功能亢进、感染或高热时，人体代谢增强，维生素 B$_1$ 需要量也相应增加。③吸收障碍：患慢性腹泻、肠结核、肠伤寒等疾病人群可发生维生素 B$_1$ 吸收障碍；酗酒、慢性营养不良及叶酸缺乏者亦可导致吸收障碍。④排泄增加：较长时间使用利尿剂，接受血液透析或腹膜透析的患者，维生素 B$_1$ 可能丧失过多。

二、临床表现

早期维生素 B$_1$ 缺乏可表现为食欲减退、乏力、头痛、肌肉酸痛、体重减轻等。随着病情加重，可出现典型的循环系统与神经系统症状。

1. 神经系统症状

以周围神经系统损害为主，称为"干性脚气病"。典型症状为上升性对称性的感觉、运动及反射功能受损，多见于下肢，从肢体远端开始，可有灼痛或异样感觉，呈"袜套型"分布，逐渐向肢体近端发展，伴肌力下降，肌肉酸痛，继而足、趾下垂，肌肉挛缩，卧床不起等。

2. 循环系统症状

以循环系统损害为主，称为"湿性脚气病"。表现为心脏扩大、周围血管扩张、静息时心动过速、气促、胸痛、水肿，如不及时治疗，可致急性心力衰竭。婴幼儿以心脏累及为主，表现为食欲不振、呕吐、烦躁不安、不眠等，病情恶化迅速发展可致角弓反张、抽搐、心力衰竭而死亡。

三、营养护理与膳食预防

轻度维生素 B$_1$ 缺乏者可口服维生素 B$_1$ 5 ~ 10 mg，每日 3 次。如不能口服或肠道吸收不良者可肌内注射维生素 B$_1$ 10 mg，每日 1 ~ 2 次。对病情危重者，应立即给予维生素 B$_1$ 50 ~ 100 mg 静脉或肌内注射；以后每 4 h 注射 20 ~ 40 mg 一次，心力衰竭水肿明显者可辅以利尿剂直至心力衰竭症状消失为止。一般 24 ~ 96 h 内症状可缓解，之后改为口服 10 mg，每日 3 次。同时给予复合维生素 B 以预防或补充体内其他 B 族维生素。对诱发本病的原发性疾病要积极治疗。维生素 B_1 缺乏症者可酌情增加摄入谷类、畜类及动物内脏等维生素 B_1 含量丰富的食物，同时改进烹调方法，避免反复淘米而造成维生素 B_1 的流失，注意煮饭时不要加碱而避免维生素 B_1 被破坏。

第四节 维生素 B_2 缺乏症

一、病因

1. 摄入不足

维生素 B_2 缺乏症是常见的维生素缺发症之一。如食物摄取不足、动物性食物与新鲜绿叶蔬菜摄入不足，或不正确的食物加工烹调方法使维生素 B_2 破坏或流失，均可导致维生素 B_2 缺乏。

2. 需要量增加

当人体运动量增加、能量消耗增多时，维生素 B_2 的需求量亦随之加大。在妊娠、哺乳、寒冷、精神紧张时需要量均增加。病理状态下如发热、感染与甲状腺功能亢进等状态也可使维生素 B_2 的需求量增加，如不能提高维生素 B_2 摄入量也可导致维生素 B_2 缺乏。

3. 吸收障碍

某些疾病如慢性腹泻、小肠大部分切除术后可致维生素 B_2 吸收不良；嗜酒者因肠道吸收减少和生物利用度降低也可导致维生素 B_2 不足。

二、临床表现

维生素 B_2 缺乏症状一般表现为疲劳、工作能力下降、伤口难以愈合等。典型维生素 B_2 缺乏表现有口角炎、舌炎、口腔黏膜水肿充血、鼻及脸部脂溢性皮炎、口周围和外阴或阴囊周围皮肤炎症，称为"口腔 – 生殖系统综合征"。

唇炎早期为红肿，纵裂纹加深，后期出现干燥，重者出血、结痂和化脓。舌炎表现为舌色紫红或洋红、味蕾肿胀，呈菌状肥大，有时可发展为舌的萎缩，以致舌面有裂纹。

脂溢性皮炎初期呈轻度红斑，覆盖脂状黄色鳞片，多见于鼻翼窝、耳后及眼眦，中期在黄色鳞片之后有丝状霜末，晚期更明显，出现红斑型、丘疹型、湿疹样皮肤损害。

眼部症状包括眼睑炎、怕光、流泪、视物模糊等，严重者角膜血管增生。

三、营养护理与膳食预防

维生素 B_2 广泛存在于动物性和植物性食物中，其中动物性食物中的含量比植物性食物要高，如动物的肝脏、心、肾、瘦肉、蛋类、鱼类等食物中维生素 B_2 的含量都颇为丰富。但因动物内脏的胆固醇含量较高，不宜长期食用。乳制品是维生素 B_2 的良好来源，特别是经过发酵的乳制品，如奶酪、酸奶等。叶类绿色蔬菜、坚果、酵母、全麦面包中含有一定量的维生素 B_2，谷类和一般蔬菜水果中维生素 B_2 含量较少。口服维生素 B_2，每日 3 次，每次 5 mg，10 日可治愈因维生素 B_2 缺乏导致的阴囊炎、舌炎。

第五节　维生素C缺乏症

一、病因

1. 摄入不足

维生素C缺乏症是常见的维生素缺乏症之一，容易预防和治疗。成年人维生素C缺乏通常是因膳食不当引起的，如偏食，摄取蔬菜、水果明显不足者；患胃肠道疾病常吃养胃膳食者；婴幼儿以牛乳或单纯谷类食物长期人工喂养而未及时添加富含维生素C的辅食；烹调方法不当致使食物中的维生素C破坏等，均可导致维生素C摄入量明显不足。

2. 需要量增加

当从事强体力劳动或在妊娠期、哺乳期时，体内的维生素C需要量增加；患甲状腺功能亢进症、炎症性疾病或发热、手术及烧伤时，体内对维生素C的需要量显著增加，如不能及时补充均可导致维生素C缺乏。

3. 吸收减少或排泄增加

患慢性腹泻或胃酸缺乏时，人体对维生素C的吸收率下降；遇冷或热应激能增加尿中维生素C的排泄；腹泻能增加粪便中维生素C的丢失量。上述症状如长期得不到纠正，可导致维生素C缺乏。

二、临床表现

维生素C缺乏的早期症状常不典型，主要表现为倦怠、全身乏力、精神抑郁、虚弱、厌食、面色苍白、牙龈肿胀、抵抗力降低、烦躁、体重下降及隐约肌痛与关节痛等。

膳食中缺乏维生素C 3～6个月后，可发展为典型的维生素C缺乏症，主要表现为全身出血倾向，尤以皮下、黏膜与牙龈出血常见；若有骨膜下出血时，表现为肢体肿痛，活动受限。软骨不能钙化，腿脚行走疼痛，足外旋呈青蛙状，头痛失眠，全身各器官渐近衰竭。维生素C缺乏晚期常伴有贫血的症状。

三、营养护理与膳食预防

维生素C的主要食物来源为新鲜蔬菜与水果，如青菜、韭菜、塌棵菜、菠菜、柿子椒等深色蔬菜及柑橘、猕猴桃、红果、柚子、刺梨、沙棘、酸枣等水果。蔬菜应合理烹调，不宜过度煮沸，以免造成大量维生素C的破坏；养成喝菜汤的良好习惯；蔬菜的切碎、浸泡、挤压、腌制均可致维生素C损失，故应多食用新鲜蔬菜。对出现临床症状者，成人给予口服维生素C 100 mg 每日 3 次，每天最大剂量为 2 g。症状控制后可改维持剂量，并养成平时进食富含维生素C食物的习惯。

第六节　烟酸缺乏症

一、病因

1. 摄入减少

烟酸缺乏症可防可治。烟酸与其前体色氨酸严重缺乏是引起烟酸缺乏的主要原因。烟酸缺乏通常发生在以玉米为主食的地区，且动物性食物摄入较少时易发生。

2. 吸收障碍

常见于慢性腹泻、肝硬化与酒精中毒及手术后长期应用异烟肼治疗的患者，恶性肿瘤患者接受各种治疗也易出现烟酸缺乏症（癞皮病）。

二、临床表现

烟酸缺乏引起的癞皮病主要损害皮肤、口、舌、胃肠黏膜及神经系统。典型症状有皮炎（dermatitis）、腹泻（diarrhea）和痴呆（depression）等，所以癞皮病亦称为"三 D"症。典型的皮肤症状常见于肢体暴露部位，如手背、腕、前臂、面部、颈、足背及踝部出现对称性皮炎，其次发生在肢体受摩擦的部位，如肘、膝盖等处。表现为皮肤红斑如日晒斑，有烧灼或瘙痒感，时有水泡形成，皮肤破裂后出现渗出性创面，易导致继发感染。慢性病例皮肤粗糙、增厚、干燥、脱屑、色素沉着。

消化系统症状主要有口角炎、舌炎、腹泻等。腹泻是本病的典型症状，早期多便秘，之后由于消化腺体的萎缩及肠炎的发生常伴有腹泻，每日次数不等。

神经系统症状在初期较少出现，当皮肤及消化系统症状明显时出现。轻症患者可有全身乏力、烦躁、抑郁、健忘及失眠等。重症则有谵妄、狂躁、幻视、幻听、神志不清甚至痴呆。慢性病例常有周围神经炎症状，如四肢感觉异常等。

三、营养护理与膳食预防

烟酸及烟酰胺广泛存在于各类食物中，动物性食物中肝、肾、瘦畜肉、鱼以及坚果类食品中含量丰富；乳、蛋中的含量虽不高，但色氨酸含量丰富可转化为烟酸。因此，提高动物性食物的摄入量可保证烟酸的供给量。

谷类中的烟酸 80% ~ 90% 存在于种子皮内，故加工对其含量有一定的影响。玉米烟酸含量并不低甚至高于小麦粉，但长期以玉米为主食的人群容易发生癞皮病，其原因为玉米中的烟酸为结合型，不易被人体吸收利用，而且玉米色氨酸含量偏低。若用碱处理玉米，可将结合型的烟酸水解成为游离型的烟酸，从而被人体利用。在食用玉米时加入 10% 黄豆，不但可提高玉米蛋白的生物价，还可增加烟酸的含量，起到预防癞皮病的作用。有临床症状者可口服烟酸。同时还应补充维生素 B_1、维生素 B_2、维生素 B_6 或复合维生素 B 及酵母等。

第七节 巨幼细胞贫血

一、病因

巨幼细胞贫血是由于 DNA 合成障碍引起的一种贫血，约 95% 的病例是由叶酸和（或）维生素 B_{12} 缺乏引起的。巨幼细胞贫血是一种易被误诊的疾病。膳食平衡情况下叶酸与维生素 B_{12} 一般不会缺乏，多数缺乏症是由于吸收不良引起，尤其是老年人与胃切除患者因胃酸过少而影响维生素 B_{12} 的吸收；长期素食者也容易出现叶酸或维生素 B_{12} 的缺乏。

1. 摄入不足或吸收不良

长期素食者、有偏食不良习惯者、婴儿喂养不当、食物烹调不合理等均会造成叶酸与维生素 B_{12} 缺乏；胃肠道疾病或胃酸减少，特别是内因子缺乏等也可导致叶酸和维生素 B_{12} 缺乏。

2. 利用障碍

当维生素 B_{12} 结合蛋白缺乏或存在异常的维生素 B_{12} 结合蛋白时，都会直接影响维生素 B_{12} 的转运和利用。应用干扰叶酸或维生素 B_{12} 吸收和利用的药物及抗代谢药，如氨基蝶呤、氨甲蝶呤、乙胺嘧啶等会影响细胞摄取叶酸和抑制二氢叶酸还原酶的作用。此外，长期服用抗癫痫药如苯妥英钠、扑痫酮等亦能抑制叶酸的吸收利用。

3. 需要量增加

处于生长发育期的婴幼儿、儿童和特殊生理周期的妊娠妇女，以及某些疾病如恶性肿瘤、白血病、甲状腺功能亢进、溶血性贫血、感染等患者对维生素 Biz 和叶酸的需要量均增加，如不保证合理营养容易导致缺乏。

二、临床表现

巨幼细胞贫血为大细胞性贫血，以轻度或中度贫血占大多数，红细胞、白细胞、血小板均减少，常伴有肝、脾与淋巴结肿大。患者表情呆滞、嗜睡、对外界反应迟钝、少哭或不哭、智力发育和动作发育落后，多有食欲不振、舌炎、舌下溃疡、腹泻等症状。

三、营养护理与膳食预防

1. 去除病因

应积极寻找病因，明确叶酸、维生素 B_{12} 缺乏的原因，并积极治疗原发症，去除病因。

2. 药物治疗

维生素 B_1 缺乏可肌内注射维生素 B_{12}，每天 $100\mu g$，连续 2 周，以后改为每周 2 次共 4 周，或直至血红蛋白恢复正常。有神经系统症状者维生素 B_{12} 剂量应增加。叶酸缺乏者可口服叶酸，每日 3 次，每次 5 mg，肠道吸收不良者可肌内注射亚叶酸钙，每天 3 ~ 6 mg，直至纠正贫血。采取叶酸与维生素 B_{12} 联合用药比单用叶酸治疗巨幼细胞贫血效果更佳。治疗后若贫血症状改善不明显者，要注意是否合并铁缺乏，重症病例因大量红细胞新生也可出现相对缺铁，需要及时补充铁剂。进食量少的老年患者还应适当补充钾盐。

3. 膳食指导

在巨幼细胞贫血高发区应加强营养健康教育，鼓励食用富含叶酸及维生素 B_{12} 的食物，如猪肝、肉类、蛋黄、新鲜蔬菜等，尽早纠正偏食及不正确的烹调习惯。婴儿应提倡母乳喂养并及时添加辅食。孕早期叶酸缺乏可引起胎儿神经管畸形、胎儿官内发育迟缓、早产儿及新生儿体重降低，因此孕妇应多进食新鲜蔬菜和动物性食物，摄入充足的叶酸，在备孕前 3 个月和妊娠期要适量补充叶酸制剂。

第八节 钙缺乏症

一、病因

1. 摄入不足或吸收不良

钙是构成人体的重要成分，是体内含量最多的无机元素。膳食结构中缺乏乳类、豆类及其制品，以及胃肠道等疾病都可影响钙的摄入。从事高温作业、生活在寒带地区、不习惯或回避日光的人群，因阳光照射不足使得皮肤内转化的维生素 D 较少也可影响钙吸收。

影响肠内钙吸收的主要因素：谷类、蔬菜等植物性食物中含有较多的草酸、植酸、磷酸，均可与钙形成难溶的盐类，阻碍钙的吸收；膳食纤维中的糖醛酸残基和体内未被消化的脂肪酸可与钙结合成钙皂而影响钙的吸收；此外，小苏打、黄连素、四环素等也可影响钙的吸收。

维生素 D 是影响钙吸收最重要的因素之一，维生素 D 或其衍生物 25- 羟胆钙化醇可诱导钙结合蛋白的合成，促进小肠对钙的吸收；蛋白质消化过程中释放的某些氨基酸，如赖氨酸、色氨酸、组氨酸、精氨酸、亮氨酸等可与钙形成可溶性钙盐而促进钙的吸收；乳糖经肠道菌群发酵产酸，降低肠内 pH，与钙形成乳酸钙复合物也可增强钙的吸收。

2. 需要量增加

处于生长发育阶段的婴幼儿、儿童和处于特殊生理阶段的孕妇、乳母对钙的需要量明显增加，如摄入不足可出现钙缺乏症。

二、临床表现

人群中钙缺乏比较普遍，部分人群每日钙的摄入量不到适宜摄入量的50%。儿童期长期缺乏钙和维生素D可导致生长发育迟缓、骨软化、骨骼变形等，严重缺乏者可导致佝偻病，出现"O"形或"X"形腿、肋骨串珠、鸡胸等症状。中老年人随着年龄增加，骨骼逐渐脱钙，尤其是绝经后妇女因体内雌激素分泌减少，骨质丢失加快，容易出现骨质疏松症。缺钙者还易患龋齿，影响牙齿质量与功能。

过量钙的摄入有可能增加肾结石的风险，尤其是草酸、蛋白质与膳食纤维摄入量过高时，在特定情况下易与钙结合形成结石相关因子。钙与某些矿物质存在相互干扰与拮抗的作用，高钙膳食可抑制铁、镁、磷的吸收并降低锌的生物利用率。

三、营养护理与膳食预防

我国居民钙摄入量普遍不足，调查发现城市居民平均每日钙的摄入量仅为供给量的45.7%，农村居民为37.7%。考虑到我国膳食以谷类食物为主，蔬菜摄入较多，由于植物性食物中富含影响钙吸收的草酸、植酸和膳食纤维等成分，中国营养学会推荐我国成人钙的适宜摄入量为800 mg/d，11岁以上的儿童、中期和晚期的孕妇、乳母、老人等可适当增加供给。

奶和奶制品含钙丰富且吸收率高，是钙的良好食物来源，小虾皮、海带、豆类、芝麻酱和绿色蔬菜等含钙也较丰富。

第九节　缺铁性贫血

一、病因

1. 需要量增加而摄入不足

生长迅速的婴幼儿、儿童、妊娠或哺乳期妇女、发烧、感染、烧伤患者等，由于人体代谢增加，铁的需要量也增多，当饮食中铁摄入不足时易出现缺铁性贫血。人工喂养的婴儿若不及时添加含铁丰富的辅食，亦容易出现缺铁性贫血。

2. 吸收不良

食物中的铁分为血红素铁和非血红素铁两类，存在于动物性食物中的血红素铁可被肠黏膜上皮细胞直接吸收且不易受到干扰因素的影响，存在于植物性食物中的非血红素铁，其吸收收受众多膳食因素的影响；铁主要在十二指肠及空肠上段吸收，胃大部切除或胃空肠吻合术可影响铁的吸收；胃酸缺乏、小肠黏膜病变、肠道功能紊乱、胃和十二指肠疾患以及使用抗酸药物、饮用浓茶与咖啡等也可影响铁的吸收。

3. 损失过多

慢性失血是成人缺铁性贫血的主要原因，引起慢性出血的常见疾病有溃疡、消化道肿瘤、钩虫病、食管静脉曲张、痔疮、水杨酸盐服用所致胃窦炎以及其他慢性出血性疾病。较长时间月经量过多是女性缺铁性贫血的常见原因。

二、临床表现

本病呈慢性渐进性发展，常见皮肤黏膜逐渐变苍白，患者自觉头晕、乏力、心悸、气短等。还可伴有其他症状：①营养缺乏：皮肤干燥、角化、萎缩、无光泽、毛发干枯易脱落、指（趾）甲扁平不光整、脆薄及反甲。②黏膜损害：出现口角炎、舌炎、舌乳头萎缩，严重者出现吞咽困难等。③胃酸缺乏及胃功能紊乱：食欲下降、吸收不良、便秘或腹泻等。约1/3患者有慢性萎缩性胃炎。④神经系统异常：易烦躁、精神不振、少数有"异食癖"，患儿可出现注意力不集中、情绪不稳定、记忆力减退、智力下降等表现。

三、营养护理与膳食预防

1. 病因治疗

积极治疗原发症，去除病因，这是纠正贫血或防止贫血复发的关键治疗措施。

2. 铁剂治疗

在去除病因的基础上，应补充足量的铁剂以供体内合成血红蛋白直至体内铁的贮存量到正常水平。目前常用的铁剂有硫酸亚铁、琥珀酸亚铁和富马酸亚铁等。每天服元素铁 150 ~ 200 mg，餐后服用，以减少药物对胃肠道的刺激。忌与茶水同时服用。患者服用铁剂后，网织红细胞逐渐上升，7 天左右达到高峰。血红蛋白 2 周后上升，1 ~ 2 月后可恢复正常。血红蛋白完全正常后，仍需要继续补充铁剂 3 ~ 6 个月，或待血清铁蛋白大于 50 μg/L 后再停药。

下列情况下可考虑注射铁剂：①肠道对铁的吸收不良，如胃切除或胃肠吻合术后、慢性腹泻、脂肪痢等；②口服铁剂可加重胃肠道症状，如消化性溃疡、溃疡性结肠炎、节段性结肠炎、胃切除术后胃肠功能紊乱及妊娠时持续呕吐等；③口服铁剂虽经减量但仍有严重的胃肠道反应。

3. 膳食指导

应多食用含铁丰富的食物，如肝脏、红色肉类、蛋类等。维生素 C 可防止铁被氧化并能促进铁的吸收，故应多食用富含维生素 C 的酸枣、红枣、草莓、柑橘、柠檬等水果，并可随餐饮用鲜榨果汁。为提高铁的吸收率，应尽量选择血红素铁含量高的动物性食物；植物性食物铁含量偏低且不易被吸收，故不宜长期素食。茶叶中的单宁会妨碍铁的吸收，饮茶也须适量适度。另外，还要注意婴幼儿母乳喂养时要及时添加辅食；妊娠期及哺乳期妇女应给予适量铁剂补充；钩虫流行地区应大规模地进行防治；此外，及时治疗各种慢性出血性疾病是预防贫血的关键。

第十节 锌缺乏症

一、病因

1. 摄入量不足

摄入含有大量植酸与膳食纤维的植物性食物，可影响锌的吸收，故素食者容易缺锌。

2. 需要量增加

生长发育期的婴幼儿、儿童和孕妇、乳母对锌的需求量加大，如平时膳食中锌摄入量没有相应增加，可致母亲、胎儿及乳儿缺锌；感染与高热的患者及营养不良恢复期患者锌的需要量也增加，若摄入不足，同样容易出现缺锌。

3. 吸收不良

锌主要在十二指肠及小肠近端被吸收，消化道中的锌约吸收 30%。正常人平衡饮食，每日可提供锌 10 ~ 20 mg。谷类食物中植酸是影响锌吸收的主要因素之一，其次是膳食纤维，食物中的钙、铁、铜等也干扰锌的吸收（表 3-1）。另外，各种原因所致腹泻尤其是慢性腹泻和经常饮酒也可抑制锌的吸收。

表 3-1 影响锌吸收的因素

促进锌吸收的因素	抑制锌吸收的因素
高蛋白、中等磷酸含量的膳食（肉类食物）	植酸
维生素 D_3	膳食纤维
葡萄糖、乳糖、半乳糖	二价阳离子（铜、镉、钙、亚铁离子）
前列腺素 E_2	药物（硫酸亚铁、青霉胺、组氨酸等）
吡哆酸、柠檬酸	酒精

4. 其他原因

各种原因致锌丢失，包括反复失血、溶血、外伤、烧伤使大量锌随体液丢失；肝硬化、尿毒症等因低蛋白血症致高锌尿症；手术患者与长期使用金属螯合剂如青霉胺、组氨酸等可引起锌缺乏；反复静脉滴注谷氨酸盐也可导致锌缺乏；慢性肾病患者因尿中锌排出增加可引起锌缺乏。

二、临床表现

1. 味觉及嗅觉障碍

缺锌时味蕾功能减退，味觉敏锐度降低，嗅觉迟钝或异常，严重者伴有异食癖、食欲不振，摄食量减少，消化能力也减弱。

2. 生长发育障碍

锌缺乏影响核酸与蛋白质的合成。神经系统发育迟缓继而导致婴幼儿及儿童智力发育障碍，出现精神萎靡、嗜睡和幻觉；体格发育迟缓导致身高、体重低于正常同龄儿童，严重者可患侏儒症；生殖系统发育迟缓，男性生殖器睾丸与阴茎过小，睾丸酮含量低，性功能低下；女性乳房发育及月经来潮延迟，第二性征发育不全。孕妇严重缺锌可致胎儿宫内发育迟缓或出现各种畸形。乳母缺锌可导致母乳锌含量降低而出现婴幼儿锌缺乏。

3. 伤口愈合不良

锌可促进上皮细胞、成纤维细胞增生与胶原蛋白合成，缺锌可导致伤口愈合迟缓。

4. 免疫功能低下

小儿缺锌导致细胞免疫及体液免疫功能降低，易患各种感染且不易痊愈。

三、营养护理与膳食预防

动物性食物中含锌较丰富且吸收率可高达 50%，植物性食物中含锌不高且吸收率仅为 10% ~ 20%。经常食用含锌丰富的食物如牡蛎、蛤蜊、小麦胚芽、蛏干、鲜扇贝、赤贝、山羊肉、红螺等有利于预防锌缺乏。应鼓励处于生长发育期的婴幼儿和儿童多吃贝壳类的海产品、瘦肉、猪肝、蛋黄等动物性食物，养成不偏食、不挑食的良好习惯。人初乳含锌量较高，可达 306 μmol/L，人乳中的锌吸收利用率也较高，故母乳喂养对预防婴儿缺锌十分有利。同时，随着年龄增长应按时加辅食，如蛋黄、瘦肉、鱼、动物内脏、豆类及坚果等；人工喂养儿应给予强化适量锌的婴儿配方奶粉。

选择市售强化锌的食品时应注意其锌含量，长期食用多种强化锌的食品，可致锌摄入量过多而中毒。急性锌中毒可有呕吐、腹泻等胃肠道症状，锌雾吸入可有低热及感冒样症状，慢性锌中毒可有贫血及铁缺乏。

第十一节　碘缺乏病

碘缺乏病主要是由于自然环境中碘缺乏造成人体碘营养不良所表现的一组疾病，包括地方性甲状腺肿、克汀病和亚克汀病等，可致单纯性聋哑、胎儿流产、早产、死产和先天性畸形等。碘缺乏严重影响青少年、儿童的体格发育和智力水平。

一、病因

部分地区由于受地理条件等因素限制，水质、地质中缺碘，农作物含碘量少，造成居民长期饮食中碘摄入量不足；日常饮食中含有阻碍人体碘吸收的物质，也会造成缺碘。

1. 膳食因素

人体碘的供给有近 60% 来自植物性食物，如土壤中缺碘可直接影响植物性食物的含碘量；木薯、玉米、高粱、小米、黄豆、花生、豌豆、生姜、杏仁等食物中含有的硫氰酸盐，可竞争性抑制碘离子向甲状腺输送，从而使碘排出增多。甘蓝、卷心菜、芜青、大头菜、芸苔、芥菜等蔬菜中含有的含硫葡萄糖苷水解产物，可抑制碘的有机化过程；食物中的钙可妨碍碘的吸收，抑制甲状腺素的合成，加速碘的排泄。

2. 药物因素

硫脲类抗甲状腺药物抑制碘的有机化与偶联过程；治疗精神病的碳酸锂抑制甲状腺激素的分泌；他巴唑、雷锁辛、洋地黄、四环素类药物均有一定的致甲状腺肿作用。

二、临床表现

常见的碘缺乏病有地方性甲状腺肿、地方性克汀病、地方性亚临床克汀病，可造成流产、早产、死胎和儿童智力低下等。

1. 地方性甲状腺肿

地方性甲状腺肿也称地甲病，主要特征是甲状腺弥漫性增生、肥大，可诱发甲状腺功能亢进，出现心率加速、气短、烦躁不安、失眠，严重时两手、舌出现细震颤，畏热多汗，代谢与食欲亢进并伴有突眼性甲状腺肿。

2. 地方性克汀病

胚胎期或新生儿严重缺碘可致甲状腺激素缺乏，造成神经系统尤其是大脑及其他器官或组织发育分化不良或缺陷，发生克汀病。典型临床症状与体征是智力低下、聋哑、生长发育落后、神经系统症状明显、甲状腺功能低下、甲状腺肿大等。

3. 地方性亚临床克汀病地方性亚临床克汀病是缺碘地区常见的一种碘缺乏症，以轻度智力落后为主要表现，并伴有轻微神经系统损伤、体格发育障碍或甲状腺功能低下。

三、营养护理与膳食预防

碘缺乏病的预防措施主要是补碘，目前多采用食盐加碘进行人群预防，并已取得了显著效果。

食盐加碘是防治碘缺乏病的简单易行且行之有效的重要措施。为防止碘丢失，食用碘盐时应注意：炒菜、烧鱼肉、煮汤时不宜过早放盐；不可将碘盐放在油锅里炒。

在食盐加碘仍不能满足人体碘需求的情况下，可注射或口服碘化油。它是一种长效、经济、方便、不良反应小的防治药物，特别适用于偏僻、交通不便、有土盐干扰的地区，尤其适用于育龄妇女。碘化油注射后，供碘效能可达 3 ~ 5 年。口服碘化油方法简便，群众易于接受，防治效果同样明显，供碘效能一般为 1 年半左右。

另外，平时还可选用海带、紫菜、虾皮、发菜、海蜇等含碘量高的食物，必要时可选用碘强化的食物，如碘酱油、碘蛋等，对预防碘缺乏病的发生也有一定作用。

第十二节　硒缺乏症

一、病因

硒缺乏症主要是由于生活环境中硒摄入量不足所致。我国除湖北恩施为高硒地区、陕西紫阳是富硒地区外，全国约有 3/4 的地区属于低硒和缺硒地区，特别是从东北到西南走向的低硒带，涉及 22 个省的 751 个县市，这一带状的低硒地区生产的粮食含硒量极低，容易导致人体缺硒。

二、临床表现

血硒水平降低可导致入体清除自由基的功能减退，造成有害物质沉积增多，血管壁变厚、弹性降低、携氧功能下降，从而使心脏扩大、心功能失代偿、心力衰竭或心源性休克，严重时可有房室传导阻滞、期前收缩等。血硒与谷胱甘肽过氧化物酶活力、维生素 A、维生素 C、维生素 E、维生素 K 在体内吸收与消耗的调节、ATP 合成等有关。硒缺乏常可见肌痛、肌炎、心肌脂变，严重者形成克山病和大骨节病。

人体摄入过量的硒会发生硒中毒，表现为头发干而脆，眉毛、胡须、腋毛、阴毛脱落；指（趾）甲变脆、甲面出现白点及纵纹，甚至甲面断裂或脱甲；肢端麻木继而抽搐、麻痹，有时甚至偏瘫。

三、营养护理与膳食预防

1. 药物治疗

缺硒患者每日可从食物和药物中摄入硒 100 ~ 400μg。口服硒片剂量为：1 ~ 4 岁 50μg，5 ~ 9 岁 100μg，大于 12 岁 200μg，每日 1 次，服用 1 周，此后每月月初与月中各给药 1 次。目前，中国营养学会制定的成人最高可耐受量为 400μg。中药黄芪含有丰富的硒，对缺硒有一定的防治作用。

2. 膳食指导

食物含硒量因不同地区土壤和水中的含硒量不同而相差较大。动物肝与肾、海产品及肉类为硒的良好来源，谷类含硒量与地区土壤含硒量有关，蔬菜和水果硒含量较低。因此，缺硒地区或受缺硒危害的人群，应改善饮食结构，多选择富含硒的食物，增加海产品、蘑菇、大蒜、洋葱、豌豆、瘦羊肉的供给，必要时可选用中药如菊花、赤芍、决明子、姜黄、三棱、当归、丹参与黄芪等补充硒。

第十三节 蛋白质－能量营养不良

蛋白质—能量营养不良（protein-energy malnutrition，PEM）是由于能量和（或）蛋白质长期摄入不足引起的以发育迟缓、消瘦、水肿为主的综合征，往往伴有消化吸收不良、抵抗力低下、易感染等表现。PEM 多发生于发展中国家的婴幼儿和儿童，严重者往往在 5 岁前夭折。成年人特别是中老年人，术后恢复不良或慢性消耗性疾病患者也常发生 PEM。

一、病因与临床表现

PEM 可分为原发性和继发性两种，根据临床表现又可分为干瘦型（Marasmus）、湿型（Kwashiorkor 病）及介于两者之间的复合型。干瘦型主要是因能量摄入不足，机体消耗脂肪等来供能，患者表现为皮下脂肪减少或消失而消瘦；湿型主要是因蛋白质摄入不足而引起低白蛋白血症，机体继发水肿。复合型兼有两者的特点，表现水肿、消瘦等混合症状。

轻度营养不良的症状不甚明显，容易被忽略或误诊。主要表现为易疲倦、少活动、肢体沉重无力、肢端麻木、头晕、畏寒等。如无胃肠道疾病，食欲常亢进，夜尿增多，面色较苍白。长期营养不良可致体重减轻，以能量缺乏为主的患者，表现为消瘦伴皮下脂肪减少或消失，皮肤松弛、变薄、干燥、少弹性，头发干燥、无光泽。面部及躯干可见皮肤色素沉着，重者显著消瘦、失水，呈皮包骨头的"干瘦型"；以蛋白质缺乏为主、能量缺乏较轻的患者皮下脂肪保持好，但早出现浮肿，常于清晨出现颜面部浮肿，日间直立后以双侧踝关节对称性浮肿为主；疾病如继续发展，水肿可向上蔓延、加重，甚至出现腹腔积液及（或）胸腹腔积液，时见阴囊积水。患者可同时伴有食欲不振、消化不良、心率缓慢、血压降低、急躁、注意力不集中、记忆力减退，甚至表情淡漠、精神萎靡。由于患者抵抗力不强，容易伴发感染、发热持续不退等症状，严重者甚至衰竭而死亡。

体重和身高的变化有助于本病诊断。儿童患者身高常低于同龄儿童标准身高的 10% 以上，严重者可低于 40% 以上。成人用体质指数（body mass index，BMI）或体重变化来判断。BMI < 18.5 为轻度营养不

良，BMI < 17.5 为中度营养不良，BMI < 16.0 为重度营养不良，一周内体重减轻 1% ~ 20%、一月内减轻 5%、半年内减轻 10% 为轻度营养不良，超过上述范围为中度营养不良。皮褶厚度降低可辅助诊断。实验室检查主要为血清总蛋白或白蛋白降低，伴有贫血者血红蛋白降低，免疫指标多数也降低。

二、营养预防和治疗原则

因食物摄入不足而导致原发性 PEM 较少见，大多是由于不良的生活方式所致，如过度节食、偏食、过分强调素食，或忽视蛋白质摄入，均可导致原发性 PEM。营养健康教育和适当营养干预可减少 PEM 的发生。治疗上主要是合理增加能量和蛋白质特别是优质蛋白质的摄入，同时注意维生素和矿物质的补充。

继发性 PEM 首先要治疗原发疾病，同时适当增加蛋白质与能量的摄入量以恢复体重，增强抵抗力。原则上，成人蛋白质开始时按 0.6 g/（kg·d）供给，逐步增加到 3 ~ 4 g/（kg·d）；能量可由 210 kj/（kg·d）[50 kcal/（kg·d）] 逐渐增加到 420 kj/（kg·d）[100 kcal/（kg·d）]。具体摄入量还应因人而异。食物宜选谷类、奶类、蛋类、鱼类和豆类，必要时可使用要素饮食或静滴氨基酸溶液补充营养。经常发生低血糖者可静脉注射高渗葡萄糖，为预防低血糖发生应定时给予含碳水化合物的饮食。通常经 6 ~ 8 周治疗，患者大多能康复，表现为全身状况转好、食欲正常、体重增加、水肿消退、肝脏缩小等，达到理想体重后还应定期随访，在医师、营养师的指导下，继续观察康复情况。

中、重度 PEM 患者，早期一般消化吸收功能不佳，因此，食物供给应从少量开始，随着生理功能恢复而逐渐增加，以少量多餐为宜，必要时可使用助消化药物以帮助消化吸收。根据患者年龄与病情，可选用流质、半流质或软食，必要时采用静脉营养，帮助更快康复。

适度的体育锻炼有助于 PEM 患者的恢复，特别是肌肉和心肺功能的恢复。轻度 PEM 患者在加强营养的同时可适当增加轻、中度的体育锻炼，如太极拳、台球、乒乓球、散步及慢跑；中重度 PEM 患者早期以卧床休息为主，逐渐增加能量和蛋白质的摄入量，1 周后可增加下床活动的次数，并适当增加轻度体育活动如散步、自由操、太极拳等，随着身体状况的好转，再逐渐增加乒乓球、慢跑等项目。当体重达到或接近正常水平时，应根据自己的活动强度合理调整摄入能量和蛋白质，以保持健康体重。

第四章

心内科疾病护理

第一节　心力衰竭

在致病因素作用下，心功能必将受到不同程度的影响，即为心功能不全（heart insufficiency）。在疾病的早期，机体能够通过心脏本身的代偿机制以及心外的代偿措施，可使机体的生命活动处于相对恒定状态，患者无明显的临床症状和体征，此为心功能不全的代偿阶段。心力衰竭（heart failure），简称心衰，又称充血性心力衰竭，一般是指心功能不全的晚期，属于失代偿阶段，是指在多种致病因素作用下，心脏泵功能发生异常变化，导致心排血量绝对减少或相对不足，以致不能满足机体组织细胞代谢需要，患者有明显的临床症状和体征的病理过程。常见心力衰竭分类见图4-1。

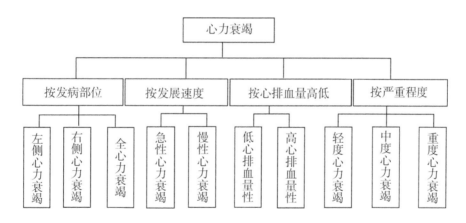

图 4-1　心力衰竭的分类

近年来，很多学者将心力衰竭按危险因素和终末等级进行了分类，并指出新的治疗方式可以改善患者的生活质量。

A和B阶段指患者缺乏心力衰竭早期征象或症状，但存在有风险因素或心脏的异常，这些可能包括心脏形态和结构上的改变。

C阶段指患者目前或既往有过心力衰竭的症状，如气短等。

D阶段指患者目前有难治性心力衰竭，并适于进行特殊的进阶治疗，包括心脏移植。

一、病因与发病机制

（一）病因

1. 基本病因

心力衰竭的关键环节是心排血量的绝对减少或相对不足，而心排血量的多少与心肌收缩性的强弱、前负荷和后负荷的高低以及心率的快慢密切相关。因此，凡是能够减弱心肌收缩性、使心脏负荷过度和引起心率显著加快的因素均可导致心力衰竭的发生。

2. 诱因。

（1）感染：呼吸道感染为最多，其次是风湿热。女性患者中泌尿道感染亦常见。亚急性感染性心内膜炎也常诱发心力衰竭。

（2）过重的体力劳动或情绪激动。

（3）钠盐摄入过多。

（4）心律失常：尤其是快速性心律失常，如阵发性心动过速、心房颤动等。

（5）妊娠分娩。

（6）输液（特别是含钠盐的液体）或输血过快或过量。

（7）洋地黄过量或不足。

（8）药物作用：如利舍平类、胍乙啶、维拉帕米、奎尼丁、肾上腺皮质激素等。

（9）其他：出血和贫血、肺栓塞、室壁膨胀瘤、心肌收缩不协调，乳头肌功能不全等。

（二）发病机制

心脏有规律的协调的收缩与舒张是保障心排血量的重要前提，其中收缩性是决定心排血量的最关键因素，也是血液循环动力的来源。因此，心力衰竭发病的中心环节，主要是收缩性减弱，但也可见于舒张功能障碍，或二者兼而有之。心肌收缩性减弱的基本机制包括：①心肌结构破坏，导致收缩蛋白和调节蛋白减少。②心肌能量代谢障碍。③心肌兴奋－收缩偶联障碍。④肥大心肌的不平衡生长。

二、临床表现与诊断

（一）临床表现

1. 症状和体征

心力衰竭的临床表现与左右心室或心房受累有密切关系。左侧心力衰竭的临床特点主要是由于左心房和（或）左心室衰竭引起肺瘀血、肺水肿；右侧心力衰竭的临床特点是由于右心房和（或）右心室衰竭引起体循环静脉瘀血和水钠潴留。发生左侧心力衰竭后，右心也常相继发生功能损害，最终导致全心心力衰竭。出现右侧心力衰竭后，左心力衰竭的症状可有所减轻。

2. 辅助检查。

（1）X线：左侧心力衰竭可显示心影扩大，上叶肺野内血管纹理增粗，下叶血管纹理细，有肺静脉内血液重新分布的表现，肺门阴影增大，肺间质水肿引起肺野模糊，在两肺野外侧可见水平位的 Kerley B 线。

（2）心脏超声：利用心脏超声可以评价瓣膜、心腔结构、心室肥厚以及收缩和舒张功能等心脏完整功能参数，其对心室容积的测定、收缩功能和局部室壁运动异常的检出结果可靠。可检测射血分数，心脏舒张功能。

（3）血流动力学监测：除二尖瓣狭窄外，肺毛细血管楔嵌压的测定能间接反应左房压或左室充盈压，肺毛细血管楔嵌压的平均压，正常值为小于 1.6 kPa（12 mmHg）。

（4）心脏核素检查：心血池核素扫描为评价左和右室整体收缩功能以及心肌灌注提供了简单方法，利用核素技术可以评价左室舒张充盈早期相。

（5）吸氧运动试验：运动耐量有助于评价其病情的严重性并监测其进展。运动时最大氧摄入量和无氧代谢阈（AT）。

（二）诊断

1. 急性心力衰竭（AHF）

AHF 的诊断主要依靠症状和体征，辅以适当的检查，如心电图、胸部 X 线、生化标志物和超声心动图。

2. 慢性心力衰竭。

（1）收缩性心力衰竭（SHF）：多指左侧心力衰竭，主要判定标准为心力衰竭的症状、左心腔增大、左心室收缩末容量增加和左室射血分数（LVEF）≤ 40%。近年研究发现 BNP 在心力衰竭诊断中具有较高的临床价值，其诊断心力衰竭的敏感性为94%，特异性为95%，为心力衰竭的现代诊断提供重要的方法。

（2）舒张性心力衰竭（DHF）：是指以心肌松弛性、顺应性下降为特征的慢性充血性心力衰竭，往往发生于收缩性心力衰竭前，约占心力衰竭总数的1/3，欧洲心脏病协会于1998年制定了原发性DHF的诊断标准，即必须具有以下3点：①有充血性心力衰竭的症状和体征。② LVEF ≥ 45%。③有左心室松弛、充盈、舒张期扩张度降低或僵硬度异常的证据。这个诊断原则在临床上往往难以做到，因此 Zile 等经过研究认为只要患者满足以下2项就可以诊断为 DHF：①有心力衰竭的症状和体征。② LVEF > 50%。

三、治疗原则

（一）急性心力衰竭

治疗即刻目标是改善症状和稳定血流动力学状态。

（二）慢性心力衰竭

慢性心力衰竭治疗原则：去除病因；减轻心脏负荷；增强心肌收缩力；改善心脏舒张功能；支持疗法与对症处理。治疗目的：纠正血流动力学异常，缓解症状；提高运动耐量，改善生活质量；防治心肌损害进一步加重；降低病死率。

1. 防治病因及诱因

如能应用药物和手术治疗基本病因，则心力衰竭可获改善。如高血压心脏病的降压治疗，心脏瓣膜病及先天性心脏病的外科手术矫治等。避免或控制心力衰竭的诱发因素，如感染，心律失常，操劳过度及甲状腺功能亢进纠正甲状腺功能。

2. 休息

限制其体力活动，以保证有充足的睡眠和休息。较严重的心力衰竭者应卧床休息。

3. 控制钠盐摄入

减少钠盐的摄入，可减少体内水潴留，减轻心脏的前负荷，是治疗心力衰竭的重要措施。在大量利尿的患者，可不必严格限制食盐。

4. 利尿药的应用

该药可作为基础用药。控制心力衰竭体液潴留的唯一可靠方法。应该用于所有伴有体液潴留的、有症状的心力衰竭患者。但对远期存活率、死亡率的影响尚无大宗试验验证；多与一种 ACEI 类或 β 受体阻滞药合用。旨在减轻症状和体液潴留的表现。

5. 血管扩张药的应用

血管扩张药的应用是通过减轻前负荷和（或）后负荷来改善心脏功能。应用小动脉扩张药如肼屈嗪等，可以降低动脉压力，减少左心室射血阻力，增加心排血量。

6. 洋地黄类药物的应用

洋地黄可致心肌收缩力加强，可直接或间接通过兴奋迷走神经减慢房室传导。能改善血流动力学，提高左室射血分数，提高运动耐量，缓解症状；降低交感神经及肾素－血管紧张素－醛固酮（R-A-A）活性，增加压力感受器敏感性。地高辛为迄今唯一被证明既能改善症状又不增加死亡危险的强心药，地高辛对病死率呈中性作用。

7. 非洋地黄类正性肌力药物

该药虽有短期改善心力衰竭症状作用，但对远期病死率并无有益的作用。研究结果表明不但不能使长期病死率下降，其与安慰剂相比反而有较高的病死率。

8. 血管紧张素转换酶抑制药（ACEI 类）

其作为神经内分泌拮抗药之一已广泛用于临床。可改善血流动力学，直接扩张血管；降低肾素、血管紧张素Ⅱ（AngⅡ）及醛固酮水平，间接抑制交感神经活性；纠正低血钾、低血镁，降低室性心律失常危险，减少心脏猝死（SCD）。

9. β 受体阻滞药

其作为神经内分泌阻断药的治疗地位日显重要。21 世纪慢性心力衰竭的主要药物是 β 受体阻滞药。可拮抗交感神经及 R-A-A 活性，阻断神经内分泌激活；减缓心肌增生、肥厚及过度氧化，延缓心肌坏死与凋亡；上调 β_1 受体密度，介导信号传递至心肌细胞；通过减缓心率而提高心肌收缩力；改善心肌松弛，增强心室充盈；提高心电稳定性，降低室性心律失常及猝死率。

四、常见护理问题

（一）有急性左侧心力衰竭发作的可能

1. 相关因素

左心房和（或）左心室衰竭引起肺瘀血、肺水肿。

2. 临床表现

突发呼吸困难，尤其是夜间阵发性呼吸困难明显，患者不能平卧，只能端坐呼吸。呼吸急促、频繁，可达 30 ~ 40 次 /min，同时患者有窒息感，面色灰白、口唇发绀、烦躁不安、大汗淋漓、皮肤湿冷、咳嗽，咳出浆液性泡沫痰，严重时咳出大量红色泡沫痰，甚至出现呼吸抑制、窒息、神志障碍、休克、猝死等。

3. 护理措施

急性左侧心力衰竭发生后的急救口诀：坐位下垂降前荷，酒精高氧吗啡静，利尿扩管两并用，强心解痉激素添。

（二）心排血量下降

1. 相关因素

与心肌收缩力降低、心脏前后负荷的改变、缺氧有关。

2. 临床表现

左、右侧心力衰竭常见的症状和体征均可出现。

3. 护理措施

（1）遵医嘱给予强心、利尿、扩血管药物，注意药效和观察不良反应以及毒性反应。

（2）保持最佳体液平衡状态：遵医嘱补液，密切观察效果；限制液体和钠的摄入量；根据病情控制输液速度，一般每分钟 20 ~ 30 滴。

（3）根据病情选择适当的体位。

（4）根据患者缺氧程度予（适当）氧气吸入。

（5）保持患者身体和心理上得到良好的休息：限制活动减少氧耗量；为患者提供安静舒适的环境，限制探视。

（6）必要时每日测体重，记录 24 h 尿量。

（三）气体交换受损

1. 相关因素

与肺循环瘀血，肺部感染，及不能有效排痰与咳嗽相关。

2. 临床表现。

（1）劳力性呼吸困难、端坐呼吸、发绀（是指毛细血管血液内还原斑红蛋白浓度超过 50 g/L，是指皮肤、黏膜出现青紫的颜色，以口唇、舌、口腔黏膜、鼻尖、颊部、耳垂和指、趾末端最为明显）。

（2）咳嗽、咳痰、咯血。

（3）呼吸频率、深度异常。

3. 护理措施。

（1）休息：为患者提供安静、舒适的环境，保持病房空气新鲜，定时通风换气。

（2）体位：协助患者取有利于呼吸的卧位，如高枕卧位、半坐卧位、端坐卧位。

（3）根据患者缺氧程度给予（适当）氧气吸入。

（4）咳嗽与排痰方法：协助患者翻身、拍背，利于痰液排出，保持呼吸道通畅。

（5）教会患者正确咳嗽、深呼吸与排痰方法：屏气 3 ~ 5 s，用力地将痰咳出来，连续 2 次短而有力地咳嗽。

①深呼吸：首先，患者应舒服地斜靠在躺椅或床上，两个膝盖微微弯曲，垫几个枕头在头和肩部后作为支撑，这样的深呼吸练习，也可以让患者坐在椅子上，以患者的手臂做支撑。其次，护理者将双手展开抵住患者最下面的肋骨，轻轻地挤压，挤压的同时，要求患者尽可能地用力呼吸，使肋骨突起，来对抗护理者手的挤压力。

②年龄较大的心力衰竭患者排痰姿势。年龄较大、排痰困难的心力衰竭患者，俯卧向下的姿势可能不适合他们，因为这样可能会压迫横膈膜，使得呼吸发生困难。可采取把枕头垫得很高，患者身体侧过来倚靠在枕头上，呈半躺半卧的姿势，这样将有助于患者排痰。

（6）病情允许时，鼓励患者下床活动，以增加肺活量。

（7）呼吸状况监测：呼吸频率、深度改变，有无呼吸困难、发绀。血气分析、血氧饱和度改变。

（8）使用血管扩张药的护理。

（9）向患者或家属解释预防肺部感染方法：如避免受凉、避免潮湿、戒烟等。

（四）体液过多

1. 相关因素

与静脉系统瘀血致毛细血管压增高，R-A-A 系统活性和血管加压素水平，升高使水、钠潴留，饮食不当相关。

2. 临床表现

（1）水肿：表现为下垂部位如双下肢水肿，为凹陷性，起床活动者以足、踝内侧和胫前部较明显。仰卧者则表现为骶部、腰背部、腿部水肿，严重者可发展为全身水肿，皮肤绷紧而光亮。

（2）胸腔积液：全心心力衰竭者多数存在，右侧多见，主要与体静脉压增高及胸膜毛细血管通透性增加有关。

（3）腹腔积液：多发生在心力衰竭晚期，常并发心源性肝硬化，由于腹腔内体静脉压及门静脉压增高引起。

（4）尿量减少，体重增加。

（5）精神差，乏力，焦虑不安。

（6）呼吸短促，端坐呼吸。

3. 护理措施

（1）水肿程度的评估：每日称体重，一般在清晨起床后排空大小便而未进食前穿同样的衣服、用同样的磅秤测量。如 1 ~ 2 天内体重快速增加，应考虑是否有水潴留，可增加利尿药的用量，应用利尿药后尿量明显增加，水肿消退。体重下降至正常时，体重又称干体重。同时为患者记出入水量。在急性期出量大于入量，出入量的基本平衡，有利于防止或控制心力衰竭。出量为每日全部尿量、大便量、引流量，同时加入呼吸及皮肤蒸发量 600 ~ 800 mL。入量为饮食、饮水量、水果、输液等，每日总入量为 1 500 ~ 2 000 mL。

（2）体位：尽量抬高水肿的双下肢，以利于下肢静脉回流，减轻水肿的程度。

（3）饮食护理：予低盐、高蛋白饮食，少食多餐。按病情限制钠盐及水分摄入，重度水肿盐摄入量为 1 g/d、中度水肿 3 g/d、轻度水肿 5 g/d；还要控制含钠高的食物摄入，如蜡制品、发酵的点心、味精、酱油、皮蛋、方便面、啤酒、汽水等。每日的饮水量通常一半量在用餐时摄取，另一半量在两餐之间摄入，必要时可给患者行口腔护理，以减轻口渴感。

（4）用药护理：应用强心苷和利尿药期间，监测水、电解质平衡情况，及时补钾。控制输液量和速度。

（5）保持皮肤清洁干燥，保持衣着宽松舒适，床单、衣服干净平整。观察患者皮肤水肿消退情况，定时更换体位，避免水肿部位长时间受压，避免在水肿明显的下肢行静脉输液，防止皮肤破损和压疮形成。

（五）活动无耐力

1. 相关因素

与心排血量减少，组织缺血、缺氧及胃肠道瘀血引起食欲缺乏、进食减少有关。

2. 临床表现

（1）生活不能自理。

（2）活动持续时间短。

（3）主诉疲乏、无力。

3. 护理措施

（1）评估心功能状态。

（2）设计活动目标与计划，以调节其心理状况，促进活动的动机和兴趣。让患者了解活动无耐力原因及限制活动的必要性，根据心功能决定活动量。

（3）循序渐进为原则，逐渐增加患者的活动量，避免使心脏负荷突然增加。①抬高床头 45°～60°，使患者半卧位。②坐起 10～15 min/rid。③病室内行走。④病区走廊内进行短距离的扶走，然后逐渐增加距离。

（4）注意监测活动时患者心率、呼吸、面色、发现异常立即停止活动。

（5）在患者活动量允许范围内，让患者尽可能自理，为患者自理活动提供方便条件。①将患者的常用物品放置在患者容易拿到的地方。②及时巡视病房，询问患者有无生活需要，及时满足其需求。③教会患者使用节力技巧。

（6）教会患者使用环境中的辅助设施，如床栏，病区走廊内、厕所内的扶手等，以增加患者的活动耐力。

（7）根据病情和活动耐力限制探视人次和时间。

（8）间断或持续鼻导管吸氧，氧流量 2～3 L/min，严重缺氧时 4～6 L/min 为宜。

（六）潜在并发症：电解质紊乱

1. 相关因素

（1）全身血流动力学、肾功能及体内内分泌的改变。

（2）交感神经张力增高与 R–A–A 系统活性增高的代偿机制对电解质的影响。

（3）心力衰竭使 Na^+–K^+–ATP 酶受抑制，使离子交换发生异常改变。

（4）药物治疗可影响电解质：①袢利尿药及噻嗪类利尿药可导致低钾血症、低钠血症和低镁血症。②保钾利尿药如螺内酯可导致高钾血症。③血管紧张素转换酶抑制药（ACEI）可引起高钾血症，尤其肾功能不全的患者。

2. 临床表现

（1）低钾血症：轻度乏力至严重的麻痹性肠梗阻、肌肉麻痹、心电图的改变（T 波低平、U 波）、心律失常，并增加地高辛的致心律失常作用。

（2）低钠血症：轻度缺钠的患者可有疲乏、无力、头晕等症状，严重者可出现休克、昏迷，甚至死亡。

（3）低镁血症：恶心，呕吐，乏力，头晕，震颤，痉挛，麻痹，严重低镁可导致房性或室性心律失常。

（4）高钾血症：乏力及心律失常。高钾血症会引起致死性心律失常，出现以下 ECG 改变：T 波高尖；P–R 间期延长；QRS 波增宽。

3. 护理措施

（1）密切监测患者的电解质，及时了解患者的电解质变化，尤其是血钾、血钠和血镁。

（2）在服用利尿药、ACEI 等药物期间，密切观察患者的尿量和生命体征变化，观察患者有无因电解质紊乱引起的胃肠道反应、神志变化、心电图改变。

（3）一旦出现电解质紊乱，应立即报告医生，给予相应的处理。

①低钾血症：停用排钾利尿药及洋地黄制剂；补充钾剂，通常应用 10% 枸橼酸钾口服与氯化钾静脉应用均可有效吸收。传统观念认为严重低钾者可静脉补钾，静滴浓度不宜超过 40 mmol/L，速度最大为 20 mmol/h（1.5 g/h），严禁用氯化钾溶液直接静脉推注。但新的观点认为在做好患者生命体征监护的情况下，高浓度补钾也是安全的。

高浓度静脉补钾有如下优点：能快速、有效地提高血钾的水平，防止低钾引起的心肌应激性及血管张力的影响；高浓度静脉补钾避免了传统的需输注大量液体，从而减轻了心脏负荷，尤其适合于心力衰竭等低钾血症患者。

高浓度补钾时的护理：a. 高浓度静脉补钾必须在严密的监测血清钾水平的情况下和心电监护下进行，需每 1～2 h 监测 1 次血气分析，了解血清钾水平并根据血钾提高的程度来调整补钾速度，一般心力衰竭患者血钾要求控制在 4.0 mmol/L 以上，大于 45 mmol/L 需停止补钾。b. 严格控制补钾速度，最好用微泵调节，速度控制在 20 mmol/h 以内，补钾的通道严禁推注其他药物，避免因瞬间通过心脏的血钾浓度过高而致心律失常。c. 高浓度静脉补钾应在中心静脉管道内输注，严禁在外周血管注射，因易刺激血管的血管壁引起剧痛或静脉炎。d. 补钾期间应监测尿量大于 30 mL/h，若尿量不足可结合中心静脉压（CVP）判断血容量，如为血容量不足应及时扩容使尿量恢复。e. 严密观察心电图改变，了解血钾情况，如 T 波低平、ST 段压低，出现 U 波，提示低钾可能，反之 T 波高耸则表示有高钾血症的可能。f. 补钾的同时也应补镁，因为细胞内缺钾的同时多数也缺镁，且缺镁也易诱发心律失常，甚至有人认为即使血镁正常也应适当补镁，建议监测血钾的同时也监测血镁的情况。

②低钠血症：稀释性低钠血症患者对利尿药的反应很差，血浆渗透压低，因此选用渗透性利尿药甘露醇利尿效果要优于其他利尿药，联合应用强心药和祥利尿药。甘露醇 100～250 mL 需缓慢静滴，一般控制在 2～3 h 内静滴，并在输注到一半时应用强心药（毛花苷 C），10～20 min 后根据患者情况静脉注射呋塞米 100～200 mg。

真性低钠血症利尿药的效果很差。应当采用联合应用大剂量祥利尿药和输注小剂量高渗盐水的治疗方法。补钠的量可以参照补钠公式计算。

补钠量（g）=（142 mmol/L - 实测血清钠）×0.55×体重（kg）/17

根据临床情况，一般第 1 天输入补充钠盐量的 1/4～1/3，根据患者的耐受程度及血清钠的水平决定下次补盐量。具体方案 1.4%～3.0% 的高渗盐水 150 mL，30 min 内快速输入，如果尿量增多，应注意静脉给予 10% KCl 20～40 mL/d，以预防低钾血症。入液量为 1 000 mL，每天测定患者体重、24 h 尿量、血电解质和尿的实验室指标。严密观察心肺功能等病情变化，以调节剂量和滴速，一般以分次补给为宜。

③低镁血症：有症状的低镁血症：口服 2～4 mmol/kg 体重，每 8～24 h 服 1 次。补镁的过程中应注意不要太快，如过快会超过肾阈值，导致镁从尿液排出。无症状者亦应口服补充。不能口服时，也可用 50% 硫酸镁 20 mL 溶于 50% 葡萄糖 1 000 mL 静滴，缓慢滴注。通常需连续应用 3～5 d 才能纠正低镁血症。

④高钾血症：出现高钾血症时，应立即停用保钾利尿药，纠正酸中毒；静注葡萄糖酸钙剂对抗高钾对心肌传导的作用，这种作用是快速而短暂的，一般数分钟起作用，但只维持不足 1 h。如 ECG 改变持续存在，5 min 后再次应用。为了增加钾向细胞内的转移，应用胰岛素 10 U 加入 50% 葡萄糖 50 mL 静滴可在 10～20 min 内降低血钾，此作用可持续 4～6 h；应用祥利尿药以增加钾的肾排出；肾功能不全的严重高血钾（＞7 mmol/L）患者应当立即给予透析治疗。

（七）潜在的并发症：洋地黄中毒

1. 相关因素

与洋地黄类药物使用过量、低血钾等因素有关。

2. 临床表现

（1）胃肠道反应：一般较轻，常见食欲缺乏、恶心、呕吐、腹泻、腹痛。

（2）心律失常：服用洋地黄过程中，心律突然转变，是诊断洋地黄中毒的重要依据。如心率突然显著减慢或加速，由不规则转为规则，或由规则转为有特殊规律的不规则。洋地黄中毒的特征性心律失常有：多源性室性期前收缩呈二联律，特别是发生在心房颤动基础上；心房颤动伴完全性房室传导阻滞与房室结性心律；心房颤动伴加速的交接性自主心律呈干扰性房室分离；心房颤动频发交界性逸搏或短阵交界性心律；室上性心动过速伴房室传导阻滞；双向性交界性或室性心动过速和双重性心动过速。洋地黄引起的不同程度的窦房和房室传导阻滞也颇常见。应用洋地黄过程中出现室上性心动过速伴房室传导阻滞是洋地黄中毒的特征性表现。

（3）神经系统表现：可有头痛、失眠、忧郁、眩晕，甚至神志错乱。

（4）视觉改变：可出现黄视或绿视以及复视。

（5）血清地高辛浓度 > 2.0 ng/mL。

3. 护理措施

（1）遵医嘱正确给予洋地黄类药物。

（2）熟悉洋地黄药物使用的适应证、禁忌证和中毒反应，若用药前心率小于 60 次 /min，禁止给药。

用药适应证：心功能 Ⅱ 级以上各种心力衰竭，除非有禁忌证，心功能 Ⅲ、Ⅳ 级收缩性心力衰竭，窦性心律的心力衰竭。

用药禁忌证：预激综合征并心房颤动，二度或三度房室传导阻滞，病态窦房结综合征无起搏器保护者，低血钾。

洋地黄中毒敏感人群：老年人；急性心肌梗死心肌炎、肺心病、重度心力衰竭；肝、肾功能不全；低钾血症、贫血、甲状腺功能减退症。

使地高辛浓度升高的药物：奎尼丁、胺碘酮、维拉帕米。

（3）了解静脉使用毛花苷 C 的注意事项：需稀释后才能使用，成人静脉注射毛花苷 C 洋地黄化负荷剂量为 0.8 mg，首次给药 0.2 mg 或 0.4 mg 稀释后静脉推注，每隔 2 ~ 4 h 可追加 0.2 mg，24 h 内总剂量不宜超过 0.8 ~ 1.2 mg。对于易于发生洋地黄中毒者及 24 h 内用过洋地黄类药物者应根据情况酌情减量或减半量给药。推注时间一般 15 ~ 20 min，推注过程中密切观察患者心律和心率的变化，一旦心律出现房室传导阻滞、长间歇，心率小于 60 次 /min，均应立即停止给药，并通知医生。

（4）注意观察患者有无洋地黄中毒反应的发生。

（5）一旦发生洋地黄中毒，及时处理洋地黄制剂的毒性反应：①临床中毒患者立即停药，同时停用排钾性利尿药，重者内服不久时立即用温水、浓茶或 1：2 000 高锰酸钾溶液洗胃，用硫酸镁导泻。②内服通用解毒药或鞣酸蛋白 3 ~ 5 g。③发生少量期前收缩或短阵二联律时可口服 10% 氯化钾液 10 ~ 20 mL，每日 3 ~ 4 次，片剂有发生小肠炎、出血或肠梗阻的可能，故不宜用。如中毒较重，出现频发的异位搏动，伴心动过速、室性心律失常时，可静脉滴注氯化钾，注意用钾安全。④如有重度房室传导阻滞、窦性心动过缓、窦房阻滞、窦性停搏、心室率缓慢的心房颤动及交界性逸搏心律等，根据病情轻重酌情采用硫酸阿托品静脉滴注、静脉注射或皮下注射。⑤当出现洋地黄引起的各种快速心律失常时如伴有房室传导阻滞的房性心动过速和室性期前收缩等患者，苯妥英钠可称为安全有效的良好药物，可用 250 mg 稀释于 20 mL 的注射用水或生理盐水中（因为强碱性，不宜用葡萄糖液稀释），于 5 ~ 15 min 内注射完，待转为窦性心律后，用口服法维持，每次 0.1 g，每日 3 ~ 4 次。⑥出现急性快速型室性心律失常，如频发室性期前收缩、室性心动过速、心室扑动及心室颤动等，可用利多卡因 50 ~ 100 mg 溶于 10% 葡萄糖溶液 20 mL，在 5 min 内缓慢静脉注入，若无效可取低限剂量重复数次，间隔 20 min，总量不超过 300 mg，心律失常控制后，继以 1 ~ 3 mg/min 静脉滴注维持。

除上述方法外，电起搏对洋地黄中毒诱发的室上性心动过速和引起的完全性房室传导阻滞且伴有阿 - 斯综合征者是有效而适宜的方法。前者利用人工心脏起搏器发出的电脉冲频率，超过或接近心脏的异位频率，通过超速抑制而控制异位心律；后者是采用按需型人工心脏起搏器进行暂时性右室起搏。为避免起搏电极刺激诱发严重心律失常，应同时合用苯妥英钠或利多卡因。

（八）焦虑

1. 相关因素

与疾病的影响、对治疗及预后缺乏信心、对死亡的恐惧有关。

2. 临床表现

精神萎靡、消沉、失望；容易激动；夜间难以入睡；治疗、护理欠合作。

3. 护理措施

（1）患者出现呼吸困难、胸闷等不适时，守候患者身旁，给患者以安全感。

（2）耐心解答患者提出的问题，给予健康指导。

（3）与患者和家属建立融洽关系，避免精神应激，护理操作要细致、耐心。

（4）尽量减少外界压力刺激，创造轻松和谐的气氛。

（5）提供有关治疗信息，介绍治疗成功的病例，注意正面效果，使患者树立信心。

（6）必要时寻找合适的支持系统，如单位领导和家属对患者进行安慰和关心。

五、健康教育

（一）心理指导

急性心力衰竭发作时，患者因不适而烦躁。护士要以亲切语言安慰患者，告知患者尽量做缓慢深呼吸，采取放松疗法，稳定情绪，配合治疗及护理，才能很快缓解症状。长期反复发病患者，需保持情绪稳定，避免焦虑、抑郁、紧张及过度兴奋，以免诱发心力衰竭。

（二）饮食指导

（1）提供令人愉快、舒畅的进餐环境，避免进餐时间进行治疗。饮食宜少食多餐、不宜过饱，在食欲最佳的时间进食，宜进食易消化、营养丰富的食物。控制钠盐的摄入，每日摄入食盐 5 g 以下。对使用利尿药患者，由于在使用利尿药的同时，常伴有体内电解质的排出，容易出现低血钾、低血钠等电解质紊乱，并容易诱发心律失常、洋地黄中毒等，可指导患者多食香蕉、菠菜、苹果、橙子等含钾高的食物。

（2）适当控制主食和含糖零食，多吃粗粮、杂粮，如玉米、小米、荞麦等；禽肉、鱼类，以及核桃仁、花生、葵花子等硬果类含不饱和脂肪酸较多，可多用；多食蔬菜和水果，不限量，尤其是超体重者，更应多选用带色蔬菜，如菠菜、油菜、番茄、茄子和带酸味的新鲜水果，如苹果、橘子、山楂，提倡吃新鲜蔬菜；多用豆油、花生油、菜油及香油等植物油；蛋白质按 2 g/kg 供给，蛋白尽量多用黄豆及其制品，如豆腐、豆干、百叶等，其他如绿豆、赤豆。

（3）禁忌食物：限制精制糖，包括蔗糖、果糖、蜂蜜等单糖类；最好忌烟酒，忌刺激性食物及调味品，忌油煎、油炸等烹调方法；少用猪油、黄油等动物油烹调；禁用动物脂肪高的食物，如猪肉、牛肉、羊肉及含胆固醇高的动物内脏、动物脂肪、蛋黄等；食盐不宜多用，每天 2 ~ 4 g；含钠味精也应适量限用。

（三）作息指导

减少干扰，为患者提供休息的环境，保证睡眠时间。有呼吸困难者，协助患者采取适当的体位。教会患者放松疗法如局部按摩、缓慢有节奏的呼吸或深呼吸等。根据不同的心功能采取不同的活动量。在患者活动耐力许可范围内，鼓励患者尽可能生活自理。教会患者保存体力，减少氧耗的技巧，在较长时间活动中穿插休息，日常用品放在易取放位置。部分自理活动可坐着进行，如刷牙、洗脸等。心力衰竭症状改善后增加活动量时，首先是增加活动时间和频率，然后才考虑增加运动强度。运动方式可采取半坐卧、坐起、床边摆动肢体、床边站立、室内活动、短距离步行。

（四）出院指导

（1）避免诱发因素，气候转凉时及时添加衣服，预防感冒。

（2）合理休息，体力劳动不要过重，适当的体育锻炼以提高活动耐力。

（3）进食富含维生素、粗纤维食物，保持大便通畅。少量多餐，避免过饱。

（4）强调正确按医嘱服药，不随意减药或撤换药的重要性。

（5）定期门诊随访，防止病情发展。

第二节　高血压

高血压是一种以动脉压升高为主要特征，同时伴有心、脑、肾、血管等靶器官功能性或器质性损害以及代谢改变的全身性疾病。我国目前采用的高血压诊断标准是《中国高血压防治指南 2018 年修订版》，是在未用抗高血压药情况下，收缩压 ≥ 140 mmHg 和（或）舒张压 ≥ 90 mmHg，按血压水平将高血压分为 3 级。收缩压 ≥ 140 mmHg 和舒张压 < 90 mmHg 单列为单纯性收缩期高血压。患者既往有高血压史，目前正在用抗高血压药，血压虽然低于 140/90 mmHg，亦应该诊断为高血压见表 4-1。

表 4-1　高血压的分类

类别	收缩压（mmHg）	舒张压（mmHg）
正常血压	< 120 和	< 80
正常高值	120 ~ 139 和（或）	80 ~ 89
高血压	≥ 140 和（或）	≥ 90
1 级高血压（轻度）	140 ~ 159 和（或）	90 ~ 99
2 级高血压（中度）	160 ~ 179 和（或）	100 ~ 109
3 级高血压（重度）	≥ 180 和（或）	≥ 110
单纯收缩期高血压	≥ 140 和	< 90

注：若患者的收缩压与舒张压分属不同的级别时，则以较高的分级为准。单纯收缩期高血压也可按照收缩压水平分为 1、2、3 级。

临床上高血压见于两类疾病，第一类为原发性高血压，又称高血压病，是一种以血压升高为主要临床表现而病因尚不明确的独立疾病（占所有高血压病患者的 90% 以上）。第二类为继发性高血压，又称症状性高血压，在这类疾病中病因明确，高血压是该种疾病的临床表现之一，血压可暂时性或持续性升高，如继发于急慢性肾小球肾炎、肾动脉狭窄等肾疾病之后的肾性高血压；继发于嗜络细胞瘤等内分泌疾病之后的内分泌性高血压；继发于脑瘤等疾病之后的神经源性高血压等。下面主要介绍原发性高血压。

一、病因和发病机制

（一）病因

高血压的病因尚未完全明了，可能与下列因素有关。

（1）遗传因素：调查表明，60% 左右的高血压病患者均有家族史，但遗传的方式未明。某些学者认为属单基因常染色体显性遗传，但也有学者认为属多基因遗传。

（2）环境因素：包括饮食习惯（如饮食中热能过高以至肥胖或超重，高盐饮食等）、职业、噪声、吸烟、气候改变、微量元素摄入不足和水质硬度等。

（3）神经精神因素：缺少运动或体力活动，精神紧张或情绪创伤与本病的发生有一定的关系。

（二）发病机制

有关高血压的发病原理的学说较多，包括精神神经源学说、内分泌学说、肾源学说、遗传学说以及钠盐摄入过多学说等。各种学说各有其根据，综合起来认为高级神经中枢功能失调在发病中占主导地位，体液、内分泌因素、肾脏以及钠盐摄入过多也参与本病的发病过程。

外界环境的不良刺激以及某些不利的内在因素，引起剧烈、反复、长时间的精神紧张和情绪波动，导致大脑皮质功能障碍和下丘脑神经内分泌中枢功能失调。由此可通过下列几条途径促使周围小动脉痉挛，进而形成高血压：①皮质下血管舒缩中枢形成了以血管收缩神经冲动占优势的兴奋灶，引起细小动脉痉挛，外周血管阻力增加，血压增高。②大脑皮质功能失调可引起神经垂体释放更多的血管升压素，后者可直接引起小动脉痉挛，也可通过肾素—醛固酮系统，引起钠潴留，进一步促使小动脉痉挛。③大脑皮质功能失调也可引起垂体前叶促肾上腺皮质激素（ACTH）和肾上腺皮质激素分泌增加，促使钠潴留。④大脑皮质功能失调还可引起肾上腺髓质激素分泌增多，后者可直接引起小动脉痉挛，也可通过增加心排血量进一步加重高血压。

二、临床表现

（一）一般表现

大多数的高血压患者在血压升高早期仅有轻微的自觉症状，如头痛、头晕、失眠、耳鸣、烦躁、工作和学习精力不易集中，容易出现疲劳等。

（二）并发症

疼痛或出现颈背部肌肉酸痛紧张感。血压持久升高可导致心、脑、肾、血管等靶器官受损的表现。当出现心慌、气促、胸闷、心前区疼痛时表明心脏已受累；出现尿频、多尿、尿液清淡时表明肾脏受累；如果高血压患者突然出现神志不清、呼吸深沉不规则、大小便失禁等提示可能发生脑出血；如果是逐渐出现一侧肢体活动不利、麻木甚至麻痹应当怀疑是否有脑血栓的形成。

（三）高血压危险度分层

（1）低危组：男性年龄小于 55 岁、女性年龄小于 65 岁，高血压 1 级、无其他危险因素者，属低危组。典型情况下，10 年随访中患者发生主要心血管事件的危险小于 15%。

（2）中危组：高血压 2 级或 1～2 级同时有 1～2 个危险因素，患者应否给予药物治疗，开始药物治疗前应经多长时间的观察，医生需予十分缜密的判断。典型情况下，该组患者随后 10 年内发生主要心血管事件的危险 15%～20%，若患者属高血压 1 级，兼有一种危险因素，10 年内发生心血管事件危险约 15%。

（3）高危组：高血压水平属 1 级或 2 级，兼有 3 种或更多危险因素、兼患糖尿病或靶器官损害或高血压水平属 3 级但无其他危险因素患者属高危组。典型情况下，他们随后 10 年间发生主要心血管事件的危险 20%～30%。

（4）很高危组：高血压 3 级同时有 1 种以上危险因素或兼患糖尿病或靶器官损害，或高血压 1～3 级并有临床相关疾病。典型情况下，随后 10 年间发生主要心血管事件的危险大于或等于 30%，应迅速开始最积极的治疗。

（四）几种特殊高血压类型

1. 高血压危象

在高血压疾病发展过程中，因为劳累、紧张、精神创伤、寒冷所诱发，出现烦躁不安、心慌、多汗、手足发抖、面色苍白、异常兴奋等临床表现，可伴有心绞痛、心力衰竭，也可伴有高血压脑病的临床表现。血压升高以收缩压升高为主，往往收缩压大于 200 mmHg。

2. 高血压脑病

在高血压疾病发展过程中，因为劳累、紧张、情绪激动等诱发，急性脑血液循环障碍，引起脑水肿和颅内压增高，出现头痛、呕吐、烦躁不安、心跳慢、视物模糊、意识障碍甚至昏迷等临床表现。血压升高以舒张压升高为主，往往舒张压大于 120 mmHg。

3. 恶性高血压

又称急进性高血压，是指舒张压和收缩压均显著增高，病情进展迅速，常伴有视网膜病变，多见于青年人，常常出现头晕、头痛、视物模糊、心慌、气短、体重减轻等临床表现，舒张压常 > 130 mmHg，易并发心、脑、肾等重要脏器的严重并发症，短时间内可因肾衰竭而死亡。

三、治疗

（一）药物治疗

临床上常用的降压药物主要有六大类：利尿药、α－受体阻断药、钙通道阻滞药（CCBs）、血管紧张素转换酶抑制药（ACEI）、β－受体阻断药以及血管紧张素 Ⅱ 受体拮抗药（ARBs）。临床试验结果证实几种降血压药物，均能减少高血压并发症。

1. 治疗目标

抗高血压治疗的最终目标是减少心血管和肾脏疾病的发病率和病死率。多数高血压患者，特别是50岁以上者SBP达标时，DBP也会达标，治疗重点应放在SBP达标上。普通高血压患者降至140/90 mmHg以下，糖尿病、肾病等高危患者降压目标是达到130/80 mmHg以下，老年高血压患者的收缩压降至150 mmHg以下。

需要说明的是，降压目标是140/90 mmHg以下，而不仅仅是达到140/90 mmHg。如患者耐受，还可进一步降低，如对年轻高血压患者可降至130/80 mmHg或120/80 mmHg。

2. 治疗原则

高血压的治疗应全面考虑患者的血压升高水平、并存的危险因素、临床情况，以及靶器官损害，确定合理的治疗方案。对不同危险等级的高血压患者应采用不同的治疗原则。选择抗高血压药物时应考虑对其他伴随疾病存在有利和不利的影响。

（1）潜在的有利影响：噻嗪类利尿药有助于延缓骨质疏松患者的矿物质脱失。β受体阻断药可治疗心房快速房性心律失常或心房颤动，偏头痛，甲状腺功能亢进（短期应用），特发性震颤或手术期高血压。CCBs治疗雷诺综合征和某些心律失常。α受体阻断药可治疗前列腺疾病。

（2）潜在的不利影响：噻嗪类利尿药慎用于痛风或有明显低钠血症史的患者。β受体阻断药禁用于哮喘、反应性气道疾病、二度或三度心脏传导阻滞。ACEI和ARBs不适于准备怀孕的妇女，禁用于孕妇。ACEI不适于有血管性水肿病史的患者。醛固酮拮抗药和保钾利尿药会导致高钾血症，应避免用于服药前血清钾超过5.0 mEq/L的患者。

3. 治疗的有效措施。

（1）降低高血压患者的血压水平是预防脑卒中及冠心病的根本，只要降低高血压患者的血压水平，就对患者有益处。

（2）由于大多数高血压患者需要两种或以上药物联合应用才能达到目标血压，故提倡小剂量降压药的联合应用或固定剂量复方制剂的应用。

（3）利尿药、β受体阻断药、ACEI抑制药、钙通道阻滞药、血管紧张素受体拮抗药及小剂量复方制剂均可作为初始或维持治疗高血压的药物。

（4）推荐应用每日口服1次，降压效果维持24 h的降压药，强调长期有规律的抗高血压治疗，达到有效、平稳、长期控制的要求。

（二）非药物治疗

非药物治疗是高血压的基础治疗，主要通过改善不合理的生活方式，减低危险因素水平，进而使血压水平下降。对1级高血压患者，仅通过非药物治疗就有可能使血压降至正常水平。对于必须接受药物治疗的2、3级高血压患者，非药物治疗可以提高药物疗效，减少药物用量，从而降低药物的不良反应，减少治疗费用（表4-2）。

表4-2　防治高血压的非药物措施

措施	目标	收缩压下降范围
减重	减少热量，膳食平衡，增加运动，BMI保持20～24 kg/m³	5～20 mmHg/减重10 kg
膳食限盐	北方首先将每人每日平均食盐量降至8 g，以后再降至6 g，南方可控制再6 g以下	2～8 mmHg
减少膳食脂肪	总脂肪<总热量的30%，饱和脂肪<10%，增加新鲜蔬菜每日400～500 g，水果100 g，肉类50～100 g，鱼虾类50 g，蛋类每周3～4枚，奶类每日250 g，每日食油20～25 g，少吃糖类和甜食	—

续表

措施	目标	收缩压下降范围
增加及保持适当体力活动	一般每周运动 3 ~ 5 次，每次持续 20 ~ 60 min。如运动后自我感觉良好，且保持理想体重，则表明运动量和运动方式会话	4 ~ 9 mmHg
保持乐观心态，提高应激能力	通过宣教和咨询，提高人群自我防病能力。提倡选择适合个体的体育、绘画等文化活动，增加老年人社交机会，提高生活质量	—
戒烟、限酒	不吸烟；不提倡饮酒，如饮酒，男性每日饮酒精量不超过 25 g，及葡萄酒小于 2 ~ 4 mmHg（相当于 250 ~ 500 g），或白酒小于 25 ~ 50 mL（相当于 25 ~ 50 g）；女性则减半量，孕妇不饮酒。不提倡饮高度烈性酒。高血压及心脑血管病患者应尽量戒酒	2 ~ 4 mmHg

注：BMI：体重指数 = 体重 / 身高 ^{2}（kg/m^2）。

（三）特殊人群高血压治疗方案

1. 老年高血压

65 岁以上的老年人中 2/3 以上有高血压，老年人降压治疗强调平缓降压，应给予长效制剂，对可耐受者应尽可能降至 140/90 mmHg 以下，但舒张压不宜低于 60 mmHg，否则是预后不佳的危险因素。

2. 糖尿病

常并发血脂异常、直立性低血压、肾功能不全、冠心病，选择降压药应兼顾或至少不加重这些异常。

3. 冠心病

高血压并发冠心病的患者发生再次梗死或猝死的机会要高于不并发高血压的冠心病患者，它们均与高血压有直接关系，应积极治疗。研究显示，伴有冠心病的高血压患者，不论选用 β - 受体阻断药还是钙通道阻滞药，作为控制血压的一线药物，最后结果是一样的。

4. 脑血管病

对于病情稳定的非急性期脑血管病患者，血压水平应控制在 140/90 mmHg 以下。急性期脑血管病患者另作别论。

5. 肾脏损害

血肌酐小于 221 μ mol/L，首选 ACEI，因其对减少蛋白尿及延缓肾病变的进展有利；血肌酐大于 265 μ mol/L 应停用 ACEI，可选择钙通道阻滞药、α 受体阻断药、β 受体阻断药。伴有肾脏损害或有蛋白尿的患者（24 h 蛋白尿大于 1 g），控制血压宜更严格。

6. 妊娠高血压

因妊娠早期的血管扩张作用，在妊娠 20 周前，轻度高血压的患者不需药物治疗，

从 16 周至分娩通常使用的较为安全的药物包括：甲基多巴、β 受体阻滞药、肼屈嗪（短期），降低所有的心血管危险因素，须停止吸烟。改变生活方式产生的效果与量和时间有关，某些人的效果更好。

四、高血压病常见护理问题

（一）疼痛：头痛

1. 相关因素

与血压升高有关。

2. 临床表现

头部疼痛。

3. 护理措施

（1）评估患者头痛的情况，如头痛程度（长海痛尺）、持续时间、是否伴有恶心、呕吐、视物模糊等伴随症状。

（2）尽量减少或避免引起或加重头痛的因素，保持病室环境安静，减少探视，护理人员做到操作轻、说话轻、走路轻、关门轻，保证患者有充足的睡眠。

（3）向患者讲解引起头痛的原因，嘱患者合理安排工作和休息，避免劳累、精神紧张、情绪激动等，戒烟、酒。

（4）指导患者放松的技巧，如听轻音乐、缓慢呼吸等。

（5）告知患者控制血压稳定和坚持长期、规律服药的重要性，加强患者的服药依从性。

（二）活动无耐力

1. 相关因素

与并发心力衰竭有关。

2. 临床表现

乏力，轻微活动后即感呼吸困难、无力等。

3. 护理措施。

（1）告知患者引起乏力的原因，尽量减少增加心脏负担的因素，如剧烈活动等。

（2）评估患者心功能状态，评估患者活动情况，根据患者心功能情况制定合理的活动计划。督促患者坚持动静结合，循序渐进增加活动量。

（3）嘱患者一旦出现心慌、呼吸困难，胸闷等情况应立即停止活动，保证休息，并一次作为最大活动量的指征。

（三）有受伤的危险

1. 相关因素

与头晕、视物模糊有关。

2. 临床表现

头晕、眼花、视物模糊，严重时可出现晕厥。

3. 护理措施。

（1）警惕急性低血压反应，避免剧烈运动、突然改变体位，改变体位时动作应缓慢，特别是夜间起床时；服药后不要站立太久，因为长时间的站立会使腿部血管扩张，血流增加，导致脑部供血不足；避免用过热的水洗澡，防止周围血管扩张导致晕厥。

（2）如出现晕厥、恶心、乏力时应立即平卧，头低足高位，促进静脉回流，增加脑部的血液供应。上厕所或外出应有人陪伴，若头晕严重应尽量卧床休息，床上大小便。

（3）避免受伤，活动场所应灯光明亮，地面防滑，厕所安装扶手，房间应减少障碍物。

（4）密切检测血压的变化，避免血压过高或过低。

（四）执行治疗方案无效

1. 相关因素

与缺乏相应治疗知识和治疗长期性、复杂性有关。

2. 临床表现

不能遵医嘱按时服药。

3. 护理措施

（1）告知患者按时服药的重要性，不能血压正常时就自行停药，

（2）嘱患者定期门诊随访，监测血压控制情况。

（3）坚持服药的同时还要注意观察药物的不良反应，如使用利尿药时应注意监测血钾水平，防止低血钾；用 β－受体阻断药应注意其抑制心肌收缩力、心动过缓、支气管痉挛、低血糖等不良反应；使用血管紧张素转换酶（ACEI）抑制应注意其头晕、咳嗽、肾功能损害等不良反应。

（五）潜在并发症：高血压危重症

1. 相关因素

与血压短时间突然升高。

2. 临床表现

在高血压病病程中，患者血压显著升高，出现头痛、烦躁、心悸、气急、恶心、呕吐、视物模糊等。

3. 护理措施

（1）患者应进入加强监护室，绝对卧床休息，避免一切不良刺激，保证良好的休息环境。持续监测血压和尽快应用适合的降压药。

（2）安抚患者，做好心理护理，严密观察患者病情变化。

（3）迅速减压，静脉输注降压药，1 h 使平均动脉血压迅速下降但不超过 25%，在以后的 2 ～ 6 h 内血压降至 160/（100 ～ 110）mmHg。血压过度降低可引起肾、脑或冠脉缺血。如果这样的血压水平可耐受和临床情况稳定，在以后 24 ～ 48 h 逐步降低血压达到正常水平。

（4）急症常用降压药有硝普钠（静脉）、尼卡地平、乌拉地尔、二氮嗪，肼屈嗪、拉贝洛尔、艾司洛尔、酚妥拉明等。用药时注意效果以及有无不良反应，如静滴硝酸甘油等药物时应注意监测血压变化。

（5）向患者讲明遵医嘱按时服药，保证血压稳定的重要性，争取患者及家属的配合。

（6）告知患者如出现血压急剧升高、剧烈头痛。呕吐等不适应及时来院就诊。

（7）协助生活护理，勤巡视病房，勤询问患者的生活需要。

五、健康教育

高血压的健康教育就是根据文化、经济、环境和地理的差异，针对不同的目标人群采用多种形式进行信息的传播，公众教育应着重于宣传高血压的特点、原因和并发症的有关知识，它的可预防性和可治疗性，以及生活方式在高血压的预防和治疗中的作用，尤其应针对不同人群开展不同内容的健康教育。

（一）随访教育

1. 教育诊断

确定患者的目前行为状况、知识、技能水平和学习能力、态度和信念以及近期内患者首先要采取改变的问题。

2. 咨询指导

指导要具体化，行为改变从小量开始，多方面的参与支持，从各方面给患者持续的一致的正面的健康信息可加强患者行为的改变。要加强家庭和朋友的参与全体医务人员的参与。

3. 随访和监测

定期随访患者，及时评价和反馈，并继续设定下一步的目标，可使患者改变的行为巩固和持续下去。一旦开始应用抗高血压药物治疗，多数患者应每月随诊，调整用药直至达到目标血压。2 级高血压或有复杂并发症的患者应增加随访的次数。每年至少监测 1 或 2 次血钾和肌酐。如血压已达标并保持稳定，可每隔 3 ～ 6 个月随访 1 次。如有伴随疾病如心力衰竭；或并发其他疾病如糖尿病；或实验室检查的需要均会影响随诊的频率。其他的心血管危险因素也应达到相应的治疗目标，并大力提倡戒烟。由于未控制的高血压患者服用小剂量阿司匹林脑出血的危险增加，只有在血压控制的前提下，才提倡小剂量阿司匹林治疗。

（二）饮食指导

在利尿药及其他降压药问世以前，高血压的治疗主要以饮食为主，随着药物学的发展，饮食治疗逐渐降至次要地位。然而近年来关于高血压病病因和发病机制的研究又促进人们重新评价营养在本病防治中的重要作用。其主要原因是由于：第一，高血压病作为一种常见病，其发生与环境因素，特别是与营养因素密切相关；第二，现有的各种降压药物均有一定的不良反应，而营养治疗不仅具有一定的疗效，而且合乎生理，因此更适宜于大规模人群的防治。

1. 营养因素在高血压痛防治中的作用

（1）钠和钾的摄入与高血压病的发病和防治有关：首先，流行病学方面大量资料表明，高血压病的发病率与居民膳食中钠盐摄入量呈显著正相关。其次，临床观察发现，不少轻度高血压患者，只需中度限制钠盐摄入，即可使其血压降至正常范围。即使是重度或顽固性高血压病患者，低盐饮食也常可增加药物疗效，减少用药剂量。第三，动物实验表明，钠盐摄入过多可使小鸡和大鼠形成高血压，血压增高的程度与盐量成正比。进一步研究还表明，钠盐对血压的影响与遗传因素有关。通过近亲交配所产生的对盐敏感的大鼠，即使喂以钠盐不高的饲料，也可产生高血压。钠盐摄入过多引起高血压的机制尚未明了。据认为可能与细胞外液扩张，心排血量增加，组织过分灌注，以至造成周围血管阻力增加和血压增高。有人发现高血压患者小动脉中每单位干重所含钠盐较正常人为高，这可使动脉壁增厚，血管阻力增加，也可使血管的舒缩性发生改变。

钾不论动物实验或人体观察均提示其具有对抗钠所引起的不利作用。临床观察表明，氯化钾可使血压呈规律性下降，而氯化钠则可使之上升。

（2）水质硬度和微量元素：软水地区高血压的发病率较硬水地区为高，这可能与微量元素镉有关。动物实验已证明，镉可引起大鼠的高血压，而当用镉的螯合剂时则可使其逆转。上海市高血压病研究所发现不论健康人或高血压患者的血压增高与血中镉含量的对数呈正相关。锌具有对抗镉的作用，其含量降低可使血压升高。此外，也有报道提到镁对高血压患者有扩张血管作用，能使大多数类型患者的心排血量增加。

（3）其他因素：包括热能、蛋白质、糖类和脂肪等也与本病的发生和防治有一定的联系。

2. 防治措施

（1）限制钠盐摄入：健康成人每天钠的需要量仅为 200 mg（相当于 0.5 g 食盐）。WHO 建议每人每日食盐量不超过 6 g。我国膳食中约 80% 的钠来自烹调或含盐高的腌制品，因此限盐首先要减少烹调用盐及含盐高的调料，少食各种咸菜及盐腌食品。根据 WHO 的建议，北方居民应减少日常用盐一半，南方居民减少 1/3。

（2）减少膳食脂肪，补充适量优质蛋白质：有流行病学资料显示，即使不减少膳食中的钠和不减重，如果将膳食脂肪控制在总热量 25% 以下，P/S 比值维持在 1，连续 40 天可使男性 SBP 和 DBP 下降 12%，女性下降 5%。有研究表明每周吃鱼 4 次以上与吃鱼最少的相比，冠心病发病率减少 28%。

建议改善动物性食物结构. 减少含脂肪高的猪肉，增加含蛋白质较高而脂肪较少的禽类及鱼类。蛋白质占总热量 15% 左右，动物蛋白占总蛋白质 20%。蛋白质质量依次为：奶、蛋；鱼、虾；鸡、鸭；猪、牛、羊肉；植物蛋白，其中豆类最好。

（3）注意补充钾和钙：研究资料表明钾与血压呈明显负相关，中国膳食低钾、低钙，因此要增加含钾多、含钙高的食物，如绿叶菜、鲜奶、豆类制品等。这一点在使用利尿药，特别是当血钾含量偏低时尤为重要。

（4）多吃蔬菜和水果：增加蔬菜或水果摄入，减少脂肪摄入可使 SBP 和 DBP 有所下降。素食者比肉食者有较低的血压，其降压的作用可能基于水果、蔬菜、食物纤维和低脂肪的综合作用。人类饮食应以素食为主，适当肉量最理想。

（5）限制饮酒：尽管有研究表明非常少量饮酒可能减少冠心病发病的危险，但是饮酒和血压水平及高血压患病率之间却呈线性相关，大量饮酒可诱发心脑血管事件发作。因此不提倡用少量饮酒预防冠心病，提倡高血压患者应戒酒，因饮酒可增加服用降压药物的耐药性。如饮酒，建议每日饮酒量应为少量，男性饮酒的酒精不超过 25 g，即葡萄酒 < 100 ~ 150 mL（酒精度不同，酒精含量不同。下同），啤酒 < 250 ~ 500 mL，白酒 < 25 ~ 50 mL；女性则减半量，孕妇不饮酒。不提倡饮高度烈性酒。WHO 对酒的新建议是越少越好。

（三）心理护理

1. 评估患者

通过问诊了解患者的家庭、社会、文化状况及行为，分析患者的心理，向患者解释造成高血压病最主要的原因及疾病的转归，再向患者说明高血压病可以控制，甚至可以治愈，从而以增强患者战胜疾病的信心。

2. 克服心理障碍

针对中年高血压患者存在的不良心理进行施护。麻痹大意心理：自以为年轻，身强力壮，采取无所谓的态度。针对这种心理首先要唤起患者对疾病的重视，使之认识到防治高血压病的重要性，在调养方法和注意事项上给予正确的引导，使之配合医师治疗，同时给患者制定个体化健康教育计划，并调动家属参与治疗活动，配合医护完成治疗任务，使之早日康复；焦虑、紧张、恐惧心理：一些患者，认为得了高血压病就是终身疾病，而且还会得心脑血管病，于是，久而久之产生焦虑恐惧心理。采取的措施是暗示诱导，应诱导患者使其注意力从一个客体转移到另一个客体，从而打破原来心理上存在的恶性循环，保持乐观情绪，轻松愉快地接受治疗，以达到防病治病的目的。

（四）正确测量血压

血压测量是诊断高血压及评估其严重程度的主要手段，目前主要用以下3种方法。

1. 诊所血压

诊所血压是目前临床诊断高血压和分级的标准方法，由医护人员在标准条件下按统一的规范进行测量。具体要求如下。

（1）选择符合计量标准的水银柱血压计或者经国际标准（BHS 和 AAMD）检验合格的电子血压计进行测量。

（2）使用大小合适的袖带，袖带气囊至少应包裹80%上臂。大多数人的臂围25～35 cm，应使用长35 cm、宽12～13 cm规格气囊的袖带；肥胖者或臂围大者应使用大规格袖带；儿童使用小规格袖带。

（3）被测量者至少安静休息5 min，在测量前30 min内禁止吸烟或饮咖啡，排空膀胱。

（4）被测量者取坐位，最好坐靠背椅，裸露右上臂，上臂与心脏处在同一水平。如果怀疑外周血管病，首次就诊时应测量左、右上臂血压。特殊情况下可以取卧位或站立位。老年人、糖尿病患者及出现直立性低血压情况者，应加测直立位血压。直立位血压应在卧位改为直立位后1 min和5 min时测量。

（5）将袖带缚于被测者的上臂，袖带的下缘应在肘弯上2.5 cm，松紧适宜。将听诊器探头置于肱动脉搏动处。

（6）测量时快速充气，使气囊内压力达到桡动脉搏动消失后再升高30 mmHg（4.0 KPa），然后以恒定的速率（2～6 mmHg/s）缓慢放气。在心率缓慢者，放气速率应更慢些。获得舒张压读数后，快速放气至零。

（7）在放气过程中仔细听取柯氏音，观察柯氏音第 I 时相（第一音）和第 V 时相（消失音）水银柱凸面的垂直高度。收缩压读数取柯氏音第 I 时相，舒张压读数取柯氏音第 V 时相。小于12岁儿童、妊娠妇女、严重贫血、甲状腺功能亢进、主动脉瓣关闭不全及柯氏音不消失者，以柯氏音第 IV 时相（变音）定为舒张压。

（8）血压单位在临床使用时采用毫米汞柱（mmHg），在我国正式出版物中注明毫米汞柱与千帕斯卡（kPa）的换算关系，1 mmHg=0.133 kPa。

（9）应相隔1～2 min重复测量，取2次读数的平均值记录。如果收缩压或舒张压的2次读数相差5 mmHg以上，应再次测量，取3次读数的平均值记录。

2. 自测血压

（1）对于评估血压水平及严重程度，评价降压效应，改善治疗依从性，增强治疗的主动参与，自测血压具有独特优点。且无白大衣效应，可重复性较好。目前，患者家庭自测血压在评价血压水平和指导降压治疗上已经成为诊所血压的重要补充。然而，对于精神焦虑或根据血压读数常自行改变治疗方案的患者，不建议自测血压。

（2）推荐使用符合国际标准的上臂式全自动或半自动电子血压计，正常上限参考值为135/85 mmHg。应注意患者向医生报告自测血压数据时可能有主观选择性，即报告偏差，患者有意或无意选择较高或较低的血压读数向医师报告，影响医师判断病情和修改治疗。有记忆存储数据功能的电子血压计可克服报告偏差。血压读数的报告方式可采用每周或每月的平均值。家庭自测血压低于诊所血压，家庭自测血压135/85 mmHg相当于诊所血压140/90 mmHg。对血压正常的人建议定期测量血压（20～29岁，每2年测1次；30岁以上每年至少1次）。

3. 动态血压

（1）动态血压监测能提供日常活动和睡眠时血压的情况：动态血压监测提供评价在无靶器官损害的情况下（白大衣效应）高血压的可靠证据，也有助于评估明显耐药的患者，抗高血压药物引起的低血压综合征，阵发性高血压以及自主神经功能失调。动态血压测值常低于诊所血压测值。通常高血压患者清醒时血压 ≥ 135/85 mmHg，睡眠时血压 ≥ 120/75 mmHg。动态血压监测值与靶器官损害的相关性优于诊所血压。动态血压监测能提供血压升高占测量总数的百分比、整体血压负荷及睡眠时血压降低的程度。大多数人在夜间血压下降 10% ~ 20%，如果不存在这种血压下降现象，则其发生心血管事件的危险会增加。

（2）动态血压测量应使用符合国际标准的监测仪：动态血压的正常值推荐以下国内参考标准：24 h 平均值 < 130/80 mmHg，白昼平均值 < 135/85 mmHg，夜间平均值 < 125/75 mmHg。正常情况下，夜间血压均值比白昼血压值低 10% ~ 15%。

（3）动态血压监测在临床上可用于诊断白大衣性高血压、隐蔽性高血压、顽固难治性高血压、发作性高血压或低血压，评估血压升高严重程度，但是目前主要仍用于临床研究，例如评估心血管调节机制、预后意义、新药或治疗方案疗效考核等，不能取代诊所血压测量。

（4）动态血压测量时应注意以下问题：①测量时间间隔应设定一般为每 30 min 测 1 次。可根据需要而设定所需的时间间隔。②指导患者日常活动，避免剧烈运动。测血压时患者上臂要保持伸展和静止状态。③若首次检查由于伪迹较多而使读数 < 80% 的预期值，应再次测量。④可根据 24 h 平均血压，日间血压或夜间血压进行临床决策参考，但倾向于应用 24 h 平均血压。

（五）适量运动

1. 运动的作用

运动除了可以促进血液循环，降低胆固醇的生成外，并能增强肌肉、骨骼，减少关节僵硬的发生，还能增加食欲，促进肠胃蠕动、预防便秘、改善睡眠。

2. 运动的形式

最好养成持续运动的习惯，对中老年人应包括有氧、伸展及增强肌力练习 3 类，具体项目可选择步行、慢跑、太极拳、门球、气功等。

3. 运动强度的控制

每个参加运动的人特别是中老年人和高血压患者在运动前最好了解一下自己的身体状况，以决定自己的运动种类、强度、频度和持续运动时间。运动强度必须因人而异，按科学锻炼的要求，常用运动强度指标可用运动时最大心率达到 180（或 170）减去年龄，如 50 岁的人运动心率为 120 ~ 130 次 /min，如果求精确则采用最大心率的 60% ~ 85% 作为运动适宜心率，需在医师指导下进行。运动频度一般要求每周 3 ~ 5 次，每次持续 20 ~ 60 min 即可，可根据运动者身体状况和所选择的运动种类以及气候条件等而定。

（六）在医生指导下正确用药

1. 减药

高血压患者一般须终身治疗。患者经确诊为高血压后若自行停药，其血压（或迟或早）终将回复到治疗前水平。但患者的血压若长期控制，可以试图小心、逐步地减少服药数或剂量。尤其是认真地进行非药物治疗，密切地观察改进生活方式进度和效果的患者。患者在试行这种"逐步减药"时，应十分仔细地监测血压。

2. 记录

一般高血压病患者的治疗时间长达数十年，治疗方案会有多次变换，包括药物的选择。最好建议患者详细记录其用过的治疗药物及疗效。医生则更应为经手治疗的患者保存充分的记录，随时备用。

3. 剂量的调整

对大多数非重症或急症高血压，要寻找其最小有效耐受剂量药物，也不宜降压太快。故开始给小剂量药物，经 1 个月后，如疗效不够而不良反应少或可耐受，可增加剂量；如出现不良反应不能耐受，则改用另一类药物。随访期间血压的测量应在每天的同一时间，对重症高血压，须及早控制其血压，可以较早递增剂量和并发用药。随访时除患者主观感觉外，还要做必要的化验检查，以了解靶器官状况和有无药物不良反应。对于非重症或急症高血压，经治疗血压长期稳定达1年以上，可以考虑减少剂量，目的为减少药物的可能不良反应，但以不影响疗效为前提。

（1）选择针对性强的降血压药：降血压药物品种很多，个体差异很大，同一种药物不同的患者服用后的效果会因人而异。对医生开的降血压药，护理人员和患者必须了解药物的名称、作用、剂量、用法、不良反应等，并遵照医嘱按时服药。

（2）合适的剂量：一般由小剂量开始，逐渐调整到合适的剂量。晚上睡觉前的治疗剂量，尤其要偏小，因入睡后如果血压降得太低，则易出现脑动脉血栓形成。药品剂量不能忽大忽小，否则血压波动太大，会造成实质性脏器的损伤。

（3）不能急于求成：如血压降得太低，常会引起急性缺血性脑血管病和心脏缺血性疾病的发生。

（4）不要轻易中断治疗：应用降血压药过程中，症状改善后，仍需坚持长期服药，也不可随意减少剂量，必须听从医生的治疗安排。

（5）不宜频繁更换降血压药物：各种降血压药，在人体内的作用时间不尽相同，更换降血压药时，往往会引起血压的波动，换降血压药必须在医生指导下进行，不宜多种药合用，以避免药物不良反应。

（6）患痴呆症或意识不清的老人，护理人员必须协助服药，并帮助管理好药物，以免发生危险。

（7）注意观察不良反应，必要时，采取相应的防范措施。若患者突然出现头痛、多汗、恶心、呕吐、烦躁、心慌等症状，家人协助患者立即平卧抬高头部，用湿毛巾敷在头部；测量血压，若血压过高，应用硝苯地平嚼碎舌下含服等，以快速降血压；如果半小时后血压仍不下降，且症状明显，应立即去医院就诊。

第三节　心绞痛

心绞痛（angina pectoris）是冠状动脉供血不足，心肌急剧的、暂时的缺血与缺氧引起的综合征。其特点为阵发性的前胸压榨性疼痛感觉，主要位于胸骨后部，可放射至左上肢，常发生于劳累或情绪激动时，持续数分钟，休息或服用硝酸酯制剂后消失。本病多见于男性，多数患者在40岁以上，劳累、情绪激动、饱食、受寒、阴雨天气、急性循环衰竭等为常见的诱因。

一、病因

1. 基本病因

对心脏予以机械性刺激并不引起疼痛，但心肌缺血、缺氧则引起疼痛。当冠状动脉的"供血"与心肌的"需氧"出现矛盾，冠状动脉血流量不能满足心肌代谢需要时，引起心肌急剧的、暂时的缺血、缺氧时，即产生心绞痛。

2. 其他病因

除冠状动脉粥样硬化外，主动脉瓣狭窄或关闭不全、梅毒性主动脉炎、肥厚性心肌病、先天性冠状动脉畸形、风湿性冠状动脉炎，都可引起冠状动脉在心室舒张期充盈障碍，引发心绞痛。

二、临床表现与诊断

（一）临床表现

1. 症状和体征

（1）部位：典型心绞痛主要在胸骨体上段或中段之后，可波及心前区，有手掌大小范围，可放射至左肩、左上肢前内侧，达无名指和小指；不典型心绞痛疼痛可位于胸骨下段、左心前区或上腹部，放射至颈、下颌、左肩胛部或右前胸。

（2）性质：胸痛为压迫、发闷，或紧缩性，也可有烧灼感。发作时，患者往往不自觉地停止原来的活动，直至症状缓解。

（3）诱因：典型的心绞痛常在相似的条件下发生。以体力劳累为主，其次为情绪激动。登楼、平地快步走、饱餐后步行、逆风行走，甚至用力大便或将臂举过头部的轻微动作，暴露于寒冷环境、进冷饮、身体其他部位的疼痛，以及恐怖、紧张、发怒、烦恼等情绪变化，都可诱发。晨间痛阈低，轻微劳力如刷牙、剃须、步行即可引起发作；上午及下午痛阈提高，则较重的劳力亦可不诱发。

（4）时间：疼痛出现后常逐步加重，然后在 3 ~ 5 min 内逐渐消失，一般在停止原活动后缓解。一般为 1 ~ 15 min，多数 3 ~ 5 min，偶可达 30 min 的，可数天或数星期发作 1 次，亦可 1 d 内发作多次。

（5）硝酸甘油的效应：舌下含有硝酸甘油片如有效，心绞痛应于 1 ~ 2 min 内缓解，对卧位型心绞痛，硝酸甘油可能无效。在评定硝酸甘油的效应时，还要注意患者所用的药物是否已经失效或接近失效。

2. 体征

平时无异常体征，心绞痛发作时常见心律增快、血压升高、表情焦虑、皮肤冷或出汗，有时出现第四或第三奔马律。可有暂时性心尖部收缩期杂音，是乳头肌缺血以致功能失调引起二尖瓣关闭不全所致。

（二）诊断

1. 冠心病诊断

（1）据典型的发作特点和体征，含用硝酸甘油后缓解，结合年龄和存在冠心病易患因素，除外其他原因所致的心绞痛，一般即可建立诊断。

（2）心绞痛发作时心电图：绝大多数患者 ST 段压低 0.1 mV（1 mm）以上，T 波平坦或倒置（变异型心绞痛者则有关导联 ST 段抬高），发作过后数分钟内逐渐恢复。

（3）心电图无改变的患者可考虑做负荷试验。发作不典型者，诊断要依靠观察硝酸甘油的疗效和发作时心电图的改变；如仍不能确诊，可多次复查心电图、心电图负荷试验或 24 h 动态心电图连续监测，如心电图出现阳性变化或负荷试验诱发心绞痛发作亦可确诊。

（4）诊断有困难者可考虑行选择性冠状动脉造影或做冠状动脉 CT。考虑施行外科手术治疗者则必须行选择性冠状动脉造影。冠状动脉内超声检查可显示管壁的病变，对诊断可能更有帮助。

2. 近年对确诊心绞痛的患者主张进行仔细的分型诊断

根据世界卫生组织"缺血性心脏病的命名及诊断标准"，现将心绞痛做如下归类。

（1）劳累性心绞痛：是由运动或其他增加心肌需氧量的情况所诱发的心绞痛。包括 3 种类型。①稳定型劳累性心绞痛：简称稳定型心绞痛，亦称普通型心绞痛。是最常见的心绞痛。指由心肌缺血缺氧引起的典型心绞痛发作，其性质在 1 ~ 3 个月内并无改变。即每日和每周疼痛发作次数大致相同，诱发疼痛的劳累和情绪激动程度相同，每次发作疼痛的性质和疼痛部位无改变，用硝酸甘油后也在相同时间内发生疗效。②初发型劳累性心绞痛：简称初发型心绞痛。指患者过去未发生过心绞痛或心肌梗死，而现在发生由心肌缺血缺氧引起的心绞痛，时间尚在 1 ~ 2 个月内。有过稳定型心绞痛但已数月不发生心绞痛，再发生心绞痛未到 1 个月者也归入本型。③恶化型劳累性心绞痛：进行型心绞痛指原有稳定型心绞痛的患者，在 3 个月内疼痛的频率、程度、诱发因素经常变动，进行性恶化。可发展为心肌梗死与猝死。

（2）自发性心绞痛：心绞痛发作与心肌需氧量无明显关系，与劳累性心绞痛相比，疼痛持续时间一般较长，程度较重，且不易为硝酸甘油所缓解。包括四种类型。①卧位型心绞痛：在休息时或熟睡时发生的心绞痛，其发作时间较长，症状也较重，发作与体力活动或情绪激动无明显关系，常发生在半夜，偶尔在午睡或休息时发作。疼痛常剧烈难忍，患者烦躁不安、起床走动。硝酸甘油的疗效不明显或仅能暂时缓解。可能与夜梦、夜间血压降低或发生未被察觉的左心室衰竭，以致狭窄的冠状动脉远端心肌灌注不足；或平卧时静脉回流增加，心脏工作量增加，需氧增加等有关。②变异型心绞痛：本型患者心绞痛的性质、与卧位型心绞痛相似，也常在夜间发作，但发作时心电图表现不同，显示有关导联的 ST 段抬高而与之相对应的导联中则 ST 段压低。本型心绞痛是由于在冠状动脉狭窄的基础上，该支血管发生痉挛，引起一片心肌缺血所致。③中间综合征：亦称冠状动脉功能不全。指心肌缺血引起的心绞痛发作历时较长，达 30 min 或 1 h 以上，发作常在休息时或睡眠中发生，但心电图、放射性核素和血清学检查无心肌坏死的表现。本型疼痛其性质是介于心绞痛与心肌梗死之间，常是心肌梗死的前奏。④梗死后心绞痛：在急性心肌梗死后不久或数周后发生的心绞痛。由于供血的冠状动脉阻塞，发生心肌梗死，但心肌尚未完全坏死，一部分未坏死的心肌处于严重缺血状态下又发生疼痛，随时有再发生梗死的可能。

（3）混合性心绞痛：劳累性和自发性心绞痛混合出现，因冠状动脉的病变使冠状动脉血流储备固定地减少，同时又发生短暂地再减损所致，兼有劳累性和自发性心绞痛的临床表现。有人认为这种心绞痛在临床上实甚常见。

（4）不稳定型心绞痛：在临床上被广泛应用并被认为是稳定型劳累性心绞痛和心肌梗死和猝死之间的中间状态。它包括了除稳定型劳累性心绞痛外的上述所有了类型。其病理基础是在原有病变上发生冠状动脉内膜下出血、粥样硬化斑块破裂、血小板或纤维蛋白凝集、冠状动脉痉挛等除了没有诊断心肌梗死的明确的心电图和心肌酶谱变化外，目前应用的不稳定心绞痛的定义根据以下3个病史特征做出。①在相对稳定的劳累相关性心绞痛基础上出现逐渐增强的疼痛。②新出现的心绞痛（通常1个月内），由很轻度的劳力活动即可引起心绞痛。③在静息和很轻劳力时出现心绞痛。

三、治疗原则

预防：主要预防动脉粥样硬化的发生和发展。

治疗原则：改善冠状动脉的血供；减低心肌的耗氧；同时治疗动脉粥样硬化。

（一）发作时的治疗

（1）休息：发作时立刻休息，经休息后症状可缓解。

（2）药物治疗：应用作用较快硝酸酯制剂。

（3）在应用上述药物的同时，可考虑用镇静药。

（二）缓解期的治疗

系统治疗，清除诱因、注意休息、使用作用持久的抗动脉粥样硬化药物，以防心绞痛发作，可单独、交替或联合应用。宜尽量避免各种确知足以诱致发作的因素。调节饮食，特别是一次进食不应过饱；禁绝烟酒。调整日常生活与工作量；减轻精神负担；保持适当的体力活动，但以不致发生疼痛症状为度；一般不需卧床休息。

（三）其他治疗

低分子右旋糖酐或羟乙基淀粉注射液，作用为改善微循环的灌流，可用于心绞痛的频繁发作。抗凝药，如肝素；溶血栓药和抗血小板药可用于治疗不稳定型心绞痛。高压氧治疗增加全身的氧供应，可使顽固的心绞痛得到改善，但疗效不易巩固。体外反搏治疗可能增加冠状动脉的血供，也可考虑应用。兼有早期心力衰竭者，治疗心绞痛的同时宜用快速作用的洋地黄类制剂。

（四）外科手术治疗

主动脉 – 冠状动脉旁路移植手术（coronary artery bypass grafting，CABG）方法：取患者自身的大隐静脉或内乳动脉作为旁路移植材料。一端吻合在主动脉，另一端吻合在有病变的冠状动脉段的远端，引主动脉的血液以改善该冠状动脉所供血的心肌的血流量。

（五）经皮腔内冠状动脉成形术

经皮腔内冠状动脉成形术（percutaneous transluminal coronary angioplasty，PTCA）方法：冠状动脉造影后，针对相应病变，应用带球囊的心导管经周围动脉送到冠状动脉，在导引钢丝的指引下进入狭窄部位；向球囊内加压注入稀释的造影剂使之扩张，解除狭窄。

（六）其他冠状动脉介入性治疗

由于PTCA有较高的术后再狭窄发生率，近来采用一些其他成形方法如激光冠状动脉成形术（PTCLA）、冠状动脉斑块旋切术、冠状动脉斑块旋磨术、冠状动脉内支架安置等，期望降低再狭窄发生率。

（七）运动锻炼疗法

谨慎安排进度适宜的运动锻炼有助于促进侧支循环的发展，提高体力活动的耐受量，改善症状。

四、常见护理问题

（一）舒适的改变：心绞痛

1. 相关因素

与心肌急剧、短暂地缺血、缺氧，冠状动脉痉挛有关。

2. 临床表现

阵发性胸骨后疼痛。

3. 护理措施。

（1）心绞痛发作时立即停止步行或工作，休息片刻即可缓解。根据疼痛发生的特点，评估心绞痛严重程度（表4-3），制定相应活动计划。频发者或严重心绞痛者，严格限制体力活动，并绝对卧床休息。

表4-3　劳累性心绞痛分级

心绞痛分级	表现
Ⅰ级：日常活动无症状	较日常活动重的体力活动，如平地小炮步、快速或持重物上三楼、上陡坡等时引起心绞痛
Ⅱ级：日常活动稍受限制	一般体力活动，如常速步行1.5～2 km、上三楼、上坡等即引起的心绞痛
Ⅲ级：日常活动明显受损	较日常活动轻的体力活动，如常速步行0.5～1 km、上二楼、上小坡等即引起心绞痛
Ⅳ级：任何体力活动均引起心绞痛	轻微体力活动（如在室内缓行）即引起心绞痛，严重者休息时发生心绞痛

（2）遵医嘱给予患者舌下含服硝酸甘油、吸氧，记录心电图，并通知医生。心绞痛频发或严重者遵医嘱使用硝酸甘油静脉微泵推注。由于此类药物能扩张头面部血管，有些患者使用后会出现颜面潮红、头痛等症状，应向患者说明。

（3）用药后动态观察患者胸痛变化情况，同时监测 ECG，必要时进行心电监测。

（4）告知患者在心绞痛发作时的应对技巧：一是立即停止活动；另一是立即含服硝酸甘油。向患者讲解含服硝酸甘油是因为舌下有丰富的静脉丛，吸收见效比口服硝酸甘油快。若疼痛持续 15 min 以上不缓解，则有可能发生心肌梗死，需立即急诊就医。

（二）焦虑

1. 相关因素

与心绞痛反复频繁发作、疗效不理想有关。

2. 临床表现

睡眠不佳，缺乏自信心、思维混乱。

3. 护理措施。

（1）向患者讲解心绞痛的治疗是一个长期过程，需要有毅力，鼓励其说出内心想法，针对其具体心理情况给予指导与帮助。

（2）心绞痛发作时，尽量陪伴患者，多与患者沟通，指导患者掌握心绞痛发作的有效应对措施。

（3）及时向患者分析讲解疾病好转信息，增强患者治疗信心。

（4）告知患者不良心理状况对疾病的负面影响，鼓励患者进行舒展身心的活动（如听音乐、看报纸）等活动，转移患者注意力。

（三）知识缺乏

1. 相关因素

与缺乏知识来源，认识能力有限有关。

2. 临床表现

患者不能说出心绞痛相关知识，不知如何避免相关因素。

3．护理措施。

（1）避免诱发心绞痛的相关因素：如情绪激动、饱食、焦虑不安等不良心理状态。

（2）告知患者心绞痛的症状为胸骨后疼痛，可放射至左臂、颈、胸，常为压迫或紧缩感。

（3）指导患者硝酸甘油使用注意事项。

（4）提供简单易懂的书面或影像资料，使患者了解自身疾病的相关知识。

五、健康教育

（一）心理指导

告知患者需保持良好心态，因精神紧张、情绪激动、饱食、焦虑不安等不良心理状态，可诱发和加重病情。患者常因不适而烦躁不安，且伴恐惧，此时鼓励患者表达感觉，告知尽量做深呼吸，放松情绪才能使疾病尽快消除。

（二）饮食指导

1．减少饮食热能

控制体重少量多餐（每天 4～5 餐），晚餐尤应控制进食量，提倡饭后散步，切忌暴饮暴食，避免过饱；减少脂肪总量，限制饱和脂肪酸和胆固醇的摄入量，增加不饱和脂肪酸；限制单糖和双糖摄入量，供给适量的矿物质及维生素，戒烟戒酒。

2．在食物选择方面，应适当控制主食和含糖零食

多吃粗粮、杂粮，如玉米、小米、荞麦等；禽肉、鱼类，以及核桃仁、花生、葵花子等硬果类含不饱和脂肪酸较多，可多食用；多食蔬菜和水果，不限量，尤其是超体重者，更应多选用带色蔬菜，如菠菜、油菜、番茄、茄子和带酸味的新鲜水果，如苹果、橘子、山楂，提倡吃新鲜泡菜；多用豆油、花生油、菜油及香油等植物油；蛋白质按劳动强度供给，冠心病患者蛋白质按 2 g/kg 供给。尽量多食用黄豆及其制品，如豆腐、豆干、百叶等，其他如绿豆、赤豆也很好。

3．禁忌食物

忌烟、酒、咖啡以及辛辣的刺激性食品；少用猪油、黄油等动物油烹调；禁用动物脂肪高的食物，如猪肉、牛肉、羊肉及含胆固醇高的动物内脏、动物脂肪、脑髓、贝类、乌贼鱼、蛋黄等；食盐不宜多用，每天 2～4 g；含钠味精也应适量限用。

（三）作息指导

制定固定的日常活动计划，避免劳累。避免突发性的劳力动作，尤其在较长时间休息以后。如凌晨起来后活动动作宜慢。心绞痛发作时，应停止所有活动，卧床休息。频发或严重心绞痛患者，严格限制体力活动，应绝对卧床休息。

（四）用药指导

1．硝酸酯类

硝酸甘油是缓解心绞痛的首选药。

（1）心绞痛发作时可用短效制剂 1 片舌下含化，1～2 min 即开始起作用，持续半小时；勿吞服。如药物不易溶解，可轻轻嚼碎继续含化。

（2）应用硝酸酯类药物时可能出现头晕、头胀痛、头部跳动感、面红、心悸，继续用药数日后可自行消失。

（3）硝酸甘油应储存在棕褐色的密闭小玻璃瓶中，防止受热、受潮，使用时应注意有效期，每用 6 个月须更换药物。如果含服药物时无舌尖麻刺、烧灼感，说明药物已失效，不宜再使用。

（4）为避免直立性低血压所引起的晕厥，用药后患者应平卧片刻，必要时吸氧。长期反复应用会产生耐药性而效力降低，但停用 10 d 以上，复用可恢复效力。

2．长期服用 β 受体阻滞药者

如使用阿替洛尔（氨酰心安）、美托洛尔（倍他乐克）时，应指导患者用药。

（1）不能随意突然停药或漏服，否则会引起心绞痛加重或心肌梗死。

（2）应在饭前服用，因食物能延缓此类药物吸收。

（3）用药过程中注意监测心率、血压、心电图等。

3. 钙通道阻滞药

目前不主张使用短效制剂（如硝苯地平），以减少心肌耗氧量。

（五）特殊及行为指导

（1）寒冷刺激可诱发心绞痛发作，不宜用冷水洗脸，洗澡时注意水温及时间。外出应戴口罩或围巾。

（2）患者应随身携带心绞痛急救盒（内装硝酸甘油片）。心绞痛发作时，立即停止活动并休息，保持安静。及时使用硝酸甘油制剂，如片剂舌下含服，喷雾剂喷舌底 1～2 下，贴剂粘贴在心前区。如果自行用药后，心绞痛未缓解。应请求协助救护。

（3）有条件者可以氧气吸入，使用氧气时，避免明火。

（4）患者洗澡时应告诉家属，不宜在饱餐或饥饿时进行，水温勿过冷过热，时间不宜过长，门不要上锁，以防发生意外。

（5）与患者讨论引起心绞痛的发作诱因，确定需要的帮助，总结预防发作的方法。

（六）病情观察指导

注意观察胸痛的发作时间、部位、性质、有无放射性及伴随症状，定时监测心率、心律。若心绞痛发作次数增加，持续时间延长，疼痛程度加重，含服硝酸甘油无效者，有可能是心肌梗死先兆，应立即就诊。

（七）出院指导

（1）减轻体重，肥胖者需限制饮食热量及适当增加体力活动，避免采用剧烈运动防治各种可加重病情的疾病，如高血压、糖尿病、贫血、甲状腺功能亢进等。特别要控制血压，使血压维持在正常水平。

（2）慢性稳定型心绞痛患者大多数可继续正常性生活，为预防心绞痛发作，可在 1 h 前含服硝酸甘油 1 片。

（3）患者应随身携带硝酸甘油片以备急用，患者及家属应熟知药物的放置地点，以备急需。

第五章

普外科疾病护理

第一节　胃食管反流病

胃食管反流病（gastro esophageal reflux disease，GERD）是一种因胃和（或）十二指肠内容物反流入食管引起胃灼热、反流、胸痛等症状和（或）组织损害的综合征，包括食管综合征和食管外综合征。食管综合征有典型反流综合征、反流胸痛综合征及伴食管黏膜损伤的综合征，如反流性食管炎（refluxesophagitis，RE）、反流性狭窄、Barrett食管（barrett's esophagus，BE）及食管腺癌。食管外综合征有反流性咳嗽综合征、反流性喉炎综合征、反流性哮喘综合征及反流性蛀牙综合征，还可能有咽炎、鼻窦炎、特发性肺纤维化及复发性中耳炎。

根据内镜下表现的不同，GERD可分为非糜烂性反流病（non-erosive reflux disease，NERD）、RE及BE，我国60%～70%的GERD表现为NERD。

一、病因和发病机制

与GERD发生有关的机制包括抗反流防御机制的削弱、食管黏膜屏障的完整性破坏及胃十二指肠内容物反流对食管黏膜的刺激等。

（一）抗反流机制的削弱

抗反流机制的削弱是GERD的发病基础，包括下食管括约肌（lower esophageal sphincter. LES）功能失调、食管廓清功能下降、食管组织抵抗力损伤、胃排空延迟等。

1. LES功能失调

LES功能失调在GERD发病中起重要作用，其中LES压力降低、一过性下食管括约肌松弛（transient lower esophageal sphincter relaxation，TLESR）及裂孔疝是引起GERD的三个重要因素。

LES正常长3～4 cm，维持10～30 mmHg的静息压，是重要的抗反流屏障。当LES压力 < 6 mmHg时，即易出现胃食管反流。即使LES压力正常，也不一定就没有胃食管反流。近来的研究表明TLESR在GERD的发病中有重要作用。TLESR系指非吞咽情况下LES发生自发性松弛，可持续8～10 s，长于吞咽时LES松弛，并常伴胃食管反流。TLESR是正常人生理性胃食管反流的主要原因，目前认为TLESR是小儿胃食管反流的最主要因素，胃扩张（餐后、胃排空异常、空气吞入）是引发TLESR的主要刺激因素。裂孔疝破坏了正常抗反流机制的解剖和生理，使LES压力降低并缩短了LES长度，削弱了膈肌的作用，并使食管蠕动减弱，故食管裂孔疝是胃食管反流重要的病理生理因素。

2. 食管、胃功能下降

（1）食管：健康人食管借助正常蠕动可有效清除反流入食管的胃内容物。GERD患者由于食管原发和继发蠕动减弱，无效食管运动发生率高，有如硬皮病样食管，致食管廓清功能障碍，不能有效廓清反流入食管的胃内容物。

（2）胃：胃轻瘫或胃排空功能减弱，胃内容物大量潴留，胃内压增加，导致胃食管反流。

（二）食管黏膜屏障

食管黏膜屏障是食管黏膜上皮抵抗反流物对其损伤的重要结构，包括食管上皮前（黏液层、静水层和黏膜表面 HCO_3^- 所构成的物理化学屏障）、上皮（紧密排列的多层鳞状上皮及上皮内所含负离子蛋白和 HCO_3^- 可阻挡和中和 H^+）及上皮后（黏膜下毛细血管提供 HCO_3^- 中和 H^+）屏障。当屏障功能受损时，即使是正常反流亦可致食管炎。

（三）胃十二指肠内容物反流

胃食管反流时，含胃酸、胃蛋白酶的胃内容物，甚至十二指肠内容物反流入食管，引起胃灼热、反流、胸痛等症状，甚至导致食管黏膜损伤。难治性 GERD 常伴有严重的胃食管反流。Vaezi 等发现，混合反流可导致较单纯反流更为严重的黏膜损伤，两者可能存在协同作用。

二、流行病学

GERD 是一常见病，在世界各地的发病率不同，欧美发病率为 10%～20%，在南美约为 10%，亚洲发病率约为 6%。无论在西方还是在亚洲，GERD 的发病率均呈上升趋势。

三、病理

RE 的病理改变主要有食管鳞状上皮增生，黏膜固有层乳头向表面延伸，浅层毛细血管扩张、充血和（或）出血，上皮层内中性粒细胞和淋巴细胞浸润，严重者可有黏膜糜烂或溃疡形成。慢性病变可有肉芽组织形成、纤维化以及 Barrett 食管改变。

四、临床表现

GERD 的主要临床表现包括以下内容。

（一）食管表现

1. 胃灼热

胃灼热是指胸骨后的烧灼样感觉，胃灼热是 GERD 最常见的症状。胃灼热的严重程度不一定与病变的轻重程度一致。

2. 反流

反流指胃内容物反流入口中或下咽部的感觉，此症状多在胃灼热、胸痛之前发生。

3. 胸痛

胸痛作为 GERD 的常见症状，日渐受到临床的重视。可酷似心绞痛，对此有时单从临床很难做出鉴别。胸痛的程度与食管炎的轻重程度无平行关系。

4. 吞咽困难

吞咽困难指患者能感觉到食物从口腔到胃的过程发生障碍，吞咽困难可能与咽喉部的发胀感同时存在。引起吞咽困难的原因很多，包括与反流有关的食管痉挛、食管运动功能障碍、食管瘢痕狭窄及食管癌等。

5. 上腹痛

也可以是 GERD 的主要症状。

（二）食管外表现

1. 咽喉部表现

如慢性喉炎、慢性声嘶、发音困难、声带肉芽肿、咽喉痛、流涎过多、癔球症、颈部疼痛、牙周炎等。

2. 肺部表现

如支气管炎、慢性咳嗽、慢性哮喘、吸入性肺炎、支气管扩张、肺脓肿、肺不张、咯血及肺纤维化等。

五、相关检查

（一）上消化道内镜

对 GERD 患者，内镜检查可确定是否有 RE 及病变的形态、范围与程度；同时可取活体组织进行病理学检查，明确有无 BE、食管腺癌；还可进行有关的治疗。但内镜检查不能观察反流本身，内镜下的食管炎也不一定都由反流引起。

洛杉矶分级是目前国际上最为广泛应用的内镜 RE 分级方案，根据内镜下食管黏膜破损的范围和形状，将 RE 划分为 A ~ D 级（图 5-1）。

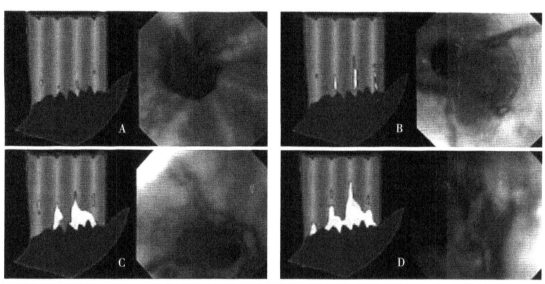

分级	内镜特征
A	一处或多出 ≤ 5 mm 的食管黏膜破损，病变之间无融合
B	一处或几处 > 5 mm 的食管黏膜破损，病变之间无融合
C	一处或几处食管黏膜破损，病变之间相互融合，但未超过食管环周的 75%
D	一处或几处食管黏膜破损，病变之间相互融合，至少累及食管环周的 75%

附加描述项目：有无食管狭窄、食管溃疡及 BE

图 5-1　GERD 内镜分级

（二）其他检查

1. 24 h 食管 pH 监测

是最好的定量监测胃食管反流的方法，已作为 GERD 诊断的金标准。最常使用的指标是 pH 值 < 4 总时间。该方法有助于判断反流的有无及其和症状的关系，以及疗效不佳的原因。其敏感性与特异性分别为 79% ~ 90% 和 86% ~ 100%。该检查前 3 ~ 5 d 停用改变食管压力的药物（胃肠动力剂、抗胆碱能药物、钙通道阻断剂、硝酸盐类药物、肌肉松弛剂等）、抑制胃酸的药物（PPI、H_2RA、抑酸药）。

近年无绳食管 pH 胶囊（bravo 胶囊）的应用使食管 pH 监测更为方便，易于接受，且可行食管多部位（远端、近端及下咽部等）及更长时间（48 ~ 72 h）的监测。

2. 食管测压

可记录 LES 压力、显示频繁的 TLESR 和评价食管体部的功能。单纯用食管压力来诊断胃食管反流并不十分准确，其敏感性约 58%，特异性约 84%。因此，并非所有的 GERD 患者均需做食管压力测定，仅用于不典型的胸痛患者或内科治疗失败考虑用外科手术抗反流者。

3. 食管阻抗监测

通过监测食管腔内阻抗值的变化来确定是液体或气体反流。目前食管腔内阻抗导管均带有 pH 监测通道，可根据 pH 和阻抗变化进一步区分酸反流（pH 值 < 4）、弱酸反流（pH 值在 4 ~ 7）以及弱碱反流（pH 值 > 7），用于 GERD 的诊断，尤其有助于对非酸反流为主的 NERD 患者的诊断、抗反流手术前和术后的评估、难治性 GERD 病因的寻找、不典型反流症状的 GERD 患者的诊断以及确诊功能性胃灼热患者。

4. 食管胆汁反流测定

用胆汁监测仪（bilitec 2000）测定食管内胆红素含量，从而了解有无十二指肠胃食管反流。现有的 24 h 胆汁监测仪可得到胆汁反流次数、长时间反流次数、最长反流时间和吸收值 ≥ 0.14 的总时间及其百分比，从而对胃食管反流做出正确的评价。因采用比色法检测，必须限制饮食中的有色物质。

5. 上胃肠道 X 线钡餐

对观察有无反流及食管炎均有一定的帮助，还有助于排除其他疾病和发现有无解剖异常，如膈疝，有时上胃肠道钡餐检查还可发现内镜检查没有发现的，轻的食管狭窄，但钡餐检查的阳性率不高。

6. 胃 - 食管放射性核素闪烁显像

此为服用含放射性核素流食后以 γ 照相机检测放射活性反流的技术。本技术有 90% 的高敏感性，但特异性低，仅为 36%。

7. GERD 诊断问卷

让疑似 GERD 患者回顾过去 4 周的症状以及症状发作的频率，并将症状由轻到重分为 0 ~ 5 级，评估症状程度，总分超过 12 分即可诊断为 GERD。

8. 质子泵抑制剂（proton pump inhibitors，PPI）试验对疑似 GERD 的患者，可服用标准剂量 PPI，每天 2 次，用药时间为 1 ~ 2 周。患者服药后 3 ~ 7 d，若症状消失或显著好转，本病诊断可成立。其敏感性和特异性均可达 60% 以上。但本试验不能鉴别恶性疾病，且可因用 PPI 而掩盖内镜所见。

9. 超声诊断

超声诊断直观性好，诊断敏感性高，并且对患者的损伤性小。B 超诊断 GER 标准为至少在 2 次不同时间内观察到反流物充满食管下段和胃与食管间液体来回移动可诊断为 GER。

六、诊断

由于 GERD 临床表现多种多样，症状轻重不一，有的患者可能有典型的反流症状，但内镜及胃食管反流检测无异常；而有的患者以其他器官系统的症状为主要表现，给 GERD 的诊断造成一定的困难。因此，GERD 的诊断应结合患者的症状及实验室检查综合判断。

1. RE 的诊断

有胃食管反流的症状，内镜可见累及食管远端的食管炎，排除其他原因所致的食管炎。

2. NERD 的诊断

有胃食管反流的症状，内镜无食管炎改变，但实验室检查有胃食管反流的证据，如：① 24 h 食管 pH 监测阳性。②食管阻抗监测、食管胆汁反流测定、静息放射性核素检查或钡餐检查显示胃食管反流。③食管测压示 LES 压力降低或 TLESR，或食管体部蠕动波幅降低。

七、治疗

胃食管反流病的治疗目标为充分缓解症状，治愈食管炎，维持症状缓解和胃镜检查的缓解，治疗或预防并发症。

1. GERD 的非药物治疗

非药物治疗指生活方式的指导，避免一切引起胃食管反流的因素等。如要求患者饮食不宜过饱；忌烟、酒、咖啡、巧克力、酸食和过多脂肪；避免餐后立即平卧。对仰卧位反流，抬高床头 10 cm 就可减轻症状。对于立位反流，有时只要患者穿宽松衣服，避免牵拉、上举或弯腰就可减轻。超重者在减肥后症状会有所改善。某些药物能降低 LES 的压力，导致反流或使其加重，如抗胆碱能药物、钙通道阻断剂、硝酸盐类药物、肌肉松弛剂等，对 GERD 患者尽量避免使用这些药物。

2. GERD 的药物治疗。

（1）抑酸药：抑酸药是治疗 GERD 的主要药物，主要包括 PPI 和 H₂ 受体拮抗剂（histamine2 receptor antagonist，H₂RA），PPI 症状缓解最快，对食管炎的治愈率最高。虽然 H₂RA 疗效低于 PPI，但在一些病情不是很严重的 GERD 患者中，采用 H₂RA 仍是有效的。

（2）促动力药：促动力药可用于经过选择的患者，特别是作为酸抑制治疗的一种辅助药物。对大多数 GERD 患者，目前应用的促动力药不是理想的单一治疗药物。

①多巴胺受体拮抗剂：此类药物能促进食管、胃的排空，增加 LES 的张力。此类药物包括甲氧氯普胺（metoclopramide）和多潘立酮（domperidone），常用剂量为 10 mg，每天 3～4 次，睡前和餐前服用。前者如剂量过大或长期服用，可导致锥体外系神经症状，故老年患者慎用；后者长期服用亦可致高催乳素血症，产生乳腺增生、泌乳和闭经等不良反应。

②非选择性 5-HT₄ 受体激动剂：此类药能促进肠肌丛节后神经释放乙酰胆碱而促进食管、胃的蠕动和排空，从而减轻胃食管反流。目前常用的为莫沙必利（mosapride），常用剂量为 5 mg，每天 3～4 次，饭前 15～30 min 服用。

③伊托必利（itopride）：此类药可通过阻断多巴胺 D₂ 受体和抑制胆碱酯酶的双重功能，起到加速胃排空、改善胃张力和敏感性、促进胃肠道动力的作用。该药消化道特异性高，对心脏、中枢神经系统、泌乳素分泌的影响小，在 GERD 治疗方面具有长远的优势。常用剂量为 50 mg，每天 3～4 次，饭前 15～30 min 服用。

（3）黏膜保护剂：对控制症状和治疗反流性食管炎有一定疗效。常用的药物有硫糖铝 1 g，每天 3～4 次，饭前 1 h 及睡前服用；铝碳酸镁 1 g，每天 3～4 次，饭前 1h 及睡前服用，具有独特的网状结构，既可中和胃酸，又可在酸性环境下结合胆汁酸，对于十二指肠胃食管反流有较好的治疗效果。枸橼酸铋钾盐（tripotassium dicitrato bismuthate，TDB），480 mg/d，分 2～4 次于饭前及睡前服用。

（4）γ-氨基丁酸（GABA）受体抑制剂：由于 TLESR 是发生胃食管反流的主要机制，因此 TLESR 成为治疗的有效靶点。对动物及人类研究显示，GABA 受体抑制剂巴氯芬（baclofen）可抑制 TLESR，可能是通过抑制脑干反射而起作用的。巴氯芬对 GERD 患者既有短期作用，又有长期作用，可显著减少反流次数和缩短食管酸暴露时间，还可明显改善十二指肠胃食管反流及其相关的反流症状，是目前控制 TLESR 发生率最有前景的药物。

（5）维持治疗：因为 GERD 是一种慢性疾病，持续治疗对控制症状及防止并发症是适当的。

3. GERD 的内镜抗反流治疗

为了避免 GERD 患者长期需要药物治疗及手术治疗风险大的缺点，内镜医师在过去的几年中在内镜治疗 GERD 方面做出了不懈的努力，通过这种方法改善 LES 的屏障功能，发挥其治疗作用。

（1）胃镜下腔内折叠术：该方法是将一种缝合器安装在胃镜前端，于直视下在齿状线下缝合胃壁组织，形成褶皱，增加贲门口附近紧张度、"延长腹内食管长度"及形成皱褶，以阻挡胃肠内容物的反流。包括黏膜折叠方法或全层折叠方法。

（2）食管下端注射法：指内镜直视下环贲门口或食管下括约肌肌层注射无活性低黏度膨胀物质，增加 LES 的功能。

（3）内镜下射频治疗：该方法是将射频治疗针经活检孔道送达齿状线附近，刺入食管下端的肌层进行热烧灼，使肌层"纤维化"，增加食管下端张力。

内镜治疗 GERD 的安全性及可能性已经多中心研究所证明，且显示大部分患者可终止药物治疗，但目前仍缺乏严格的大样本多中心对照研究。

4. GERD 的外科手术治疗

对 GERD 患者行外科手术治疗时，必须掌握严格的适应证，主要包括：①需长期用药维持，且用药后症状仍然严重者。②出现严重并发症，如出血、穿孔、狭窄等，经药物或内镜治疗无效者。③伴有严重的食管外并发症，如反复并发肺炎、反复发作的难以控制的哮喘、咽喉炎，经药物或内镜治疗无效者。④疑有恶变倾向的 BE。⑤严重的胃食管反流而不愿终生服药者。⑥仅对大剂量质子泵抑制剂起效的年轻患者，如有严重并发症（出血、狭窄、BE）。

临床应用过的抗反流手术方法较多。目前治疗 GERD 的手术常用 Nissen 胃底折叠术、Belsey 胃底部分折叠术。各种抗反流手术治疗的效果均应通过食管 24 h 的 pH 测定、内镜及临床表现进行综合评价。

近十几年来，腹腔镜抗反流手术得到了长足的发展。腹腔镜胃底折叠术是治疗 GERD 疗效确切的方法，是治疗 GERD 的主要选择之一，尤其对于年轻、药物治疗效果不佳、伴有裂孔疝的患者。与常规开放手术相比较，腹腔镜手术具有创伤小、术后疼痛轻和患者恢复快的优点，特别适用于年老体弱、心肺不佳的患者。但最近的研究显示，术后并发症高达 30%，包括吞咽困难、不能打嗝、腹泻及肛门排气等。约 62% 的患者在接受抗反流手术 10 年后仍需服用 PPI 治疗。因此，内科医师在建议 GERD 患者行腹腔镜胃底折叠术前应注意这些并发症，严格选择患者。

5. 并发症的治疗

（1）食管狭窄的治疗：早期给予有效的药物治疗是预防 GERD 患者食管狭窄的重要手段。内镜扩张疗法是治疗食管狭窄所致吞咽困难的有效方法。扩张疗法所需食管扩张器有各型探条、气囊、水囊及汞橡胶扩张器等。常将食管直径扩张至 14 mm 或 44F。患者行有效的扩张食管治疗后，应用 PPI 或 H₂RA 维持治疗，避免食管再次狭窄。手术是治疗食管狭窄的有效手段。常在抗反流术前或术中同时使用食管扩张疗法。

（2）BE 的治疗。

①药物治疗：长期 PPI 治疗不能缩短 BE 的病变长度，但可促进部分患者鳞状上皮再生，降低食管腺癌发生率。选择性 COX-2 抑制剂有助于减少患食管癌，尤其是腺癌的风险。

②内镜治疗：目前常采用的内镜治疗方法有各种方式的内镜消融治疗和内镜下黏膜切除术等。适应证为伴有异型增生和黏膜内癌的 BE 患者，超声内镜检查有助于了解病变的深度，有助于治疗方式的选择。

③手术治疗：对已证实有癌变的 BE 患者，原则上应手术治疗。手术方法同食管癌切除术，胃肠道重建多用残胃或结肠，少数用空肠。

④抗反流手术：包括外科手术和内镜下抗反流手术。虽然能在一定程度上改善 BE 患者的反流症状，但不能影响其自然病程，远期疗效有待证实。

八、护理评估

（一）健康史

询问患者症状出现的时间、频率和严重程度；了解患者饮食习惯如有无进食高脂食物、含咖啡因饮料等；有无烟酒嗜好；有无肥胖及其他疾病，是否服用对下食管括约肌压力有影响的药物等。

（二）身体评估

胃食管反流病的临床表现多样，轻重不一。

1. 反流症状

常见症状有反酸、反食、嗳气等。常于餐后特别是饱餐后、平卧时发生，有酸性液体或食物从胃及食管反流到口咽部。反酸常伴胃灼热，是胃食管反流病最常见的症状。

2. 反流物刺激食管引起的症状

常见症状有胃灼热、胸痛、吞咽痛等。胃灼热是一种胸骨后发热、烧灼样不适，常于餐后（尤其是饱食或脂肪餐）1 h 出现，躯体前屈或用力屏气时加重，站立或坐位时或服用抗酸药物后可缓解。一般认为是由于酸性反流物刺激食管上皮下的感觉神经末梢所致。反流物也可刺激机械感受器引起食管痉挛性疼痛，严重者可放射到颈部、后背、胸部，有时酷似心绞痛症状。部分患者可有吞咽痛和吞咽困难，常为间歇性发作，系食管动力异常所致，晚期可呈持续性进行性加重，常提示食管狭窄。

3. 食管以外刺激的临床表现

如咽部异物感、咳嗽、咽喉痛、声音嘶哑等。部分患者以咳嗽、哮喘为主要症状，系因反流物吸入呼吸道，刺激支气管黏膜引起炎症和痉挛；或因反流物刺激食管黏膜感受器，通过迷走神经反射性引起支气管痉挛所致。

4. 并发症

（1）上消化道出血：由于食管黏膜炎症、糜烂和溃疡所致，多表现为黑便，呕血较少。

（2）食管狭窄：重度反流性食管炎可因食管黏膜糜烂、溃疡，使纤维组织增生，瘢痕形成致食管狭窄，患者表现为渐进性吞咽困难，尤以进食固体食物时明显。

（3）Barrett 食管：食管黏膜因受反流物的慢性刺激，食管与胃交界处的齿状线 2 cm 以上的鳞状上皮被化生的柱状上皮替代，称为 Barrett 食管，是食管腺癌的主要癌前病变。

（三）辅助检查

1. 内镜检查

内镜检查是诊断反流性食管炎的最准确方法，并能判断反流性食管炎的严重程度和有无并发症。内镜下可见食管下段黏膜充血、水肿、糜烂，伴有浅表性溃疡和渗出物，晚期可见瘢痕形成和狭窄。

2. 食管 X 线钡餐检查

可见食管蠕动变弱，食管下段黏膜皱襞粗乱，有时可见小龛影及狭窄现象；头低位时可显示胃内钡剂反流入食管。其对胃食管反流病诊断的敏感性及特异性均较内镜检查低。

3. 24 h 食管 pH 监测

有助于明确在生理活动状态下有无过多的胃食管反流，且有助于明确患者的症状是否与酸反流有关，也可以用来监测正在治疗中的患者酸反流的控制情况。目前常用的观察指标是 24 h 食管内 pH 值 < 4 的百分比、pH 值 < 4 的次数、持续 5 min 以上的反流次数以及最长反流持续时间。胆汁反流可用 24 h 胆汁监测仪（Bilitec-2000）测定。

4. 食管内测压

正常人下食管括约肌压力 10 ~ 30 mmHg，下食管括约肌压力低于 10 mmHg 提示可能出现胃食管反流。

5. 质子泵抑制剂（PPI）试验性治疗

PPI 试验是应用较高剂量 PPI 在较短时间内对怀疑胃食管反流病的患者进行诊断性治疗。PPI 试验的敏感性与 pH 监测相似，可达 80%。

（四）心理 - 社会评估

重点评估患者的心理状况、工作及生活中的压力及其对生理心理状况的影响。如有无严重的焦虑或抑郁，对疾病知识的了解程度等。精神紧张、情绪变化和抑郁等均可影响食管动力和感觉功能，并影响患者对症状和疾病行为的感知能力，从而表现出焦虑、抑郁和躯体化精神症状。

九、护理措施

（一）指导患者改变不良生活方式和饮食习惯

（1）卧位时将床头抬高 10 ~ 20 cm，避免餐后平卧和睡前 2 h 进食。

（2）少量多餐，避免过饱；食物以高蛋白、高纤维、低脂肪、易消化为主，应细嚼慢咽；避免进食可使下食管括约肌压降低的食物，如高脂肪、巧克力、咖啡、浓茶等；戒烟酒。

（3）避免剧烈运动以及使腹压升高的因素，如肥胖、紧身衣、束腰带等。

（4）避免使用使下食管括约肌压降低的药物，如 β 肾上腺素能激动剂、α 肾上腺素能受体阻断剂、抗胆碱能制剂、钙离子通道阻滞剂、茶碱等。

（二）用药指导

抑制胃酸是胃食管反流病治疗的主要手段，根据医嘱给患者进行药物治疗，注意观察疗效及不良反应。常用药物有：

1. 抑制胃酸药物

质子泵抑制剂（如奥美拉唑 20 mg bid，兰索拉唑 30 mg qd，泮托拉唑 40 mg bid，雷贝拉唑 10 mg bid 或埃索美拉唑 40 mg bid）可有效抑制胃酸分泌，最快速地缓解症状。一天一次应用 PPI 的患者应该在早餐前服用，而睡前服用 PPI 可更好控制夜间酸分泌，通常疗程在 8 周以上，部分患者需要长期服药。也可选用 H₂ 受体阻断剂，如西咪替丁、雷尼替丁、法莫替丁等，疗程 8～12 周。适用于轻、中症患者。

2. 促动力药物

该药可增加下食管括约肌压力，改善食管蠕动功能，促进胃排空，减少胃食管反流，改善患者症状，可作为抑酸剂的辅助用药。常用药物有甲氧氯普胺或多潘立酮，餐前半小时服用，服药期间注意观察有无腹泻、便秘、腹痛、恶心等不良反应。

3. 黏膜保护剂

可以在食管黏膜表面形成保护性屏障，吸附胆盐和胆汁酸，阻止胃酸、胃蛋白酶的侵蚀，防止其对食管黏膜的进一步损伤。常用药物包括硫糖铝、铋剂、铝碳酸镁等。硫糖铝片需嚼碎后成糊状，餐前半小时用少量温开水冲服，但长期使用可抑制磷的吸收而致骨质疏松。

（三）手术治疗患者的护理

手术治疗的目的是使食管下段形成一个高压带，提高下食管括约肌的压力，阻止胃内容物的反流。适应证包括：①由于不良反应，患者不能耐受长期 PPI 治疗。② PPI 疗效不佳。③患者因不愿长期服药要求手术。④并发出血、狭窄、Barrett 食管等。⑤反流引起严重呼吸道疾病等。通常采用胃底折叠术，近年来开展了腹腔镜下胃底折叠术和内镜下贲门黏膜缝扎术，均取得较好的近期疗效。

1. 术前护理

术前评估患者的生命体征和临床症状、营养状态、心理状态及患者手术有关的知识和术后配合的知识的了解程度；讲解手术操作方法、各项检查目的、配合方法，使患者树立战胜疾病的信心，更好地配合治疗。

2. 术后护理

指导患者深呼吸、有效咳嗽，避免呼吸道并发症；密切观察病情，若观察到胸骨后及上腹部剧烈疼痛、发热等情况，考虑手术并发症的可能，应及时与医师联系。

（四）心理护理

关心体贴患者，告知疾病与治疗有关知识，消除患者紧张情绪，避免一些加重本病的刺激因素，使患者主动配合治疗，保持情绪稳定。

第二节　结肠癌

结肠癌（carcinoma of colon）是消化道常见的恶性肿瘤，以 41～65 岁发病率高。在我国近 20 年来尤其是在大城市，发病率明显上升，有多于直肠癌的趋势。而直肠癌的发病率基本稳定。

一、病因

结肠癌的发病因素目前尚未明了，根据流行病学调查和临床观察分析，可能与下列因素有关。

1. 饮食因素

结肠癌的发病与摄入过多的动物脂肪及动物蛋白质，缺乏新鲜蔬菜及含膳食纤维的食品有一定的相关性，加之缺乏适度的体力活动，导致肠道蠕动功能减弱，肠道菌群改变，使粪便通过肠道的速度减慢，致癌物质与肠黏膜接触时间延长；此外，过多摄入腌制食品可增加肠道中的致癌物质，诱发结肠癌；而维生素、微量元素及矿物质的缺乏均可能增加结肠癌的发病概率。

2. 遗传因素

遗传易感性在结肠癌的发病中具有重要地位，临床上 10%～15% 的患者为遗传性结直肠肿瘤，如家族性腺瘤性息肉病（familial adenomatous polyposis，FAP）及遗传性非息肉性结肠癌。

3. 癌前病变

多数结肠癌来自腺瘤变，其中家族性息肉病和结肠绒毛状腺瘤癌变率最高，已被公认为癌前病变；

而近年来结肠的某些慢性炎症改变，如溃疡性结肠炎、克罗恩病及血吸虫病肉芽肿与大肠癌的发生有密切关系，已被列为癌前病变。

二、病理生理和分型

1. 根据肿瘤的大体形态分型

（1）隆起型：肿瘤向肠腔内生长，呈结节状、菜花状或息肉样隆起，大的肿块表面易发生溃疡。好发于右半结肠，尤其是盲肠。

（2）溃疡型：肿瘤向肠壁深层生长且向四周浸润，中央形成较深的溃疡，溃疡基底部深达或超过肌层，是结肠癌常见的类型。

（3）浸润型：肿瘤沿肠壁环状浸润生长，局部肠壁增厚，易引起肠腔狭窄和肠梗阻。多发生于左半结肠，尤其是乙状结肠。

（4）胶样型：部分黏液腺癌的肿瘤组织可形成大量黏液，使得肿瘤剖面呈半透明的胶状，故称为胶样型。外形不一，既可呈隆起型，也可呈溃疡型，或表现为浸润性生长。

2. 组织学分型

显微镜下组织学常见分型：①腺癌：可进一步分为管状腺癌、乳头状腺癌、黏液腺癌、印戒细胞癌及未分化癌，其中管状腺癌为最多见的组织学类型；②腺鳞癌：肿瘤由腺癌细胞及鳞状细胞构成，分化程度为中度至低度。

3. 临床病理分期

国内一般应用我国 1984 年推出的 Dukes 改良分期方法，较为简单实用。

A 期：癌肿仅限于肠壁，未超出浆膜层。又分为三期：A1，癌肿侵及黏膜或黏膜下层；A2，癌肿侵及肠壁浅肌层；A3，癌肿侵及肠壁深肌层，但未达浆膜。

B 期：癌肿穿透肠壁浆膜或侵及肠壁浆膜外组织、器官，无淋巴结转移。

C 期：癌肿侵及肠壁任何一层，但有淋巴转移。可分为两期：C1，淋巴转移仅限于癌肿附近；C2，癌肿转移至系膜和系膜根部淋巴结。

D 期：有远处转移或腹腔转移或广泛侵及邻近脏器而无法切除者。

4. 扩散和转移方式

（1）直接浸润：癌细胞可向 3 个方向浸润生长，环状浸润、肠壁深层及沿纵轴浸润，穿透肠壁后即可侵犯周围的组织器官。

（2）淋巴转移：这是大肠癌最主要的转移途径。可沿结肠上淋巴结、结肠旁淋巴结、系膜周围的中间淋巴结和系膜根部的中央淋巴结依次转移。

（3）血行转移：癌肿向深层浸润后，常侵入肠系膜血管。常见为癌细胞沿门静脉转移至肝，甚至进入体循环向远处转移至肺，少数可侵犯脑或骨骼。

（4）种植转移：癌细胞穿透肠壁后，脱落的癌细胞可种植在腹膜和腹腔其他器官表面，以盆腔底部、直肠前陷窝最常见。

当发生广泛腹腔转移时，可形成腹腔积液，多为血性，并可在腹腔积液中找到癌细胞。

三、临床表现

结肠癌早期常无明显特异性表现，容易被忽视。常可出现下列表现：

1. 排便习惯与粪便性状的改变

常为最早出现的症状，多表现为大便次数增多、大便不成形或稀便；当出现不全肠梗阻时，可表现为腹泻与便秘交替出现；由于癌肿表面已发生溃疡、出血及感染，所以患者常表现为便中带血、脓性或黏液性粪便。

2. 腹痛

腹痛也是早期常见的症状之一。腹部疼痛部位不确定，亦不剧烈，多表现为慢性隐痛或仅为腹部不适或腹部胀痛，易被忽视。当癌肿穿透肠壁引起局部炎症时，具有定位压痛及包块，腹痛常较明显；出现肠梗阻时，腹痛加重或阵发性腹部绞痛。

3. 腹部肿块

肿块以右半结肠癌多见。肿块大多坚硬，位于横结肠或乙状结肠的癌肿可有一定活动度。若癌肿穿透肠壁并发感染，可表现为固定压痛的肿块。

4. 肠梗阻

肠梗阻多为结肠癌的中晚期症状。一般表现为慢性低位不全性肠梗阻，主要表现是腹胀和便秘，腹部胀痛或阵发性绞痛，进食后症状加重。当发生完全梗阻时，症状加剧，部分患者出现呕吐，呕吐物为粪样物。

5. 全身症状

由于患者长期慢性失血，癌肿表面溃烂、感染、毒素吸收等，可出现贫血、消瘦、乏力、低热等全身性表现。病情晚期可出现肝大、黄疸、腹腔积液及恶病质表现等。

由于结肠癌的部位不同，临床表现也有区别。一般右半结肠癌多以肿块型伴溃疡为主，临床上以全身症状如贫血、消瘦、全身乏力及腹部包块为主；左半结肠癌多以浸润型为主，极易引起肠腔环形狭窄，因此左半结肠癌以肠梗阻、便秘、腹泻、便血等症状为显著。

四、实验室及其他检查

1. 实验室检查

（1）粪潜血试验：高危人群的初筛方法及普查手段，对结果呈阳性者进一步检查，可帮助及时发现早期病变。

（2）肿瘤标记物检查：癌胚抗原测定对结肠癌的诊断和术后监测较有意义，主要用于监测结肠癌的复发。

2. 影像学检查

（1）X 线钡剂灌肠或气钡双重对比造影检查：是结肠癌的重要检查方法。可观察到结肠壁僵硬、皱襞消失、存在充盈缺损及龛影。

（2）B 超和 CT 检查：有助于了解腹部肿块、腹腔内肿大淋巴结及有无肝转移等。

3. 内镜检查

内镜检查包括直肠镜、乙状结肠镜或纤维结肠镜检查，可观察病灶的部位、大小、形态、肠腔狭窄的程度等，并可在直视下取活组织做病理学检查，以明确诊断。是诊断大肠癌最有效、最可靠的方法。

五、治疗要点

治疗原则是以手术切除为主，同时配合化学治疗、放射治疗等方法的综合治疗。

1. 手术治疗

手术方式的选择应综合考虑癌肿的部位、范围、大小、活动度及细胞分化程度等因素。

（1）根治性手术：

①结肠癌根治术：切除范围包括癌肿在内的两端肠管，一般要求距肿瘤边缘 10 cm，以及所属系膜和区域淋巴结。a. 右半结肠切除术：适用于盲肠、升结肠、结肠肝曲癌。对于盲肠和升结肠癌，切除范围包括 10 ~ 20 cm 的回肠末段、盲肠、升结肠、右半横结肠和大网膜，以及相应的系膜、淋巴结，做回肠与横结肠端端或端侧吻合。对于结肠肝曲的癌肿，除上述范围外，须切除横结肠和胃网膜右动脉组的淋巴结。b. 横结肠切除术：适用于横结肠中部癌。切除范围包括全部横结肠、部分升结肠、降结肠及其系膜、血管、淋巴结和大网膜，行升结肠和降结肠端端吻合。c. 左半结肠切除术：适用于结肠脾曲癌、降结肠癌和乙状结肠癌。切除范围包括左半横结肠、降结肠、乙状结肠及其所属系膜、左半大网膜和淋巴结。d. 单纯乙状结肠切除术：适用于乙状结肠癌，若癌肿小，位于乙状结肠中部，而且乙状结肠较长者，同时切除所属系膜及淋巴结，做结肠、直肠端端吻合术。

②经腹腔镜行结肠癌根治术：腹腔镜手术可减小创伤，减轻患者痛苦，减少术后并发症，从而加快患者康复，且有与传统手术方式相同的疗效，现已逐步在临床推广应用。

（2）结肠癌并发急性肠梗阻的手术：需在进行胃肠减压、纠正水和电解质紊乱以及酸碱平衡失调等积极术前准备后行急诊手术，解除梗阻。若为右半结肠癌可行一期切除；如患者全身情况差，则先作肿瘤切除、盲肠造口或短路手术以解除梗阻，待病情稳定后行二期根治性切除手术。若为左半结肠癌并发急性肠梗阻时，一般应在梗阻部位的近侧作横结肠造口，在肠道充分准备的条件下，再二期手术行根治性切除。

（3）姑息性手术：适用于局部癌肿尚能切除，但已有广泛转移，不能根治的晚期结肠癌病例，可根据患者全身情况和局部病变程度，作癌肿所在肠段局部切除及肠吻合术。晚期局部癌肿已不能切除时，为解除梗阻，可将梗阻近端肠管与远端肠管做端侧或侧侧吻合术，或梗阻近端做结肠造口。

2. 非手术治疗

（1）化学治疗：这是结肠癌综合治疗的一部分，也是根治术后的辅助治疗。术前化疗有助于缩小原发灶，使肿瘤降期，降低术后转移发生率，但不适用于 I 期结肠癌；术后化疗则有助于控制体内潜在的血行转移，可提高 5 年生存率。目前多采用以 5- 氟尿嘧啶为基础的联合化疗方案。

（2）放射治疗：术前放疗可缩小癌肿体积、降低癌细胞活力及淋巴结转移，使原本无法手术的癌肿得以手术治疗，提高手术切除率及生存率，降低术后复发率。术后放疗仅适用于晚期癌肿、手术无法根治或局部复发的患者。

（3）中医中药治疗：应用补益脾肾、调理脏腑、清肠解毒、扶正的中药制剂。

（4）其他治疗：有基因治疗、导向治疗、免疫治疗等，但尚处于探索阶段。

六、常见护理诊断／问题

1. 焦虑、恐惧

与患者对癌症治疗缺乏信心，担心治疗效果及预后有关。

2. 营养失调：低于机体需要量

与恶性肿瘤高代谢及手术后禁食有关。

3. 知识缺乏

对诊断性检查认识不足，对术前肠道准备及术后注意事项（卧位、活动、饮食等）缺乏了解，缺乏大肠癌综合治疗、护理等方面的知识。

4. 潜在并发症

切口感染、吻合口瘘、肠粘连等。

七、护理措施

1. 术前护理。

（1）心理护理：结肠癌患者对治疗及预后往往存在诸多顾虑，对疾病的康复缺乏信心。因此，术前应了解患者对疾病的认知程度，鼓励患者诉说自己的感受，暴露自己的心理，耐心倾听其因疾病所致的恐惧和顾虑。根据患者的心理承受能力，与家属协商寻求合适时机帮助其尽快面对疾病，介绍疾病的康复知识和治疗进展以及手术治疗的必要性，使其树立战胜疾病的信心，能积极配合治疗和护理。

（2）营养支持：术前鼓励患者进食高蛋白、高热量、高维生素易消化的少渣饮食，如鱼、蛋、瘦肉及乳制品等，根据患者的饮食习惯制定合理的食谱，保障患者的饮食营养供给。必要时，根据医嘱给予少量多次输血、白蛋白等，以纠正贫血和低蛋白血症。若患者出现明显脱水及急性肠梗阻，应及早给予静脉补液，纠正体内水、电解质紊乱及酸碱平衡失调，提高其对手术的耐受力。

（3）肠道准备：充足的肠道准备可以减少或避免术中污染，防止术后腹腔和切口感染，增加手术的成功率。具体做法包括以下几个方面：

①饮食准备：a. 传统饮食准备：术前 3 日进少渣半流质饮食，如稀粥、面片汤等，术前 1～2 日起

进无渣流质饮食，并给予番泻叶 6 g 泡茶或蓖麻油 30 mL 饮用，每日上午 1 次，以软化粪便促进排出。具体做法应视患者有无长期便秘及肠道梗阻等情况而定。b. 肠内营养：一般术前 3 天开始口服要素膳，每天 4～6 次，至术前 12 h。要素膳的主要特点是化学成分明确、无须消化、可直接被胃肠道吸收利用、无渣。此种方法既可满足患者机体的营养需求，又可减少肠道粪渣形成，同时有利于肠黏膜的增生、修复，保护肠道黏膜屏障，避免术后因肠道细菌移位引发肠源性感染等并发症。

②肠道清洁：肠道清洁一般在术前 1 日进行，现临床上多采用全肠道灌洗法，若患者年老体弱无法耐受或灌洗不充分时，可考虑配合洗肠。

导泻法：a. 高渗性导泻：常用制剂有甘露醇、硫酸镁等。主要利用其在肠道几乎不被吸收，口服后使肠腔内渗透压升高，吸收肠壁水分，使肠腔内容物剧增，肠蠕动增加，从而达到导泻的目的。因此，口服高渗性制剂后，一定要在 1～2 h 内饮水 1 500～2 000 mL，以达到清洁肠道的效果，否则易导致血容量不足。使用过程中要注意对年老体弱、心肾功能不全和肠梗阻者禁用。b. 等渗性导泻：临床常用复方聚乙二醇电解质散溶液。聚乙二醇是一种等渗、非吸收性、非爆炸性液体，通过分子中的氢键与肠腔内水分子结合，增加粪便含水量及灌洗液的渗透浓度，刺激小肠蠕动增加，导致腹泻。

灌肠法：可用 1%～2% 肥皂水、磷酸钠灌肠剂、甘油灌肠剂及等渗盐水等。其中肥皂水灌肠由于护理工作量大、效果差、易导致肠黏膜充血等，已逐渐被其他方法取代，或采用洗肠机洗肠。

③口服肠道抗菌药物：多采用不能被肠道吸收的药物，如新霉素、甲硝唑等，抑制肠道细菌，预防术后并发症。同时因控制饮食及服用肠道抗菌药，使维生素 K 的合成和吸收减少，需补充维生素 K。

（4）做好健康宣教及术前常规准备。

2. 术后护理

（1）病情观察：术后严密观察生命体征变化，早期每半小时测量一次血压、脉搏、呼吸，待病情稳定后改为每 1～2 h 监测一次或根据医嘱给予心电监护，术后 24 h 病情平稳后可延长间隔时间。

（2）体位与活动：清醒血压平稳后改半卧位，以利腹腔引流。术后早期，鼓励患者可在床上多翻身、活动四肢；2～3 天后病情许可的情况下，协助患者下床活动，以促进肠蠕动的恢复，减轻腹胀，避免肠粘连及下肢静脉血栓的形成。

（3）引流管的护理：首先要保持各引流管通畅，防止受压、扭曲、堵塞，严密观察引流液的颜色、性质及量并详细记录，发现异常及时通知医师。

（4）做好基础护理：禁食期间口腔护理、雾化吸入每日 2 次，会阴护理每日 1～2 次，每 1～2 h 协助患者翻身拍背一次，防止并发症发生。

（5）饮食与营养。

①传统方法：禁食期间，根据医嘱给予静脉补充水、电解质及营养物质。术后 48～72 h 待肠功能恢复，肛门排气，拔除胃管后方可进食，先流质饮食，若无不良反应，改为半流食，术后 1 周可进少渣饮食，2 周左右可进软食，继而普食，应给予高热量、高蛋白、丰富维生素、低渣的食物。

②肠内营养：大量研究表明，术后早期（术后 24 h）开始应用肠内营养支持，对改善患者的全身营养状况、维持胃肠道屏障结构和功能、促进肠功能恢复、增加机体的免疫功能、促进伤口及吻合口的愈合等均有益处。应根据患者个体情况，合理制定营养支持方案。

（6）术后并发症的观察、预防及护理。

①切口感染：术后监测患者体温变化及切口局部情况，如术后 3～5 日体温不但不降反而升高，局部切口疼痛、红肿，应警惕切口感染，要及时通知医生并协助处理。预防及处理：保持切口周围清洁、干燥，换药时严格无菌操作，敷料浸湿后应及时更换；根据医嘱预防性应用抗生素；若有感染发生，则应开放伤口，彻底清创，定时换药直至愈合。

②吻合口瘘：术后严密观察患者有无腹痛、腹膜炎、腹腔脓肿等吻合口瘘的表现。预防及处理：积极改善患者营养状况；术后 7～10 天内禁忌灌肠，以避免刺激手术切口和影响吻合口的愈合；一旦发生，应立即报告医生并协助处理，包括禁食、胃肠减压、腹腔灌洗和引流，同时给予肠外营养支持。必要时做好急诊手术准备。

八、健康指导

1. 疾病预防

定期进行体格检查，包括粪潜血试验、肠道内镜检查等，做到早发现、早诊断、早治疗；积极预防和治疗结肠的各种慢性炎症及癌前病变，如结肠息肉、腺瘤、溃疡性结肠炎等；警惕家族性腺瘤性息肉病、遗传性非息肉病性结肠癌；保持饮食卫生，防止肠道感染；避免可诱发结肠癌的因素，多进食新鲜蔬菜、水果等多纤维素饮食，减少食物中的脂肪摄入量。

2. 活动

参加适量体育锻炼，注意劳逸结合，保持良好的体质，以利于手术及术后恢复，预防并发症的发生。

3. 环境与健康

建议患者戒烟，讲述吸烟对自己和他人的危害，保持环境空气清新。

4. 复查

每3～6个月定期门诊复查，行放、化疗的患者，要定期检查血常规，当出现血白细胞和血小板计数减少时，应暂停放、化疗。

第三节　直肠癌

直肠癌（carcinoma of rectum）是乙状结肠与直肠交界处至齿状线之间的癌，是消化道的常见恶性肿瘤之一。流行病学特点为：①我国直肠癌的发病率比结肠癌高，直、结肠癌发病比率为（1.2∶1）~（1.5∶1），最近的资料显示结肠癌、直肠癌发病率逐渐靠近，主要是结肠癌发病率增高所致；②中低位直肠癌所占的比例高，约占直肠癌的70%；③年轻人（小于30岁）直肠癌比例高，占12%～15%。

一、病因

直肠癌的病因尚不明确，其可能的相关因素如结肠癌所述，包括：饮食及致癌物质，直肠慢性炎症，遗传易感性，以及癌前病变如家族性腺瘤病、直肠腺瘤，尤其是绒毛状腺瘤。腺瘤超过1.5 cm癌变可能性升高。

二、病理生理与分型

1. 大体分型

也可分为肿块型、溃疡型、浸润型三型。

（1）肿块型：亦称髓样癌或菜花型癌。向肠腔内生长，瘤体较大，呈球形或半球形，似菜花样，向周围浸润少，预后较好。

（2）溃疡型：多见，占50%以上。形状为圆形或卵圆形，中心凹陷，边缘凸起，向肠腔深层生长并向周围浸润。早期可有溃疡，易出血，此型分化程度较低，转移较早。

（3）浸润型：亦称硬癌或狭窄型癌。癌肿沿肠壁浸润，使肠腔狭窄，分化程度低，转移早而预后差。

2. 组织学分型

①腺癌：占75%～5%。癌细胞排列呈腺管或腺泡状。腺癌还可继续分为乳头状腺癌和管状腺癌。②黏液癌：由分泌黏液的癌细胞构成，癌组织内有大量黏液为其特征，预后较腺癌差。③未分化癌：癌细胞弥漫成片，呈团块状或不规则形，细胞较小，排列不整齐，形态较一致，预后差。

3. 临床病理分期

参照结肠癌分期。

4. 扩散与转移

（1）直接浸润：癌肿直接向肠管周围及肠壁深层浸润生长，癌肿浸润肠壁一周需 1.5～2 年。穿透肠壁后即可侵犯周围的组织器官，如膀胱、子宫等，下段直肠癌由于缺乏浆膜层的屏障保护，易向四周浸润，侵入附近脏器如前列腺、精囊腺、阴道、输尿管等。

（2）淋巴转移：是直肠癌主要的转移途径。上段直肠癌向上沿直肠上动脉、肠系膜下动脉及腹主动脉周围淋巴结转移。下段直肠癌（以腹膜反折为界）向上方和侧方转移为主。

（3）血行转移：癌肿侵入静脉后沿门静脉转移至肝；也可由髂静脉转移至肺，少数可侵犯脑或骨骼。

（4）种植转移：直肠癌种植转移的机会较小，上段直肠癌偶有种植转移发生。

三、临床表现

1. 症状

直肠癌早期多无明显特异性表现，仅有少量便血或排便习惯改变，易被忽视。当病情发展至癌肿破溃形成溃疡或感染时，才出现症状。

（1）直肠刺激症状：癌肿直接刺激直肠产生频繁便意，引起排便习惯改变，便前肛门下坠感、里急后重、排便不尽感；晚期可出现下腹痛。

（2）癌肿破溃感染症状：为直肠癌患者最常见的临床症状，80%～90% 的患者在早期即出现便血。癌肿破溃后，可出现血性或黏液性大便，多附于大便表面；感染严重时出现脓血便。

（3）肠腔狭窄症状：癌肿增大和（或）累及肠管全周造成肠腔狭窄，初时大便变形、变细，癌肿造成肠管部分梗阻后，可表现为腹胀、阵发性腹痛、肠鸣音亢进，排便困难等。

（4）转移症状：当癌肿穿透肠壁，侵犯前列腺、膀胱时可发生尿道刺激征、血尿、排尿困难等；侵犯骶前神经则发生骶尾部、会阴部持续性剧痛、坠胀感。女性直肠癌侵犯阴道后壁，引起白带增多；若穿透阴道后壁，则可导致直肠阴道瘘，可见粪便及血性分泌物从阴道排出。发生远处转移时，可出现相应脏器的病理生理改变及临床症状。

2. 体征

低位直肠癌患者可通过直肠指检扪及肿块，质地较硬，不可推动。

四、实验室及其他检查

1. 粪潜血试验

简便易行，可作为高危人群的初筛方法及普查手段，对结果持续阳性者应进一步检查。

2. 直肠指检

是诊断直肠癌最重要和最直接的方法之一。凡遇患者有便血、大便习惯改变、大便变形等症状，均应行直肠指检。直肠指检可检查肿的部位，距肛缘的距离及癌肿的大小、范围、固定程度与周围组织的关系等。

3. 内镜检查

可通过直肠镜、乙状结肠镜或结肠镜检查。观察病灶的部位、大小、形态、肠腔狭窄的程度等，并可在直视下取活组织做病理学检查，是诊断直肠癌最有效、最可靠的方法。有泌尿系统症状的男性患者，则应行膀胱镜检查，以了解肿瘤浸润程度。

4. 影像学检查。

（1）B 超和 CT 检查：有助于了解直肠癌的浸润深度及淋巴转移情况。还可提示癌肿是否侵犯邻近组织器官或有无肝、肺转移等。

（2）MRI 检查：对直肠癌的分期及术后盆腔、会阴部复发的诊断较 CT 优越。

五、治疗要点

手术切除仍是直肠癌的主要治疗手段，同时配合化疗、放疗等综合治疗可在一定程度上提高疗效。

1. 手术治疗

（1）直肠癌根治术：切除的范围包括癌肿及足够的两端肠段、已侵犯的邻近脏器的全部或部分、四周可能被浸润的组织及全直肠系膜和淋巴结。根据直肠癌肿所在部位、大小、活动度及细胞分化程度等，选择不同的手术方式。

①局部切除术：适用于瘤体直径≤2 cm、分化程度高、局限于黏膜或黏膜下层的早期直肠癌。手术方式主要有：a. 经肛门局部切除术；b. 经骶后径路局部切除术；c. 经前路括约肌途径局部切除术。

②腹会阴联合直肠癌根治术（abdominal perineal resection，APR）：即 Miles 手术，原则上适用于腹膜反折以下的直肠癌。切除范围包括乙状结肠远端、全部直肠、肠系膜下动脉及其区域淋巴结、全直肠系膜、肛提肌、坐骨直肠窝内脂肪、肛管及肛门周围约 5 cm 直径的皮肤、皮下组织及全部肛门括约肌，乙状结肠近端在左下腹做永久性人工肛门。

③经腹腔直肠癌切除术：或称直肠低位前切除术（low anterior resection，LAR），即 Dixon 手术，原则上适用于腹膜反折以上的直肠癌。一般要求癌肿距肛缘 5 cm 以上，远端切缘距癌肿下缘 3 cm 以上。切除乙状结肠和直肠大部，做直肠和乙状结肠端端吻合。由于吻合器和闭合器的使用，亦有更近距离的直肠癌行 Dixon 手术的报道。

④经腹直肠癌切除、近端造口、远端封闭手术（Hartmann 手术）：适用于因全身一般情况差，不能耐受 Miles 手术或急性梗阻不易行 Dixon 手术的直肠癌患者。

⑤其他：近年来，腹腔镜下行 Miles 手术和 Dixon 手术已逐步在临床推广，腹腔镜手术具有创伤小，恢复快的优点，但对淋巴结清扫，周围被侵犯脏器的处理尚有争议。直肠癌侵犯子宫时，一并切除受侵犯的子宫，称为后盆腔清扫；若直肠癌浸润膀胱，可行直肠和膀胱（男性）或直肠、子宫和膀胱切除，称为全盆腔清扫。

（2）姑息性手术：晚期直肠癌患者发生排便困难或肠梗阻时，可行乙状结肠双腔造口，以缓解症状，延长患者生存时间。

2. 非手术治疗

（1）化疗：作为根治性手术后的辅助治疗。用于处理残存癌细胞或隐性病变，以提高术后 5 年生存率。目前多采用以 5- 氟尿嘧啶为基础的联合化疗方案。

（2）放疗：术前放疗可缩小癌肿体积、降低癌细胞活力及减少淋巴结转移，使原本无法手术的癌肿得以手术治疗，提高手术切除率及生存率。术后放疗仅适用于晚期患者、手术无法根治或局部复发者。

（3）局部治疗：对于低位直肠癌造成肠管狭窄且不能手术切除的患者，可采用电灼、液氮冷冻及激光烧灼等方法治疗，以改善症状。

（4）其他治疗：中医中药、基因治疗、导向治疗、免疫治疗及生物治疗等方法。

六、常见护理诊断／问题

1. 焦虑／恐惧

与对癌症治疗缺乏信心及担心结肠造口影响生活、工作有关。

2. 营养失调：低于机体需要量

与恶性肿瘤慢性消耗、手术创伤及放、化疗反应有关。

3. 自我形象紊乱

与做永久结肠造口及控制排便能力丧失有关。

4. 知识缺乏

缺乏有关术前准备、术后注意事项及结肠造口自我护理知识。

七、护理措施

1. 术前护理

（1）心理护理：直肠癌患者往往对治疗存在很多顾虑，对疾病的康复缺乏信心。因此，应关心体贴患者，指导患者及家属通过各种途径了解疾病的发生、发展及治疗护理方面的新进展，树立其战胜疾病的勇气和信心。对需做结肠造口者，术前可通过图片、模型或实物等向患者解释造口的目的、部位、功能、术后可能出现的情况以及相应的处理方法，说明造口手术只是将排便出口由肛门转移到了左下工作和生活；必要时，可安排治疗有效的同种病例患者与之交谈，寻求可能的社会支持以帮助患者增强治疗疾病的信心，提高其适应能力。同时，争取家人及亲属的配合，从多方面给予患者关心及心理支持。

（2）营养支持：鼓励患者进食高蛋白、高热量、高维生素、易消化的少渣饮食，或根据医嘱给予肠内或肠外营养，并做好相应护理；也可少量多次输血、输蛋白等，以纠正贫血和低蛋白血症。

（3）肠道准备：参见结肠癌患者术前肠道准备。

（4）阴道冲洗：女患者若肿瘤已侵犯阴道后壁，术前3日每晚需冲洗阴道。

2. 术后护理

（1）体位及活动：病情平稳后取半卧位，以利于呼吸和腹腔引流。术后早期，鼓励患者可在床上多翻身、活动四肢，预防压疮及下肢静脉血栓的形成；后期在病情许可的情况下，鼓励并协助患者下床活动，以促进肠蠕动的恢复，减轻腹胀，避免肠粘连。

（2）病情观察：术后严密观察患者生命体征变化，根据病情定时监测或根据医嘱给予心电监护，待病情平稳后可延长间隔时间；同时，观察腹部及会阴部伤口敷料，注意有无渗血、渗液，若渗血较多，应估算渗出量并做好记录，及时通知医师给予处理。

（3）引流管的护理。

①胃肠减压管一般放置48～72 h，至肛门排气或结肠造口开放时可拔管。

②留置导尿管：注意保持尿道口清洁，每日进行会阴护理1～2次；留置导尿管期间应保持导尿管通畅，避免扭曲、受压，并观察尿液颜色、性状和量，若出现脓尿、血尿等，要及时处理；直肠癌术后导尿管放置时间一般为1～2周，拔管前先试行夹管，每4～6 h或患者有尿意时开放，以训练膀胱舒缩功能，防止排尿功能障碍。

③骶前腹腔引流管一般引流5～7天，引流量少、色清后方可拔除，周围敷料有湿透时及时换药。

（4）饮食与营养：见结肠癌患者护理。

（5）结肠造口的护理。

①造口开放前护理：肠造口周围用凡士林纱条保护，一般术后3天予以拆除，护理时要及时擦洗肠道分泌物、渗液等，外层敷料浸湿后及时更换，防止感染。同时观察造口黏膜血运情况，注意有无造口出血、坏死及造口回缩等。

②观察造口情况：a. 造口活力：造口的活力是根据造口黏膜的颜色来判断的，正常造口的颜色呈牛肉色或粉红色，表面平滑且湿润。如果造口颜色苍白，可能患者的血红蛋白低；造口暗红色或淡紫色可能是造口黏膜早期缺血的表现；若外观局部或完全肠管变黑，表示肠管发生了缺血坏死。b. 高度：造口理想的高度为1～2 cm，这样在粘贴造口用品时能较好地将造口周围皮肤保护周密，且易于排泄物的收集。c. 形状及大小：造口的形状一般为圆形或椭圆形，个别为不规则形。造口的大小可用尺子或造口量度板测量，圆形测量直径，椭圆形测量最宽和最窄点，不规则形可用图形表示。

③指导造口护理用品的使用方法：a. 造口袋的选择：根据患者情况和造口大小选择适宜的造口袋，乙状结肠或小肠单端造口患者，选用普通一件式或二件式造口袋；横结肠或结肠襻式造口患者，选用底盘足够大的造口袋。b. 造口袋的正确使用与更换：自上而下取下造口袋，动作轻柔，以免损伤皮肤；用等渗盐水或温开水清洁造口及其周围皮肤，用清洁柔软的毛巾或纱布轻柔擦拭并抹干，测量造口大小、形状，裁剪合适的造口底盘，开口一般比造口大1～2 mm即可；同时观察造口黏膜情况，有异常情况及时处理：如造口局部有出血或皮肤有过敏、溃破情况，可先用造口护肤粉适量喷洒，再用纸巾将多余的

保护粉扫除。撕去底盘粘胶保护纸，按照造口位置由下而上将一件式或二件式造口袋底盘紧密贴在造口周围皮肤上，关闭造口袋底部排放口。如为二件式造口袋，贴好底盘后，对准连接环，手指沿着连接环由下而上将袋子与底盘按紧，当听到轻轻地"咔嗒"声，说明袋子与底盘已安全连接好。如果有锁扣的造口袋，安装前使锁扣处于开启状态，装上袋子后，两指捏紧锁扣，然后轻拉袋子，检查是否扣牢。c. 造口袋的清洁：当造口袋内充满三分之一的排泄物时，须及时更换清洁袋。用等渗盐水或温开水清洁皮肤，擦干后涂上皮肤保护膜，以保护皮肤，防止局部炎症、糜烂；同时观察造口周围皮肤有无湿疹、充血、水泡、破溃等。

④培养患者的自理能力：与患者及家属共同讨论进行造口护理时可能出现的问题及解决方法，并适时予以鼓励，增强其自信心，使其逐步获得独立护理造口的能力；在进行造口护理时，鼓励家属在旁边协助，以消除其厌恶情绪。当患者及家属熟练掌握造口护理技术后，应进一步引导其自我认可，以逐渐恢复正常生活、参加适量的运动和社交活动。

⑤饮食指导：造口患者无须忌食，均衡饮食即可。但要注意以下几点：①进食易消化的饮食，防止因饮食不洁导致食物中毒或细菌性肠炎等引起腹泻；②调节饮食结构，少食洋葱、大蒜、豆类、碳酸饮料等可产生刺激性气味或胀气的食物，以免因频繁更换造口袋影响日常生活和工作；③应以高蛋白、高热量、丰富维生素的少渣食物为主，以使大便成形；④避免食用导致便秘的食物。

（6）预防造口及其周围并发症

①造口出血：多为肠造口黏膜与皮肤连接处的毛细血管及小静脉出血或肠系膜小动脉结扎线脱落所致。少量出血时，可用棉球或纱布稍加压迫止血，或用1% 肾上腺素溶液浸湿的纱布压迫或用云南白药粉外敷；如肠系膜小动脉出血. 应拆开1 ~ 2针黏膜皮肤缝线，找寻出血点加以钳扎，彻底止血。

②造口缺血性坏死：往往发生在术后24 ~ 48 小时。多由于损伤结肠边缘动脉，提出肠管时牵拉张力过大、扭曲及压迫肠系膜血管导致供血不足，造口孔太小或缝合过紧所致。所以，造口术后48 小时内，要密切观察造口血运情况，如发现造口黏膜呈暗红色或紫色时，应及时通知医师，协助处理。

③皮肤黏膜分离：常由于造口局部缺血性坏死、缝线脱落所致。对于分离表浅、渗液少的造口，用等渗盐水清洁后，可给予粉状水胶体涂上后再用防漏膏遮挡后贴上造口袋；如分离部分较深，渗液多宜选用藻酸盐敷料填塞再用防漏膏遮挡后贴上造口袋。

④粪水性皮炎：多由于造口位置差、造口护理技术不恰当等导致大便长时间刺激皮肤所致。检查刺激源并去除原因，针对个体情况，指导患者使用合适的造口用品及采用正确的护理方法。

八、健康指导

（1）给予患者饮食指导：无须忌食，均衡饮食即可；多食新鲜蔬菜水果；少吃易产生气体和气味大的食物。

（2）指导结肠造口患者学会造口的自我护理及造口用品的正确使用方法。

（3）活动：为了保持身体健康及生理功能，可维持适度的运动，如游泳、跑步等。但要避免碰撞类及剧烈运动，如打篮球、踢足球、举重等。必要时在患者运动时要用造口腹带约束，以增加腹部支撑力。

（4）定期复查：出院后3 ~ 6 个月复查一次，指导患者坚持术后治疗。造口患者最少每3 个月复诊一次，由造口治疗师评估肠造口有无改变。

（5）其他同结肠癌护理。

第六章

泌尿外科常见症状护理

第一节 尿频

一、概述

指排尿次数增多，每次尿量少于 200 mL，严重时数分钟排尿 1 次，每次尿量仅数毫升。尿频常是某些泌尿系统疾病的常见和首发症状，如泌尿、生殖道炎症、膀胱结石、肿瘤、前列腺增生等疾病，可协助对泌尿系统疾病的诊断。

二、常见原因及表现

引起尿频的常见原因可分为生理性和泌尿系统疾病两种。精神因素有时也可引起尿频。一般白天排尿超过 4 ~ 5 次，夜间排尿超过 1 次。

1. 生理性尿频

排尿次数增加而每次尿量并不减少，甚至增多，则可能为生理性，如多饮水、食用利尿食品等。

2. 泌尿外科疾病

如泌尿、生殖道炎症；膀胱结石、肿瘤；前列腺增生、各种原因引起的膀胱容量减少、下尿路梗阻等都可产生尿频症状。

三、护理

（1）评估患者的一般情况，包括年龄、平时每日饮水量、个人生活习惯、长期生活地域和该地域气候等。

（2）评估患者尿频的程度，包括每日排尿次数、每次排尿量，并准确记录。

（3）通过进一步检查，明确患者发生尿频的原因，如是否存在泌尿、生殖道炎症、膀胱结石、肿瘤、前列腺增生、糖尿病等疾病。

（4）患者频繁排尿时，为患者做好排尿的各种准备，尤其是年老体弱、行动不便的患者，应有专人守候，协助排尿。不能下床活动者，应将便器置于患者触手可及处，便后及时进行会阴部清洁。

（5）心理护理：多与患者交流，告知患者尿频的确切原因，解除患者思想负担。

第二节　尿急的护理

一、概述

尿急指患者一有尿意即迫不及待要排尿而不能自制。当膀胱功能和容量正常时，因环境条件不允许，有尿意时可延迟排尿。但有严重急性炎症或膀胱容量过小时，则不能自制。

二、常见原因及表现

引起尿急的原因有很多：如精神因素、膀胱及尿道疾病所致的炎症刺激等。

1. 泌尿系炎症

如膀胱炎、后尿道炎、前列腺炎等，此类疾病引起的尿急常伴有尿痛。膀胱结石、肿瘤或异物刺激也可引起尿急。

2. 膀胱容量缩小

如前列腺增生、前列腺癌、前列腺纤维病变、膀胱挛缩、先天性病变、膀胱部分切除术后、长期膀胱耻骨上造瘘术后、妊娠等外在压迫等。

3. 精神神经因素

精神紧张、神经源性膀胱及脊髓损伤等，此类疾病引起的尿急不合并尿痛。

三、护理

（1）评估患者的一般情况，包括年龄、平时每日饮水量、个人生活习惯等，询问患者的排尿情况、是否存在尿急的症状、程度及尿急时是否能自制等。

（2）通过进一步检查，明确患者发生尿急的原因，如是否存在泌尿及生殖道炎症、尿路结石等疾病。

（3）心理护理：多与患者交流，告知患者尿急的确切原因，解除患者思想负担。如为精神因素引起的尿急，可指导患者从事一些感兴趣的活动，如听轻音乐、看电视. 和室友聊天等，以分散患者对自身不适的注意力，减轻患者的焦虑，缓解尿路刺激征。另外，各项治疗、护理操作宜集中进行，尽量少干扰患者。

（4）水分的摄入：如为炎症性刺激引起的尿急，应嘱患者尽量多饮水，每天至少 2 000 mL 左右，勤排尿，以达到冲洗尿路的目的，减少细菌在尿路停留的时间；如尿急并伴有尿潴留现象，应报告医生，遵医嘱给予留置导尿或膀胱造瘘等对症处理。

（5）如有留置尿管的女性患者，应每日给予会阴冲洗；男性患者给予消毒尿道口。无论留置尿管还是膀胱造瘘管，均应遵医嘱定期给予膀胱冲洗，预防逆行感染。

（6）年老体弱、行动不便的患者，应有专人守候，协助排尿。不能下床活动者，应将便器置于患者触手可及处，便后及时进行会阴部清洁。保持局部干燥卫生，勤洗澡，及时更换内衣裤。

（7）饮食护理：应给予易消化、富于营养的清淡饮食，忌食辛辣刺激性食物。

第三节　尿痛

一、概述

尿痛是指患者尿初、排尿过程中、尿末或排尿后感尿道疼痛。其疼痛程度有轻有重，常呈烧灼样，重者痛如刀割。亦为炎症表现。根据尿痛的特点，有助于明确疾病的诊断。

二、常见原因及表现

1. 引起尿痛的常见原因

常见原因如下。

（1）膀胱尿道受刺激：最常见为炎症性刺激，如肾盂肾炎、肾结核、肾结石并发感染、膀胱炎、尿道炎、前列腺炎、精囊炎、阴道炎。在急性炎症和活动性泌尿系结核时最为明显。

（2）非炎症性刺激：如结石（输尿管下 1/3 段结石、膀胱结石、尿道结石等）、肿瘤（膀胱、尿道、前列腺等的肿瘤）、膀胱或尿道内异物、膀胱瘘和妊娠压迫等刺激。

2. 尿痛的表现

（1）排尿开始时疼痛明显，病变多在尿道，常见于急性尿道炎。

（2）排尿时痛，终末时最重，且并发尿频、尿急者，病变多在膀胱，常见于急性膀胱炎。

（3）排尿末疼痛明显，排尿后仍感疼痛或"空痛"者，病变多在尿道或邻近器官，如膀胱三角区炎、前列腺炎等。

（4）排尿刺痛或烧灼痛，多为急性炎症刺激，如肾盂肾炎、膀胱炎、急性尿道炎、前列腺炎。

（5）排尿突然中断伴疼痛或尿潴留，多见于膀胱、尿道结石或尿路异物。

（6）排尿不畅伴胀痛，见于老年男性前列腺增生，亦可见于尿道结石。

三、护理

（1）评估患者的一般状况，包括年龄、平时每日饮水量、个人生活习惯、长期生活地域和该地域的气候等。

（2）评估患者尿痛的性质和程度，并准确记录。

（3）通过进一步检查，明确患者发生尿痛的原因，如是否存在膀胱尿道的炎症性刺激及结石肿瘤等。

（4）如为炎症性刺激所引起的尿痛，应鼓励患者多饮水，饮水量应达到每日 2000 mL 以上，以增加尿量，促进细菌、毒素及炎症分泌物的排除。

（5）如为泌尿系结石、肿瘤所引起的尿痛，应鼓励患者多饮水，饮水量应达到每日 2000 mL 以上，以稀释尿液，延缓结石增长速度。

（6）饮食上嘱患者避免刺激性食物，如辛辣的食物或酒类等，并可口服碱性药物，以降低尿液酸度，碱化尿液，抑制细菌生长，缓解膀胱痉挛。

（7）遵医嘱应用抗生素，注意观察药物的不良反应。

（8）必要时应用解痉、镇痛药物，或给予导尿，以暂时解除尿道梗阻，缓解疼痛。

（9）加强患者个人卫生，保持会阴部清洁。

（10）心理护理：多与患者交流，告知患者尿痛的确切原因，以解除患者思想负担。

第四节　血尿

一、概述

血尿是指尿中红细胞异常增多，临床上有镜下血尿和肉眼血尿两种。镜下血尿是指肉眼观察尿色正常，但在显微镜下可发现尿中红细胞增多，当尿沉渣镜检每高倍视野红细胞大于 3 个或 12 h 尿红细胞计数大于 50 万个；或 1 h 尿红细胞计数大于 6 万个。符合其中一条者即可诊为镜下血尿。肉眼观察，尿呈红色或洗肉水样，或完全血样或含有血块称为肉眼血尿。出现暂时性的镜下血尿，属于正常情况，但肉眼血尿应视为异常现象。

二、常见原因及表现

1. 常见引起血尿的泌尿系统疾病

有以下几种。

（1）炎症：急慢性肾小球肾炎、急慢性肾盂肾炎、急性膀胱炎、尿道炎、泌尿系统结核、泌尿系统真菌感染等。

（2）肾结核血尿：早期仅在尿中查到红细胞和脓细胞，随后出现尿频、尿急、尿痛和终末血尿，患者常有结核病史。

（3）前列腺增生血尿：少数患者由于膀胱黏膜破裂，导致血管出血引起肉眼血尿，有时排血块。

（4）泌尿系结石血尿：膀胱尿道结石有排尿困难、排尿费力和血尿，肾、输尿管结石出现肾绞痛，如并发感染则可出现发热、寒战等，大块结石可引起尿路梗阻，甚至引起肾功能损害。

（5）泌尿系肿瘤引起血尿：肾盂肿瘤常有血尿，肾癌血尿见于 50% ~ 60% 病例。就诊时 25% 肾肿瘤病例已属晚期。血尿特点：无痛、间歇性全程血尿，有时可触及腹部肿块，伴有消瘦发热等。

（6）膀胱癌血尿：占泌尿系统中肿瘤第一位，血尿见于 90% 病例，肉眼血尿占 50%，无痛性全程血尿，有时伴终末血尿加重，呈间歇性发生。在间歇中易给患者已治愈的错觉，做膀胱镜检查即可诊断。

（7）肾下垂血尿：主要症状腰痛、劳动及行走加剧，平卧后消失。尿内常出现程度不同的血尿，往往并发有肾积水。

（8）药物刺激：如磺胺酚汞铅砷中毒，大量输注甘露醇甘油等。

（9）先天畸形：多囊肾、先天性肾小球基底膜、超薄肾炎等。胡桃夹现象。

2. 血尿的临床表现

（1）尿颜色的改变：血尿的主要表现是尿颜色的改变，除镜下血尿其颜色正常外，肉眼血尿根据出血量多少而尿呈不同颜色。尿呈淡红色像洗肉水样，提示每升尿含血量超过 1 mL。肾脏出血时，尿与血混合均匀，尿呈暗红色；膀胱或前列腺出血尿色鲜红，有时有血凝块。

（2）分段尿异常：将全程尿分段观察颜色如尿 3 杯试验，用 3 个清洁玻璃杯分别留起始段，中段和终末段尿观察，如起始段血尿提示病变在尿道；终末段血尿提示病变在膀胱三角区或后尿道的前列腺和精囊腺；3 段尿均呈红色即全程血尿，提示血尿来于肾脏、输尿管或膀胱。

（3）镜下血尿：尿颜色正常，但显微镜检查可确定血尿，并可判断是肾性或肾后性血尿。镜下红细胞大小不一形态多样为肾小球血尿，见于肾小球肾炎。如镜下红细胞形态单一，与外周血近似，为均一型血尿。提示血尿来源肾后，见于肾盂肾盏、输尿管、膀胱和前列腺病变。

（4）症状性血尿：血尿的同时患者伴有全身或局部症状。而以泌尿系统症状为主。如伴有肾区钝痛或绞痛提示病变在肾脏。膀胱和尿道病变则常有尿频、尿急和排尿困难。

（5）无症状性血尿：部分患者血尿既无泌尿道症状也无全身症状，见于某些疾病的早期，如肾结核、肾癌或膀胱癌早期。

三、护理

（1）评估患者的一般状况，包括年龄、平时每日饮水量、个人生活习惯、家族史等。

（2）评估患者血尿的性质和程度，并准确记录。

（3）观察在一次排尿中尿色的变化。膀胱出血，初期血尿可能不太严重，可表现为终末血尿严重些；膀胱以上尿路出血在排尿中血尿呈全程性血尿。

（4）留取血尿标本，送常规检查和细胞学检查。

（5）做好心理护理，消除患者恐惧情绪。应向患者进行安慰和解释，说明 1000 mL 尿中有 1 ~ 3 mL 血就为肉眼血尿，失血是不严重的。血尿严重时应予卧床休息，并每天测量血压、脉搏。

（6）若血尿严重，应立即报告医生，遵医嘱给予膀胱冲洗，必要时行膀胱镜手术治疗。

（7）鼓励患者多饮水，每日 1 500 ~ 2 000 mL。

（8）禁烟酒，少吃辛辣等刺激性食物。

（9）注意劳逸结合，避免剧烈运动。发现血尿及早检查、确诊，及时治疗。

第五节　脓尿

一、概述

脓尿指含有大量白细胞的尿液。正常尿液中可含有极少量白细胞。女性尿中白细胞数略高于男性。通常每高倍视野白细胞计数超过 5 个，离心尿每高倍视野超过 10 个可确定为脓尿。

二、常见原因及表现

脓尿的出现常表示泌尿生殖系统或其邻近器官或组织有感染病变存在。泌尿生殖系统感染有非特异性或特异性两种。非特异性感染最常见的致病菌为大肠埃希菌。特异性感染的致病菌主要是结核杆菌。此外，也可由寄生虫所致。脓尿常伴随以下症状。

1. 疼痛

脓尿伴有肾绞痛者，多提示病变位于肾脏，如肾结石并发感染、肾结核、肾积脓、肾脓肿等；如伴有膀胱区疼痛者，则提示病变已侵犯尿道、前列腺，如尿道炎、前列腺炎等。

2. 膀胱刺激征

上尿路感染在未侵犯膀胱之前脓液不多，一般无膀胱刺激症状或症状较轻；下尿路感染则膀胱刺激症状较严重。

3. 痛性肿块

如肿块位于肾区，应考虑肾脓肿、肾积脓、肾周围脓肿、肾肿瘤等；如肿块位于膀胱区，则应考虑巨大膀胱憩室或肿瘤；如肿块位于右（左）下腹部，应考虑阑尾周围脓肿、输卵管、卵巢肿瘤等；如肾区同时伴有局部皮肤红、肿、热者，则多为肾周围脓肿，也可见于肾周围蜂窝织炎。

三、护理

（1）评估患者的一般情况，包括年龄、饮食情况、每日饮水量、生活习惯、既往史、家族史及其心理状况等。

（2）评估患者的脓尿情况，有无脓尿伴随症状。

（3）协助患者做好各种辅助检查，以尽快明确病因。

（4）嘱患者多饮水，遵医嘱用药，并定期检查肝肾功能。

（5）有高热者及时给予物理降温。

（6）做好心理护理，多向患者解释、安慰，向其讲述疾病的概况及愈后情况，缓解患者的焦虑和紧张情绪。

（7）合理安排生活起居，养成规律的生活习惯，避免长期精神紧张，过度劳累，应劳逸结合，保持乐观的情绪，保证身心的休息。

（8）鼓励患者多进食高蛋白、高维生素、富含营养的饮食，维持营养的平衡。

第六节 乳糜尿

一、概述

乳糜尿是指尿液中出现乳糜液或淋巴液，呈现乳白色。是由于从肠道上不能吸收糜液，造成乳糜反流进入尿中所致。混有血液时尿呈粉红色，称为乳糜血尿。可发生于任何年龄，以中年人多见，多在劳累、受凉感冒及高脂肪餐后发病。

二、常见原因及表现

1. 乳糜尿的发生原因

（1）非寄生虫性：如结核、恶性肿瘤等慢性进展性病变，广泛的侵占腹膜后淋巴管、淋巴结，使之破坏或阻塞所致，此类比较少见。

（2）寄生虫性：绝大多数由于丝虫病所致，是晚期丝虫病的常见并发症。

2. 乳糜尿的症状

常间歇发作，发作间歇多为数天或数月，偶见1年或数年发作1次，少数患者持续长期发作，也有经过数次发作后长期停止者。长期排乳糜尿患者由于丢失大量脂肪和蛋白，出现消瘦、贫血、疲乏、劳动力丧失、抵抗力下降，甚至因继发其他疾病而死亡。劳累或较大量摄入脂肪是乳糜尿发作的重要诱因。

三、护理

（1）评估患者的一般情况，包括年龄、饮食情况、每日饮水量、生活习惯、饮食习惯、既往史、家族史及其心理状况等。

（2）评估患者乳糜尿的情况，有无伴随症状及乳糜尿的程度。

（3）协助患者做好各种辅助检查，以尽快明确病因。

（4）嘱患者多饮水，遵医嘱用药，并定期检查肝肾功能。

（5）有高热者及时给予物理降温。

（6）做好心理护理，多向患者解释、安慰，向其讲述疾病的概况及愈后情况，缓解患者的焦虑和紧张情绪。

（7）病情观察：重症乳糜尿患者由于淋巴细胞、血浆蛋白大量丢失，导致患者贫血、消瘦、低蛋白血症。严重时可出现全身水肿，造成患者劳动力的丧失。发作期间须卧床休息。如患者小便乳糜凝块多，导致排尿困难，护士应给予患者腹部热敷、按摩或改变体位，并嘱其多饮水，鼓励其自行排尿。如需导尿需严格无菌操作，防止泌尿系感染。

（8）营养支持：治疗期间要控制肉类、蛋类、油腻食物摄入，避免油类（特别是猪油）和蛋白同时食入，禁辛辣及刺激性食物，以清淡为主，如新鲜蔬菜、水果、适量植物油、豆类食品，含脂肪少的鱼类及少量瘦肉，以补充机体脂肪酸，防止营养不良。重症乳糜尿患者由于病程长导致全身营养差、消瘦、贫血、头晕、心悸，甚至丧失自理能力。应给予补充足够蛋白及营养物质，以增强机体抵抗力，同时给予低脂饮食。

（9）合理安排生活起居，养成规律的生活习惯，避免长期精神紧张，过度劳累，应劳逸结合，保持乐观的情绪，保证身心的休息。

（10）教会患者自我护理的技巧，如有乳糜凝块排尿不畅时，嘱患者多饮水，下腹部热敷、按摩或改变体位，促使尿和凝块排出，如仍排不出应及时就诊。

第七章

耳鼻喉疾病护理

第一节　鼻咽纤维血管瘤

鼻咽纤维血管瘤（angiofibroma of nasopharynx）为鼻咽部最常见的良性肿瘤，由致密结缔组织，大量弹性纤维和血管组成，常发生于 10～25 岁青年男性，故又名"男性青春期出血性鼻咽血管纤维瘤"。发病原因不明。男女之比（14～20）：1。

一、病理

肿瘤多起源于枕骨底部、蝶骨体及翼突内侧的骨膜。瘤体主要由胶原纤维及多核成纤维细胞组成网织基质，其间分布大量管壁薄且无弹性的血管，该血管受损后极易出血。肿瘤常向邻近组织扩张生长，通过裂孔侵入鼻腔、鼻窦、眼眶、翼腭窝及颅内。肿瘤中纤维组织与血管的构成比，常有个体差异。故有学者提出如纤维组织占优势者称为纤维血管瘤；血管占优势者则称为血管纤维瘤。

二、护理评估

（一）健康史
询问病人发病前的健康状况，性别及年龄特征，出血频次及出血量等。

（二）临床表现

1. 症状

（1）出血：阵发性鼻腔和（或）口腔出血，出血可为鲜红色血液，常为病人首要主诉。由于反复多次大出血，病人常有不同程度的贫血。多面色苍白，呈贫血貌。

（2）鼻塞：肿瘤堵塞后鼻孔或侵入鼻腔，引起一侧或双侧鼻塞，常伴有流鼻涕、闭塞性鼻音、嗅觉减退等。

（3）其他症状：肿瘤压迫咽鼓管，引起耳鸣、耳闭及听力下降。肿瘤侵入邻近结构则出现相应症状：如侵入眼眶，则出现眼球突出，视力下降；侵入翼腭窝、颞下窝引起面颊部隆起；侵入颅内压迫神经，引起头痛及脑神经瘫痪。

2. 体征

鼻咽镜下可见表面光滑圆形或呈结节状的肿瘤，色淡红，表面有明显的血管纹。有时可见肿瘤侵入鼻腔或推压软腭突出于口咽。手指触诊，典型者质硬如骨，不能移动，可触知根部在颅底，与周围组织可有粘连，但血管成分较多者，则质较软，见图 7-1。

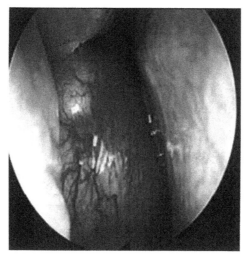

图 7-1　鼻内镜下鼻咽纤维血管瘤

（三）辅助检查

1. 前鼻镜检查

常见一侧或双侧鼻腔有炎性改变，收缩下鼻甲后，可见鼻腔后部淡红色肿瘤。

2. 间接鼻咽镜检查

可见鼻咽部圆形或分叶状红色肿瘤，表面光滑而富有血管，瘤组织侵入鼻腔可引起外鼻畸形或软腭塌陷。

3. 触诊

手指触诊可触及肿块基底部，瘤体活动度小，中等硬度，若瘤体侵入颊部，通过触诊可了解瘤体蒂部与邻近部位粘连情况。但触诊应轻柔，因触诊易引起大出血，临床应尽量少用。

4. 影像学检查

CT 和 MRI 检查可清晰显示瘤体位置、大小、形态，了解肿瘤累及范围、骨质破坏程度和周围解剖结构之间的关系。

5. 数字减影血管造影

可了解肿瘤的供血动脉并可对供血血管进行栓塞，以减少术中出血。

（四）心理－社会状况

该病多以鼻塞及阵发性鼻腔和／或口腔出血而就诊，绝大多数病人能够积极就诊。但由于病因不明，加之反复出血，病人及家属多存在不同程度的紧张、恐惧心理。因此，护士应评估病人对疾病的认知程度，对治疗的配合程度，受教育水平以及其情绪状况。

（五）治疗要点

主要采取手术治疗。肿瘤较小者，可行放射治疗后再以电凝固术破坏之。根据肿瘤的范围和部位采取不同的手术路径。如肿瘤位于鼻咽部或侵入鼻腔、鼻窦者，可采用硬腭进路；如肿瘤侵入翼腭窝者，则采用硬腭进路加颊侧切口或面正中揭翻进路；若肿瘤侵入颅内者，则需采用颅颌联合进路。为防止术中大出血，可采用术前行数字减影血管造影及血管栓塞术和术中进行控制性低血压等方法。鼻咽纤维血管瘤切除术多在鼻内镜下进行。手术适应证应严格掌握，侵入颅内者不宜单独使用，需与相关科室配合进行。

三、常见的护理诊断／护理问题

1. 恐惧

与疾病导致鼻腔和／或口腔出血以及对手术不了解有关。

2. 疼痛

与手术创伤及鼻腔填塞有关。

3. 潜在并发症

术后切口出血、感染、低氧血症等。

4. 知识缺乏

缺乏有关手术治疗及术后自我保健的知识。

四、护理措施

1. 术前护理

（1）密切观察病人鼻腔出血情况，定时测量血压、脉搏，及时记录出血次数与出血量。

（2）按医嘱协助完善各项术前检查。

（3）积极进行术前准备术前日予修剪鼻毛、交叉配血，必要时取皮区备皮。做好相应术前指导。

（4）按医嘱准确执行术前用药。

（5）心理护理了解病人的心理状态，及时给予心理疏导。有针对性地向病人介绍疾病相关知识、手术的目的和意义、手术地点、手术时间及麻醉方式，配合要点及注意事项。介绍成功病例，鼓励病人积极配合治疗。

（6）治疗护理行数字减影血管造影或血管栓塞者，做好相应护理，警惕栓子发生异位。

2. 术后护理

（1）术后密切观察伤口出血情况，嘱病人及时吐出口中分泌物，全麻病人未清醒前注意病人有无频繁的吞咽动作，以观察有无活动性出血。严密监测生命体征，吸氧，准确记录。

（2）肿瘤侵及颅内者，应密切观察意识、瞳孔、视力及生命体征的变化，以了解有无颅内并发症的发生。注意观察病人有无头痛、恶心、喷射性呕吐的表现，避免使用散瞳、缩瞳等药物，以免掩盖病情。

（3）病人清醒后取半卧位，以减轻鼻部伤口肿胀。

（4）遵医嘱给予抗生素治疗以预防感染。做好口腔护理，每次进食后用漱口水漱口。

（5）术后进食半流或流质饮食，食物温度不宜过高。

（6）前后鼻孔填塞的病人应严密观察病人的呼吸、血氧饱和度，注意后鼻孔纱球的丝线是否牢固，有无断裂，防止坠落引起窒息。

（7）术后第一天开始向鼻腔内滴液状石蜡润滑，填塞纱条至纱条抽出。

（8）出院护理指导。

第二节　鼻咽癌

鼻咽癌（carcinoma of nasopharynx）是我国高发肿瘤之一，占头颈部肿瘤发病率首位，我国广东、广西壮族自治区、湖南、福建、江西为世界鼻咽癌高发区，发病率居世界首位；男性发病率约为女性的2~3倍，40~50岁为高发年龄组。目前认为鼻咽癌发生与遗传、病毒及环境因素等有关。

一、病因

本病病因尚未明确，可能与下列因素有关。

（一）遗传因素

鼻咽癌有种族易感性和家族聚集现象。鼻咽癌主要见于黄种人，少见于白种人。鼻咽癌具有垂直和水平的家庭发生倾向。

（二）病毒因素

主要为EB病毒。从鼻咽癌病人的血清中查出EB病毒抗体，并且抗体滴度随病情发展而升高。从鼻咽癌活组织培养的淋巴母细胞中也分离出 EB 病毒。

（三）环境因素

有报告显示移居国外的中国人，其鼻咽癌死亡率随遗传代数逐渐下降。反之，生于东南亚地区的白种人，患鼻咽癌的危险性却有所升高。提示环境因素可能在鼻咽癌的发病过程中起重要作用。另外，流行病学调查发现，广东省鼻咽癌高发区的婴儿，在断奶后首先接触的食物中便有咸鱼，而鱼干、广东腊味也与鼻咽癌发病有关，这些食品在腌制中均有亚硝胺前提物亚硝酸盐。当人体胃液 pH 在 1 ~ 3 时，亚硝酸或亚硝酸盐可与细胞中的仲胺合成亚硝胺类化合物。这类物质有较强的致癌作用。

（四）微量元素

某些微量元素，如镍等在食物中含量超标，也有可能诱发鼻咽癌。

二、病理

鼻咽癌多发生于鼻咽部咽隐窝及顶前壁，病灶可呈结节型、溃疡型和黏膜下浸润型多种形态。鼻咽癌 98% 属低分化鳞状细胞癌。

虽然目前对鼻咽癌确切的病理分型尚无国际公认的统一方案，但基本分类为鳞状细胞癌、腺癌、泡状核细胞癌和未分化癌等。

三、护理评估

（一）健康史

询问病人发病前的健康状况、有无 EB 病毒感染史，是否经常食用腌制、腊味食品，是否经常接触被污染空气及饮用水，有无家族史等。

（二）临床表现

1. 症状

鼻咽癌多发生于鼻咽顶前壁和咽隐窝，位置隐蔽，所以早期症状不典型。

（1）鼻部症状：本病早期有易出血倾向，常出现晨起回缩涕血，或擤出血性涕，但量少且会自行停止，故容易被忽视。晚期则出血量较多。肿瘤阻塞后鼻孔，出现单侧鼻塞。当瘤体增大时，则出现双侧鼻塞。

（2）耳部体征：肿瘤阻塞或压迫咽鼓管咽口，可引起该侧耳鸣、耳闷塞感及听力减退或伴有鼓室积液，临床上易误诊为分泌性中耳炎。

（3）颈部出现无痛性肿块：鼻咽癌早期即可向颈淋巴结转移，这是本病重要临床特征之一，颈淋巴结转移率高达 79.37%（单侧转移 44.20%，双侧 35.17%）。颈部出现转移性肿块为其首发症状者占 60%，常发生在颈内静脉淋巴结上群，位于乳突尖部的下方。肿大淋巴结界限不清，表面不平，无压痛且进行性增大，质硬，早期可活动，晚期与皮肤或深层组织粘连而固定，始为单侧，继之发展为双侧。

（4）头痛及脑神经症状：肿瘤经咽隐窝的破裂孔侵入颅内。侵犯第 II ~ VII、IX、X 脑神经而产生头痛、面部麻木、眼球外展受限、上睑下垂、复视、软腭麻痹、反呛、声嘶、伸舌偏移等脑神经症状。

（5）远处转移症状：晚期鼻咽癌可发生肺、肝、骨等处转移，出现相应症状和体征。

2. 体征

鼻咽癌好发于鼻咽顶前壁及咽隐窝，常表现为小结节状或肉芽肿样隆起，表面粗糙不平，易出血，有时表现为黏膜下隆起，表面光滑。早期病变不典型，仅表现为黏膜充血、血管怒张或一侧咽隐窝较饱满。

（三）辅助检查

1. 鼻咽部检查

间接鼻咽镜、纤维鼻咽镜检查可见肿瘤呈菜花状、结节状或溃疡状，常位于鼻咽顶前壁或咽隐窝，易出血。见图 7-2 和图 7-3。

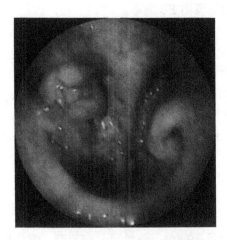

图 7-2 鼻咽癌的间接鼻咽镜表现

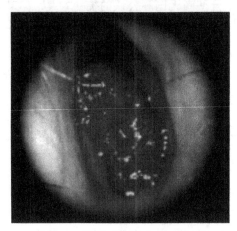

图 7-3 鼻咽癌的鼻内镜下表现

2. 颈部触诊

颈上深部可触及质硬、活动度差或不活动、无痛性肿大淋巴结。

3. 影像学检查

CT 和 MRI 鼻咽颅底扫描检查，可了解肿瘤侵犯的范围及颅底骨质破坏的程度。

4. EB 病毒血清学检查

EB 病毒血清可以作为鼻咽癌诊断的辅助指标。因此，病毒壳抗原－免疫球蛋白 A（EBVCA–IgA）抗体测定为鼻咽癌诊断、普查和随访监视的重要手段。

5. 活检

为确诊鼻咽癌的依据。应尽可能做鼻咽部原发灶的活检，一次活检阴性不能否定鼻咽癌的存在，少数病例需多次活检才能明确诊断。

（四）心理－社会状况

鼻咽癌所在部位深而隐蔽，早期症状仅为少量鼻出血，病人常不给予重视，早期诊断率低。当出现头痛、脑神经侵犯症状时，疾病已达晚期。反复多次活检，给病人造成极大的痛苦和精神压力。一旦确诊，病人对放射治疗、化疗有不同程度的恐惧心理。疗效不佳时病人有悲观绝望心理。因此，应注意评估病人的年龄、性别、文化层次、对疾病的认知程度、情绪状况、压力应对方式和经济状况等。

（五）治疗要点

鼻咽癌大多属低分化鳞癌（98%），对放射治疗敏感，因此，放射治疗为首选方案，其次为化疗或手术治疗。

1. 放射治疗

常采用60钴或直线加速器高能放射治疗。原则上采用面颈联合野，即包括鼻咽腔、颅底、咽旁间隙及上颈深淋巴结，颈部照射有颈部切线野和颈部垂直侧野。鼻咽癌常规放射治疗照射野见图7-4和图7-5。随着放射技术的不断发展，临床已开始应用新的投照技术"调强适型放射治疗（intensity modulated radiation therapy IMRT）"。通过计算机系统将CT模拟定位传输到治疗系统，设计照射野及照射剂量。采用这项技术治疗鼻咽癌区域控制率能达到90%，而且放射性脑病、咽干等并发症明显降低。

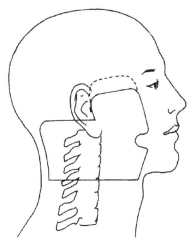

图7-4 面颈联合野

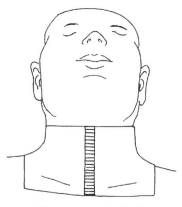

图7-5 下颈切线野

2. 手术

放射治疗后残留或局部复发灶，挽救性手术仍为一有效手段，其适应证包括：①根治性放射治疗后3个月鼻咽部原发灶残留，病变局限。②根治性放射治疗后，颈淋巴结残留或局部复发。

3. 化疗

鼻咽癌化疗疗效不高，主要用于中、晚期病例，放射治疗后未能控制及复发者，是一种辅助性或姑息性的治疗。

四、常见的护理诊断／护理问题

1. 潜在并发症

鼻部出血。

2. 急性疼痛

与放射治疗损伤、肿瘤侵犯脑神经和脑实质有关。

3. 恐惧

与被诊断为恶性肿瘤，对放射治疗与化疗不了解有关。

4. 口腔黏膜受损

与放射治疗损伤黏膜及唾液腺有关。

5. 知识缺乏

缺乏有关鼻咽癌的防治知识。

五、护理措施

1. 鼻出血的处理

积极协助医生止血，密切观察病人鼻腔出血情况，记录出血次数与出血量。

（1）急救用物准备：床边备吸痰、吸氧用物，前、后鼻孔填塞用物，必要时备气管切开用物，做好配血、输血的准备。

（2）建立静脉通道，根据医嘱准确用药。

（3）体位清醒者取坐位或半卧位；意识障碍者去枕平卧位；有休克症状取休克卧位，头偏向一侧。

（4）保持呼吸道通畅，避免血液下咽，可嘱病人吐出口内分泌物，必要时负压吸引。

（5）少量出血者，可冰敷额部、使用药物保守治疗；出血量多时，配合医生进行鼻腔填塞止血，反复严重出血者按医嘱做好介入栓塞治疗的准备。

（6）按需做好生活护理。

2. 疼痛护理

疼痛严重者遵医嘱及时给予镇静药或止痛药，帮助病人尽可能完成放射治疗及化疗的正规疗程。多数病人经治疗后疼痛能够明显减轻或消失。

3. 放射治疗护理

（1）一般护理：①每日监测生命体征一次，如发现体温高于38℃以上，并伴有全身症状者应暂停放射治疗，待身体恢复正常后继续进行。②每周检查一次血常规，观察血象变化，如发现白细胞低于 3×10^9/L 或血小板低于 60×10^9/L 时应该及时报告医生，确定是否暂停放射治疗，同时给予对症处理。

（2）饮食护理：①予高热量、高蛋白、高维生素、低脂肪、宜消化的清淡食物，多进食蔬菜水果以增加维生素的摄取。可指导病人选用鱼肉、牛奶、牛肉等蛋白质含量丰富的食物以提高机体免疫力。多饮水，每日水分摄入不少于 3 000 mL。忌食辛辣刺激食物。②为减轻病人进食时疼痛，保证病人的营养供应，可在进食前用2%利多卡因 10 ~ 15 mL 加入生理盐水 250 mL 配制的溶液漱口。

（3）皮肤护理：保持照射野标记的清晰，不能私自涂改。指导病人穿宽松棉衣，不应穿高领或硬领衣服，以减少对放射野皮肤的摩擦。应保持放射野皮肤清洁、干燥，防止因水分电离加重皮肤损伤。勿用肥皂水擦洗或搓洗，不宜用粗毛巾、热水擦洗，以避免术野皮肤过冷、过热刺激或外伤。勿随意涂抹药膏或润肤霜，避免阳光暴晒，外出时做好防晒。

（4）常见并发症的预防护理。

①鼻咽癌面颈联合野、鼻前野照射时，鼻腔受到照射，在剂量达肿瘤量 3 000 cGy 左右时，可出现鼻黏膜反应。鼻腔黏膜干燥，可用棉签蘸温水轻轻湿润，或涂以薄荷油等，并指导病人勿抠鼻、勿用力擤鼻涕。保持病室空气清洁湿润，天气干燥时，可在室内置一盆水或使用加湿器以保持空气湿度。

②在放射治疗前仔细检查口腔牙齿，有龋齿者应在放射治疗前修补，不能修补的牙齿或残根应给予拔除，消除口腔牙龈一切疾患，再进行放射治疗。放射线会造成唾液腺的损伤，使唾液分泌明显减少，口腔干燥，可嘱病人多饮水。在放射治疗 1 ~ 2 周后，口腔黏膜出现红肿、疼痛、破溃，出现明显的黏膜炎反应。见图 7-6。每日用淡盐水漱口或朵贝氏液漱口，餐后及睡前用软毛牙刷刷牙，保持口腔清洁，减少破溃面的感染。随着放射治疗的继续进行，累积剂量不断增加，口腔黏膜可发生大小不同的片状薄层白膜形成，黏膜糜烂，疼痛加重，此时可用生理盐水 20 mL 加庆大霉素 8 万 U 加地塞米松 10 mL 雾化吸入，每日 2 次，可达到消炎，消肿，减少感染的发生，并可配合口腔护理，每日 2 次。

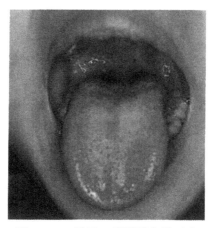

图 7-6 口腔及口腔黏膜急性反应

③病人在接受放射治疗一周内，有可能出现腮腺急性反应。自觉放射侧腮腺区肿胀、疼痛，或局部压痛，第二周后逐渐加重，若不及时处理或治疗，腮腺导管可出现红肿，个别病人并发感染，出现溢脓伴全身寒战、发热、白细胞升高，称为放射治疗并发症。故应在放射治疗前适当给病人讲解放射治疗后可能出现的不适，使其有心理准备，减少恐慌；出现局部或全身感染症状时，应抗感染止痛治疗，给予特殊口腔护理，必要时暂停放射治疗。

④面颈联合野、耳前野、耳后野照射时，剂量达肿瘤量 4 000 cGy 左右时，可出现耳道湿性反应或中耳积液，或穿破鼓膜形成耳道溢液。指导病人勿挖耳，避免外耳道进水，防止外来感染。如有感染发生遵医嘱给予抗生素滴耳剂局部滴耳，必要时予全身抗感染治疗。有外耳道流脓者选用 3% 的过氧化氢溶液冲洗外耳道后，再用复方新霉素液滴耳。

⑤鼻咽癌放射治疗后病人常会有恶心、呕吐、腹泻等胃肠道反应，通常于治疗开始后 2 ~ 3 天发生，治疗结束后一般可恢复。照射后应静卧 30 min，对预防上述反应有一定帮助，反应剧烈时可遵医嘱使用止呕及胃肠黏膜保护剂等药物。

⑥放射治疗可引起头颈部和颌颞关节功能障碍，导致张口困难，颈部活动受限。放射治疗期间应根据病人身体情况，指导其适当运动及练习颈部缓慢旋转动作。放射治疗结束后应行张口锻炼，可口含小网型的塑料瓶或光滑的小网木等，并按摩颌颞关节。

4. 心理护理

（1）鼓励病人说出恐惧的原因及心理感受，评估恐惧的程度，采取疏导措施。让成功病例现身说法，以提高病人对治疗的信心。

（2）行诊断性检查及放射治疗前，应说明目的和注意事项。放射治疗 1 周后病人可能出现头痛、恶心、食欲减退等全身反应，护理人员应耐心解释和安慰，可遵医嘱使用药物以减轻其痛苦。

（3）对晚期病人，应及时观察其病情和心理变化，以防病人因癌痛难忍、瘫痪、失明等产生悲观、厌世情绪。

（4）争取家属亲友及有关社会团体的关心，陪伴病人，给予心理支持。

（5）鼓励病人运用合适的方法转移情感，分散恐惧，如下棋、打扑克、听音乐以及放松疗法等。

5. 健康指导

（1）向病人说明鼻咽癌对放射治疗较为敏感，疗效好，应及时接受治疗。

（2）放射治疗中，注意骨髓抑制、消化道反应、皮肤反应、唾液腺萎缩等并发症。定期检查血常规，防止感染，注意口腔卫生，适当选择中药调理等。

（3）进食高蛋白、高热量、高维生素饮食，以改善营养状态，增强机体抵抗力。

（4）定期复查，建议随访时间分别为出院后 3 个月、半年、1 年。

第三节　扁桃体癌

扁桃体恶性肿瘤包括扁桃体癌与扁桃体肉瘤，两者各占一半。癌多发生于 40 岁以上，肉瘤则以青少年居多。男女发病率之比为（2 ~ 3）∶1。据复旦大学附属眼耳鼻咽喉科医院统计 10 年间耳鼻咽喉科肿瘤的病例资料，共有扁桃体恶性肿瘤 214 例，占耳鼻咽喉恶性肿瘤的 2.9%，占口咽恶性肿瘤（370 例）的 57.8%。本节仅述扁桃体癌病人的护理。

一、病理

扁桃体表面被覆鳞状上皮，其内为淋巴组织，可发生相应的恶性肿瘤，如鳞状上皮癌、淋巴上皮癌及各种类型之恶性淋巴瘤（淋巴肉瘤，网状细胞肉瘤，霍奇金病等）。国内报道，以癌肿稍多，恶性淋巴瘤略少。

二、护理评估

（一）健康史

询问病人发病前的健康状况、有无嗜烟、酒，是否经常接触污染空气，有无家族史等。

（二）临床表现

1. 症状

（1）咽痛：多为一侧，疼痛为持续性，吞咽时加重，肿瘤表面溃破形成溃疡者，疼痛更明显，常伴口臭，且易影响进食，部分病人有流涎及低热。

（2）咽梗：初期仅有异物感，肿瘤增大觉有梗阻感，影响进食，一般不致引起呼吸困难。

（3）痰血：口中有时吐出血痰，或回缩涕带血，量不多，偶有咳嗽。

2. 体征

扁桃体肿大，表面可呈结节状、菜花状表面溃疡；或表面光滑，扁桃体呈球形肿大。扁桃体恶性肿瘤较早即可发生颈淋巴结转移，转移部位从颈上部至锁骨上窝的淋巴结均可发生。转移部位大多在颈深上部，颈总动脉分叉处。也有位于下颌下部，颏下部，锁骨上窝等部位，见图 7-7。

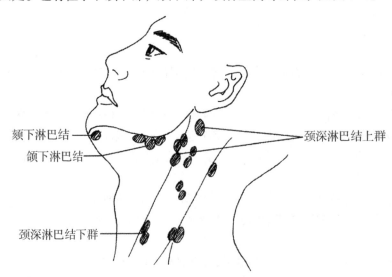

额下淋巴结　　颌下淋巴结　　颈深淋巴结上群　　颈深淋巴结下群

图 7-7　扁桃体癌之淋巴结转移

（三）辅助检查

（1）活检为确诊扁桃体癌的依据。

（2）CT 检查对诊断肿瘤的范围和侵犯深度很有帮助。

（四）心理－社会状况

扁桃体癌早期症状轻微，易被忽略。一旦确诊，多为晚期，病人对放射治疗、化疗有不同程度的恐惧心理。疗效不佳时病人又有悲观绝望心理。因此，应注意评估病人的年龄、性别、文化层次、对疾病的认知程度、情绪状况、压力应对方式和经济状况等。

（五）治疗要点

手术切除结合放射治疗为主要治疗方法，放射治疗多用颈部外照射。通过全身注射或局部动脉灌注抗癌药物（化疗）仅为辅助治疗措施。如怀疑扁桃体恶性肿瘤，且多次活检未证实者，可切除扁桃体送检。

三、常见的护理诊断／护理问题

1. 疼痛

与肿瘤侵犯扁桃体有关。

2. 恐惧

与被诊断为恶性肿瘤，愈后不明有关。

3. 口腔黏膜受损

与放射治疗损伤黏膜及唾液腺有关。

4. 知识缺乏

缺乏有关扁桃体癌的防治知识。

四、护理措施

1. 出血的处理

积极协助医生止血，密切观察病人出血情况，记录出血次数与出血量。

2. 疼痛护理

咽痛严重者遵医嘱及时给予镇静药或止痛药，以减轻病人痛苦，帮助病人尽可能完成放射治疗及化疗的正规疗程。

3. 健康指导

（1）扁桃体癌早期症状轻微，易被忽略。凡40岁以上，长期咽部不适，异物感，持续性轻微咽痛，经抗感染治疗无效而症状加重的病人，应怀疑有扁桃体癌存在的可能。必须作详细检查，以早期做出诊断，早期治疗。

（2）避免长期大量进食生海鲜及腌制、刺激性的食物。

（3）进食高蛋白、高热量、高维生素饮食，以改善营养状态，增强机体免疫力。

（4）定期复查，建议随访时间分别为3个月、半年、1年。

第四节　腮腺肿瘤

（一）概述

腮腺位于外耳道的前下方，腮腺组织富含脂肪，与周围组织对比明显。腮腺肿瘤在颌面部比较常见，腮腺腺体的大部分和腺体导管集中在浅叶，因此肿瘤多见于浅叶。腮腺区可发生多种类型的肿瘤，良性肿瘤以多形性腺瘤居多，腮腺恶性肿瘤主要包括黏液表皮样癌、腺泡细胞癌、恶性混合瘤、腺样囊腺癌、转移癌等，均生长迅速，肿块形态不规则，质硬，不活动，边界不清，肿块疼痛甚至皮肤破溃，侵犯周围肌肉血管、神经可有面部麻木，疼痛，张口受限，还可以出现听力减退，吞咽困难。良性肿瘤除肿块外，可无特殊表现。

（二）护理评估

1. 既往史

询问病人是否曾患有腮腺感染或腮腺肿瘤等疾病；了解有无家族史及既往史等。

2．身体状况

（1）术前评估：了解腮腺肿瘤的大小、形状、质地、活动度；肿块生长速度；同侧颈部有无神经转移、侵犯颈部血管或肿大的淋巴结；病人有面部麻木、疼痛、张口困难、吞咽困难等。

（2）术后评估：了解麻醉和手术方法、手术经过是否顺利、术中出血情况；了解术后生命体征、切口及引流情况等；观察是否出现呼吸困难和窒息；有无并发症：如涎腺瘘、面神经麻痹等。

3．辅助检查

腮腺 B 超及 CT，MRI、活检病理等检查结果。

4．心理 – 社会状况

术前病人情绪是否稳定；是否了解腮腺肿瘤疾病的相关知识；能否掌握康复知识；了解家庭经济承受能力等。

（三）术前护理

1．一般护理

在患者入院后详细询问病史，了解患者的全身基本情况，对患者进行入院宣教，测量生命体征，发现异常情况时及时和医生沟通，使患者的身体状况尽快达到手术的要求。

2．心理护理

由于腮腺肿瘤位于颌面部，患者经常担心术后遗留瘢痕、畸形、面瘫等。思想负担较重，我们采取主动与患者沟通，了解患者的顾虑，请有经验的手术医生为患者讲解手术的简要过程及预后，鼓励患者正确面对手术，增强患者的信心，同时为患者及家属做充分的术前告知，告知相应的并发症，取得患者及家属的理解和配合。

3．专科护理

从患者入院开始告知应保持口腔清洁，给予含漱剂，三餐后及睡前漱口。

4．术前准备

充分的术前准备是保证手术安全和术后康复的必要条件，对腮腺手术制定常规护理计划，特殊患者如糖尿病、高血压等增加护理内容。手术前一天洗头，男士剃须、理头为宜，以利于术后绷带加压包扎；女士理发至耳后 10 cm，充分暴露手术部位，术前晚开塞露通便，全麻术前 10 h 禁食，6 h 禁饮，局麻术晨可进少量半流食。为保证患者夜间有充足睡眠，必要时可辅助给镇静剂帮助睡眠。

（四）术后护理

1．全麻患者术后

要去枕平卧，头偏向健侧，注意口腔分泌物，保持呼吸道通畅，心电监护监测生命体征，根据血氧饱和度调节氧流量，制定危重患者护理计划，记录出入量；局麻患者术后取半卧位，以便减轻局部充血，有利于伤口分泌物的引流。

2．出血护理

腮腺组织血液循环丰富，术后出血可能与伤口包扎过松或术中止血不全有关，所以术后要密切观察出血情况。若患者伤口敷料渗血过多或者引流过多（大于 100 mL/h），应及时告知医生，协助医生加压包扎。同时仔细观察面部情况，若患侧面部肿胀明显而渗出及引流又不多，应考虑有内出血引流不畅或加压包扎引起的局部循环障碍，通知医生对症处理。给予止血药物治疗，继续观察伤口渗出情况。

3．疼痛护理

疼痛与手术损伤、伤口加压包扎过紧、体位不当有关，临床表现为患者被动体位、呻吟或语言减少、痛苦表情等，我们根据患者的临床表现对疼痛进行评估，为患者提供一个舒适安静的休息环境。取舒适体位，减少伤口张力，检查伤口绷带松紧度，也可采取转移方法分散注意力，必要时给镇痛剂。

4．饮食护理

手术后伤口加压包扎，导致患者伤口疼痛，张口及咀嚼困难，患者因此减少进食，可告诉患者这是暂时性的，松开包扎后可恢复。在此期间进高热量、高蛋白、无渣不含纤维素的温凉流质饮食或半流质饮食，勿食酸性食物，尽量减少咀嚼，少食多餐，因进食少容易引起口腔炎症及营养不足，护理上给予口腔护理，用口灵漱口液或氯己定漱口液漱口。

5. 术后并发症

（1）面瘫的护理：腮腺手术常见的并发症是面神经损伤，面瘫可能与腮腺与面神经在解剖上密切相连有关，术后应检查患者面神经功能，若出现闭眼障碍，不能皱眉、鼓气及面部不对称现象应及时报告医生并遵医嘱给营养神经治疗。给予神经营养药物，如维生素 B_1、B_6、B_{12}，神经生长因子或加兰它敏等治疗，局部也可行理疗，同时让患者配合肌功能训练，皱眉、鼓气、眨眼等，6～14 天面神经均恢复。

（2）涎瘘的护理：腮腺手术涎瘘的形成主要原因是残余腺体造成，发生在术后 1 周左右，涎瘘的临床表现为白伤口处有无色清亮液体渗出，与进食有关，进食时增多，与伤口感染不同，局部伤口无血肿热痛。预防涎瘘的措施除术中彻底缝合残余腺体及加压包扎外，要及时观察伤口情况，局部加压包扎 10～14 天；指导患者清淡饮食，忌酸、辣刺激性食物；餐前 30 min 给阿托品口服或肌肉注射，抑制腺体分泌；对于涎瘘不愈合者建议放疗使残余腺体萎缩。

（3）味觉出汗综合征：症状在术后 3～6 个月可出现。当咀嚼饮食或刺激分泌唾液时，术侧局部出汗并伴有发红现象，多数患者感觉不适，可能与手术中刺激神经、术后局部肿胀压迫神经及瘢痕粘连等因素有关，应做好心理护理、饮食指导，忌食酸性或刺激性食物，肿胀消退即可恢复。

（五）出院指导

（1）定期复查，告知患者出院后 1 个月、3 个月、6 个月、12 个月定期复查，告知患者复查的重要性，对于恶性肿瘤患者复查可及时了解患者的伤口情况，有无肿瘤复发、淋巴结转移及远处转移。

（2）做好患者饮食指导，保持口腔清洁。告知患者出院后要禁食酸辣刺激性的食物，减少唾液分泌，要进食易消化、高营养、清淡的食物，养成保持口腔清洁卫生的好习惯，保持良好的心态。

（3）拆线一周内颈部不要做剧烈摆动，以免伤口裂开。

（4）向病人及其家属说明回家后坚持功能锻炼，持之以恒的重要性，以免引起功能障碍。

（5）面神经麻痹或面部轻瘫一般 3～6 个月均能恢复正常。也可口服维生素 B_1；每日按摩面部肌肉，促进血液循环，尽力做指眉、皱眉、睁眼、闭眼等动作，以促进功能恢复。

（6）耳部麻木者，进行耳部按摩，牵拉耳部

第五节　喉乳头状瘤

乳头状瘤为喉部常见的良性肿瘤，可能与人乳头状瘤病毒感染有关，可发生于任何年龄，甚至新生儿，以 10 岁以下儿童多见。发生在儿童者常为多发性，生长快，易复发。发生在成人者有恶变倾向。

一、病因及发病机制

1. 病毒感染学说

目前认为 HPV 感染是喉乳头状瘤发病的主要原因。HpV 是一类呈腹状结构的 DNA 肿瘤病毒，包括 50 种亚型，人类是 HPV 的唯一天然宿主。病毒进入人体后，在潮湿的皮肤黏膜基底层潜伏，潜伏期 1 个月至数年。根据 HPV 的致癌危险性可分为低危型、高危型和中间型。低危型包括 PHV6、11、13、32 等，可引起皮肤黏膜良性病变；高危型常在癌变组织中检出，主要有 HPV16、18、45、52、56，中间型有 HpV31、33、35、45 等，在良恶性组织中均能检出，但不是主要型别。

2. 慢性炎症刺激学说

有学者用电镜观察到喉乳头状瘤细胞吞噬嗜中性白细胞的征象，推测喉乳头状瘤的发生或复发和炎症刺激有关。

3. 内分泌代谢紊乱学说

国内外均有报道，认为喉乳头状瘤的发生及病情变化和雌激素的水平有密切关系，因此也有用雌激素治疗本病的报道。

4. 凋亡抑制学说

有学者检测到喉乳头状瘤细胞中凋亡抑制基因 BCL-2 表达升高，Bax 表达降低，从而促进细胞生长。

5. 血红素氧合酶表达升高

一氧化碳途径学说血红素氧合酶作为重要的生物活性物质，广泛存在于动物细胞的微粒体中，而 $COX-2$ 作为诱导型血红素氧合酶，其上升是癌发生的关键步骤。研究表明，喉乳头状瘤组织中血红素氧合酶表达升高。

二、病理

喉乳头状瘤是以结缔组织和血管为核心，由复层鳞状上皮聚集而成的上皮瘤，常不浸润基底膜，可为单发或多发，带蒂或广基。喉乳头状瘤的常见发病部位为声带前端、前联合、室带、会厌；其次为呼吸道纤毛柱状上皮与喉部鳞状上皮交界部位，表面不平呈菜花样、灰白色或淡红色肿块，其产生原因主要是由于插管、气管切开术、激光治疗等，致呼吸道纤毛柱状上皮受损从而在鳞、纤交界部位发生鳞状上皮化生。

三、护理评估

（一）健康史

评估病人声嘶、咳嗽、呼吸困难的发生和持续时间，有无明显诱因如上呼吸道感染史。儿童病人需评估营养发育状况、是否为复发、手术次数等。

（二）临床表现

1. 症状

（1）声音嘶哑：声音嘶哑呈持续性，逐渐加重，嘶哑程度与肿瘤大小并非一致，但与发生部位有关。发生于声带边缘的肿瘤早期就有声音嘶哑；发生在其他部位不影响声带闭合者，声音嘶哑出现较晚，累及到声带时才出现。

（2）喉部异感症：发生在声带以外的肿瘤，喉部异物感是早期的唯一症状。

（3）喉疼痛、咳嗽：肿瘤溃烂时可有喉部疼痛、咳嗽，尤其肿瘤生长于声带时有刺激性咳嗽。

（4）喉鸣、呼吸困难：肿瘤较晚期、生长很大、堵塞呼吸道而致呼吸困难或出现喉鸣。

2. 体征

早期可无明显阳性体征，出现呼吸困难多表现为吸气性呼吸困难，可出现三凹征。

（三）辅助检查

1. 间接喉镜检查

可见声带、室带或声门下淡红色或暗红色，表面不光滑，呈乳头状增生。

2. 影像检查

X 线或 CT 检查可明确肿瘤大小、侵犯范围等，以助制订手术方案。

3. 组织学检查

在喉镜下取活组织送病理检查明确诊断，因有恶变的可能，成年人取活检最好取多个部位。

（四）心理 - 社会状况

病人对疾病知识缺乏，而且该病易反复发作，可能因反复多次接受手术及担心肿瘤恶变而出现焦虑、恐惧等心理。护士要真诚接待病人，有耐心地进行心理辅导，告知疾病预后及转归等信息，消除病人紧张情绪，积极配合治疗。

（五）治疗要点

治疗的方法较多，但支撑喉镜下应用 CO_2 激光切除是最有效的治疗手段，儿童易复发，需多次手术。并发喉梗阻者，应行气管切开术。

1. 间接喉镜下手术切除术

成年人能够配合手术而且是单发的小乳头状瘤可在间接喉镜下切除，此方法简单，实用，花费很低。

2. 直接喉镜下或支撑喉镜下肿瘤切除术

适用于肿瘤位于前联合，间接喉镜下取出困难者或肿瘤大、基底广、多发者。

3. 支撑喉镜下应用 CO_2 激光

在支撑喉镜下用 CO_2 激光切除有较好疗效，如果能配上手术显微镜，术野更清晰。

4. 喉裂开术

喉裂开术在治疗中不常用，只有多次反复发作者，肿瘤较大引起呼吸困难或有恶变倾向者才行喉裂开术，以希望能够根治。术中切除肿瘤后同时行冷冻创面，增加手术效果。

5. 全喉切除术

广泛的喉乳头状瘤已破坏了喉的软骨时，使喉已丧失了正常功能，虽为良性肿瘤，但喉已变废，只好切除全喉，有利于肿瘤根治。

6. 物理治疗

喉乳头状瘤物理治疗方法较多，如电灼术、冷冻术等。临床上应用较多的是冷冻术，但儿童需行气管切开术，以免术后喉水肿而致呼吸困难。对于较大的乳头状瘤在切除后冷冻，术后用激素以防水肿。

7. 免疫治疗

应用 α 干扰素（α-IFN）配合外科治疗对乳头状瘤有肯定的抑制作用，已成为治疗乳头状瘤的有效辅助手段。但 α-IFN 应用疗程长，可引起致热原反应、贫血、白细胞和血小板减少、转氨酶升高等并发症，且突然停药可导致疾病反跳加重。

四、常见护理诊断和护理问题

（1）有窒息的危险与喉阻塞有关。

（2）知识缺乏：缺乏识别喉乳头状瘤的症状特点、治疗及预防知识。

（3）疼痛与手术损伤有关。

（4）焦虑与疾病反复发作、担心预后、害怕手术有关。

（5）语言沟通障碍与声音嘶哑有关。

五、护理措施

（一）术前护理

（1）关心病人，了解病人心理，关心、安慰病人。向病人介绍疾病反复发病的特点，主要的治疗方法及手术方式，让病人减少对手术的恐惧，积极配合治疗。

（2）嘱病人避免外出活动，少说话，多喝水，不要大声喊叫，预防上呼吸道感染，避免声带水肿。

（3）严密观察病情变化，观察病人有无喘鸣、呼吸困难等症状，如有气急、胸闷、发绀、三凹征等症状，应及时给予气管切开。

（4）术前加强营养，增强手术耐受力。做好口腔护理，保持口腔清洁。

（5）完善术前检查和准备。

（二）术后护理

1. 术后护理

重点包括：保持呼吸道通畅、预防出血和感染。

2. 禁声期的护理

术后禁声 1 周，以减少声带摩擦及水肿。因术后声带过早活动，可使未痊愈的创面相互摩擦，不仅延长恢复期，还会使病变复发。禁声期间，细心观察病人表达的信息，包括目光、表情、头、手等人体部位的姿态，认真观察病人的体语可判断其生理需求和心理活动，给予及时处理。

3. 干扰素治疗护理

注射前向病人介绍药物治疗的目的、意义。告知病人注射疗程长需坚持用药，注射当天病人可能有高热、皮疹等现象，嘱其多饮水，不必紧张，高热 24 小时后会自行退去。定期随访，观察用药后反应和治疗效果，并逐步延长注射间隔时间，用药期间监测肝功能和血常规。

4. 康复指导

（1）指导病人建立良好的卫生生活习惯，禁烟、酒及辛辣刺激性食物。

（2）定期复查，成人喉乳头状瘤易癌变，嘱病人于术后3个月、6个月、1年复查，若有复发及时手术治疗。

（3）同时鼓励病人加强运动功能锻炼，如散步、打太极拳等，提高机体抗病能力。

（4）注意保暖，预防感冒。

（5）指导家属给病人合理饮食，增加营养，增强自身抵抗力。

第八章

儿科护理

第一节　甲状舌管囊肿和瘘

胚胎时期，甲状腺始基自舌盲孔部位以带蒂管状结构沿中线下降，即甲状舌管。该管的残留就成为甲状舌管囊肿和瘘发生的原因。它可位于颈正中线的颏下、舌骨上、舌骨下或甲状腺诸区。囊肿呈圆形，边界清，壁薄，内含黏液。继发感染时囊腔内有脓性分泌物，破溃后形成瘘管。

一、术前管理

1. 常用术式

甲状舌管囊肿切除术。

2. 适应证

凡确诊为甲状舌骨囊肿或瘘管，而无急性炎症或炎症已控制者均应实施手术治疗。

3. 禁忌证

（1）生命体征不平稳者。

（2）脓肿形成时，先行切开引流，待感染控制形成瘘管后再行手术。

4. 术前准备

（1）术前行彩超检查，大概了解囊肿的大小、位置、与周围组织的关系，有无正常甲状腺。

（2）尽量选择患者健康状况良好时手术，避免呼吸系统感染、腹泻、便秘、排尿困难及局部皮肤感染等情况。

（3）术前日清洁皮肤。

（4）术前禁食水 6 ~ 8 h。

二、术中管理

1. 麻醉与体位

常规采用气管插管全身麻醉。采用仰卧位，肩部垫高，头部后仰以利手术暴露。

2. 操作要点

（1）切口及囊肿的显露。在囊肿表面沿皮纹做一横切口，长 3 ~ 4 cm。切开皮下组织及颈阔肌，向两侧分开胸骨舌骨肌等舌骨下肌群，即可显露囊肿。

（2）囊肿的分离和切除。先在囊肿的前下及两侧方分离，其蒂多在上方与舌骨相连。靠近舌骨锐性离断与其相连的颏舌骨肌和胸骨舌骨肌，以骨剪切开舌骨的中央部分，游离的舌骨仍与囊肿相连。继续向上追踪舌骨与舌根盲孔间的管索状结构，并予以柱状切除。

（3）囊肿已破溃形成瘘时，术前自瘘口注入亚甲蓝液少许，有助于对瘘管走行的辨认。切口多采用瘘口周围的横梭形切口。切除瘘管邻近皮肤瘢痕及筋膜、肌肉组织。

（4）切口缝合。创腔充分止血后，分层缝合，可用双氧水冲洗。一般不置引流，必要时可放橡皮引流片。

3. 注意事项

（1）甲状舌管囊肿和瘘切除须完全，特别是多个囊肿和瘘管分支时更应注意。

（2）瘘管剥离至舌根时，麻醉师以手指插入患者口内下压舌根盲孔，使舌根突向创口，有利于显露瘘管末端，便于高位结扎，最后用电刀烧灼残端。

（3）舌骨切除长度足够（1.0 ~ 1.5 cm），应作垂直切除而不是楔形切除。舌骨骨膜及紧贴的肌肉也应一并切除，以免残留瘘管。舌骨上区应作柱状切除，尽可能去除纤维组织通道，直达舌盲孔后做严密缝合，对减少复发非常重要。多用锐性剥离，不用或少用钝性剥离。

（4）颈正中有时可见球状异位的甲状腺组织，需要取小块送快速病理切片确认。在探查确证正常的甲状腺叶存在后，才可切除异位腺体。

（5）术中防止损伤颌下腺，后者易形成瘘。

（6）术中应谨慎，以免伤及婴幼儿的薄而软的软骨环。

（7）术中操作应轻柔，勿撕裂囊肿致创面感染。

三、术后管理

1. 常规处理

（1）可嘱早日进食。

（2）适量应用抗生素。

（3）橡皮引流片可于术后 24 ~ 48 h 拔除。

2. 出院指导

定期复查彩超。

第二节　腮裂瘘和囊肿

胚胎早期，腮裂位于颈部两侧第 5 ~ 6 对腮弓之间，腮囊则位于与之相对的咽喉腔内。常见的先天性颈部外侧囊肿和瘘管起源于腮裂和腮囊，一般腮裂囊肿和瘘管起源于第 2 对腮裂，瘘管外口多位于胸锁乳突肌前缘，颈部下 2/3。瘘管沿胸锁乳突肌上行，达舌骨平面转向前侧深部，经颈内外动脉分叉间，于二腹肌后腹下方进入咽隐窝。

一、术前管理

1. 常用术式

腮裂瘘切除术。

2. 适应证

腮裂瘘和囊肿均需手术切除，手术时间以 1 岁以后为宜。

3. 禁忌证

（1）生命体征不平稳者。

（2）脓肿形成时，先行切开引流，待感染控制形成瘘管后再行手术。

4. 术前准备

（1）术前行彩超检查大概了解瘘管或囊肿的大小、位置、与周围组织的关系。

（2）尽量选择患者健康状况良好时手术，避免呼吸系统感染、腹泻、便秘、排尿困难及局部皮肤感染等情况。

（3）术前日清洁皮肤。

（4）术前禁食水 6 ~ 8 h。

二、术中管理

1. 麻醉与体位

常规采用气管插管全身麻醉。取仰卧位，肩部垫高，头部后仰。

2. 操作要点

（1）切口。绕瘘口做一横梭形切口。如显露困难可于下颌下方做第2个辅助切口，切口均与颈皮纹一致。

（2）瘘管的分离和切除。将胸锁乳突肌向后方牵拉，沿瘘管向上分离，至颈总动脉分叉处时，向上牵开二腹肌后腹，小心分离瘘管前方的舌下神经，两侧的颈内、颈外动脉及后方的迷走神经。瘘管如与舌骨紧密粘连，可切除部分舌骨。距咽壁 2 ~ 3 mm 处细丝线结扎并切除瘘管，残端用苯酚、乙醇依次涂拭。

（3）逐层关闭切口，可不放置引流。

3. 注意事项

（1）术中注意保护邻近重要血管、神经，使之不受损伤。

（2）彻底切除病变组织，妥善处理残端。

三、术后管理

1. 常规处理

（1）可嘱早日进食。

（2）预防性应用抗生素。

2. 出院指导

定期复查彩超。

第三节　脐疝

脐位于腹壁正中部，在胚胎发育过程中，这是腹壁最晚闭合的部位。同时，脐部缺少脂肪组织，使腹壁最外层的皮肤、筋膜与腹膜直接连在一起，成为全部腹壁最薄弱的部位，腹腔内容物容易于此部位突出形成脐疝。在人体胎儿时期，胎儿借通过脐环部位的 2 条动脉、1 条静脉、卵黄管及脐尿管与母体相连，以获取营养。在胎儿出生前后，上述结构逐渐闭锁，脐环闭锁时形成脐凹陷。如果闭锁不全或延期闭锁，则胎儿出生后出现畸形。由脐环处突出的疝称为脐疝。

一、术前管理

1. 常用术式

脐疝修补术。

2. 适应证

（1）脐疝已发生嵌顿或绞窄者应急诊手术。

（2）小肠疝易发生嵌顿、部分性肠梗阻者应及时手术。

（3）脐疝合并有腹部绞痛，特别是进餐后发作频繁者应手术。

（4）年龄大于 2 岁，脐环直径仍大于 2 cm 者应手术。

（5）女婴超过 3 岁脐疝仍不消失应行脐疝修补术，否则，即便是自行愈合，待成年怀孕或发胖后脐疝均有复发的可能。

3. 禁忌证

（1）2 岁以前脐环仍可以继续缩窄，故多数患者可在 2 岁内自愈，不需特殊治疗。

（2）若患者存在有引起腹压增高的疾病，如先天性巨结肠、顽固性便秘、腹腔内肿瘤、大量腹水等，应先治疗其原发病。

4. 术前准备

（1）尽量选择患者健康状况良好时手术，避免呼吸系统感染、腹泻、便秘、排尿困难及局部皮肤感染等情况。

（2）术前日清洁皮肤，术前禁食水 6 ~ 8 h，检查有无贫血及出凝血功能障碍。

二、术中管理

1. 麻醉与体位

常规采用气管插管全身麻醉。取平卧位。

2. 操作要点

（1）切口：脐上或脐下横弧形切口。

（2）疝囊切除：牵拉疝囊底与皮肤的附着点，于疝囊颈远侧显露疝囊并打开，将疝囊内的筋膜组织与疝囊的腹膜层分离，横断并高位结扎疝囊，剪除多余的疝囊组织，显露腹壁缺损缘。

（3）疝口的修补：用结实的缝线间断缝合两侧的筋膜缘，将两侧缘合拢。

（4）疝囊底切除及脐窝成形：疝底内翻，分离远残端并切除。将原脐疝突出部皮肤的内面与腹壁修补的中点缝合固定一针，使该部皮肤内陷形成脐状。

（5）关闭切口：缝合皮肤及皮下组织，加压包扎，消除皮下无效腔，避免积液。

3. 注意事项

（1）术中注意保护肠管，使之不受损伤。

（2）牢固地将两侧筋膜缘合拢。

三、术后管理

1. 常规处理

（1）脐疝修补术对腹腔扰乱小，麻醉清醒后即可进食。

（2）全身预防性应用抗生素。

（3）术后 3 天观察伤口，更换敷料，7 ~ 8 天后拆除缝线。

2. 并发症防治

（1）脐部皮肤坏死。

常见原因有如下几个方面。

①脐疝体积较大者游离疝囊时须广泛游离皮肤，在游离皮肤时应连同脂肪层，否则游离皮肤过薄，血液循环不良，皮肤缺血坏死。

②切口绕脐超过其周径 1/2 可影响该处皮肤血液供应。

③疝囊与脐疝顶部皮肤紧密粘连，游离完整疝囊时损伤皮肤，造成术后皮肤局限性坏死。

（2）皮下血肿：主要原因是剥离疝囊后局部毛细血管渗血，且脐疝皮肤没有皮下组织，筋膜缝合后在脐部形成凹陷，皮肤筋膜间形成无效腔，渗血存留其中形成血肿。小血肿可自行吸收，大血肿应剪开部分缝线去除积血及凝块，闭塞腔隙，重新加压包扎，同时全身应用抗生素以防感染发生。

（3）切口感染裂开：凡进行脐疝修补术者多数属于不能自行闭合的较大脐疝，往往伴有消化不良、全身营养较差，再加上脐环处血液循环不良、局部积血等，易发生切口感染。

3. 出院指导

注意脐部护理，保持脐部清洁干燥。

第四节 腹股沟斜疝

腹股沟斜疝是指腹内脏器或组织从腹壁下动脉外侧的内环突出，向内、向下进入腹股沟管，再穿出腹股沟管皮下环，突入阴囊内或大阴唇前端的疝。腹股沟斜疝约占腹股沟疝的 90%，是最常见的腹外疝。

一、术前管理

1. 常用术式

疝囊高位结扎术。

2. 适应证

（1）择期手术最小年龄以 6 个月为宜。术前应矫治已存在的腹压增高因素，如慢性咳嗽、排尿困难、便秘等。

（2）斜疝合并隐睾者应早期手术，绝不应拖至 3 岁以后，否则影响睾丸的发育和功能。

（3）嵌顿疝手法复位不成功者，应急诊手术，复位成功后择期手术以在 48 h 后为宜。

3. 禁忌证

（1）患有严重心、肝、肺、肾等重要器官疾病或营养不良者，不做择期手术。

（2）患有急性传染病者，病愈后 3 个月内不考虑择期手术。

（3）腹股沟区皮肤有感染灶者，暂不行择期手术。

（4）有出血性疾病，在出血倾向未纠正前不考虑施行手术。

4. 术前准备

（1）全面查体、胸透、血尿常规检查。

（2）尽量选择患者健康状况良好时手术，避免呼吸系统感染、腹泻、便秘、排尿困难及局部皮肤感染。

（3）术前清洁腹股沟区及外阴部皮肤。

（4）术前禁食水 6 ~ 8 h。

（5）嵌顿疝应尽快手术，肠梗阻明显或疑有绞窄时应放置胃管减压，同时静脉补液，纠正水、电解质、酸碱失衡，必要时配血备用。

二、术中管理

1. 麻醉与体位

常规采用静脉复合麻醉，必要时气管插管以保证氧供应和呼吸道通畅。通常采用平卧位。

2. 操作要点

（1）切口：在腹股沟韧带上方与之平行做一斜切口，或在病侧耻骨上沿皮肤皱纹做一横切口，长约 3 cm。

（2）显露深筋膜，寻找外环：小儿皮下脂肪较厚而浅筋膜很薄且不明显，切开皮下组织时，随时注意辨认是否达到深筋膜（在腹股沟部是腹外斜肌腱膜，在外环部是提睾肌筋膜），打开深筋膜。

（3）寻找并打开疝囊：疝囊在精索的内前方，找到疝囊并打开，常见少许清亮液体溢出。扩大疝囊切口，探明通向腹腔的内口及通向远侧的疝囊盲袋。

（4）横断并高位结扎疝囊：横行剪断疝囊后壁，小心分离疝囊至内环口，根部结扎并缝扎。

（5）缝合切口：原位缝合腹外斜肌腱膜，重建外环口，最后缝合皮下组织及皮肤。

3. 注意事项

（1）切开深筋膜时，切勿损伤其深面的髂腹下神经及髂腹股沟神经。婴儿手术时，因其内环和外环很近，也可不打开腹外斜肌腱膜及外环，直接经外环处理疝囊。

（2）疝囊寻找困难时，须重新辨认解剖关系，从腹股沟内面找到内环、外环，将精索完整提出，在其内前方寻找疝囊。

（3）横断疝囊时切勿损伤其后细如白线的输精管，小儿疝囊壁极薄，应轻柔分离，避免断裂。

（4）疝巨大且腹股沟部肌肉、筋膜组织明显薄弱的少数患者，可将腹外斜肌腱膜的内侧叶或连同联合肌腱在精索前与腹股沟韧带缝合，再将该肌腱的外侧叶重叠缝于内侧叶上。

三、术后管理

1. 常规处理

（1）术后应卧床 3～5 天，避免哭闹、用力和咳嗽等腹压增高因素。

（2）一般疝手术后可不用抗生素，但巨大疝、复发疝、嵌顿疝或绞窄疝术后均需用抗生素。

（3）术后进食清淡易消化食物，2～3 天后可恢复正常饮食。多吃蔬菜以防便秘。

（4）绞窄疝行肠切除吻合术后禁食、胃肠减压，待肠蠕动恢复后再进食。

2. 并发症防治

（1）阴囊血肿：发生血肿的原因主要是疝囊剥离面止血不彻底，创面渗血到组织间形成软组织肿胀、积血或是远端残留疝囊内积血（表现为阴囊内有一包裹性肿块）。可行阴囊局部热敷理疗，促进其吸收，远端残留疝囊内积血则需要抽出积血后加压包扎。

（2）术后腹膜炎：肠穿孔、肠坏死均可引起腹膜炎。

①肠穿孔的原因：a. 切开疝囊时肠管损伤滑入腹腔未能及时发现；b. 疝囊高位结扎时缝针刺破肠管或结扎疝囊时部分肠壁被结扎，术后肠壁坏死区脱落，肠腔内压力增加而致肠破裂；c. 嵌顿时因束环紧勒造成肠壁条形坏死未做处理及送回腹腔，术后因肠蠕动、肠腔内压力增加而致肠坏死部穿孔；d. 肠管壁疝是指部分肠管壁嵌顿在疝囊内，可发生嵌入部肠壁坏死而术中未做处理，术后破裂穿孔。

②肠坏死的原因：a. 术者对嵌闭肠管的血液循环判断错误；b. 逆行性嵌闭症（Maydl 疝）或称 W 形疝，发生嵌顿时有 3 段肠管受累，其中 2 个肠袢在疝囊内，1 个肠袢在腹腔中。腹腔内肠袢居中，承受压力最大。

（3）术后肠梗阻：①结扎疝囊时将肠管结扎；②缝合疝囊时缝线缝住肠管，造成局部粘连、成角而发生肠梗阻；③肠管与疝囊有粘连，分离不充分即将肠管还纳，造成肠管成角、扭转形成肠梗阻。

（4）睾丸移位、扭转坏死、萎缩：①睾丸移位主要是游离疝囊时将睾丸提出切口，术毕复位欠妥，或在重建外环时将精索缝在一起，造成精索短缩，睾丸移位于阴囊上方；②睾丸扭转的发生主要是游离疝囊，特别是切除全部疝囊时精索游离过多，术毕精索、睾丸放置不当，发生扭转，扭转后首先出现静脉回流受阻，睾丸肿大、疼痛，若不及时处理，最终导致动脉闭塞，睾丸坏死；③睾丸萎缩，多因嵌顿、绞窄的肠管压迫或因手术伤及精索血管造成睾丸缺血后发生睾丸萎缩。

（5）切口感染：术前应用抗感染药物，术中严格无菌操作。

（6）疝复发：①疝囊处理不当是小儿斜疝术后复发的主要原因，且多发生于术后早期，没有高位结扎疝囊且留有盲袋，疝囊颈结扎不牢，单纯结扎者线结脱落或疝囊结扎不全留有空隙，分离疝囊时后壁撕裂未发现或未处理；②巨大疝腹股沟管重建修补不当；③腹股沟区神经损伤，肌肉萎缩，腹壁软弱；④切口感染，局部软组织瘢痕化，腹壁强度减弱；⑤术前腹压增加因素没有解除。

3. 出院指导

（1）近期避免一切引起腹压增高的因素，如剧烈活动、剧烈咳嗽、大便干结等。

（2）出院后第 3 天更换伤口敷料，第 4 天拆除敷料。

（3）出院后继续口服抗生素 3 天。

（4）定期门诊复查，了解伤口愈合情况。

第五节 肠套叠

肠套叠是指近端肠管套入远端肠管所致的疾病。多发生在 1 岁以内的婴幼儿，尤以 4 ～ 10 个月的婴儿发病率最高。春季发病率高，可能与上呼吸道感染及淋巴结病毒感染有关。

一、术前管理

1. 常用术式

套叠肠管复位术。

2. 适应证

（1）发病超过 48 h 而全身情况不良；腹胀严重，透视下有多个大液平；便血严重，肠坏死、腹膜炎。

（2）小肠型肠套叠和套叠肠管太长达降结肠或脱出肛门外，估计空气灌肠困难者；痢疾合并肠套叠。

（3）空气或钡剂灌肠复位失败或穿孔者。

（4）慢性肠套叠或多次反复发作的肠套叠，疑有器质性病变者。

（5）无空气灌肠设备者。

3. 禁忌证

早期肠套叠非手术治疗成功率很高，故遇到这类疾病应首选非手术治疗。

4. 术前准备

（1）及时补液，纠正脱水、酸中毒及休克状况。

（2）术前应用抗生素，预防感染。

（3）术前静脉穿刺置管并留置胃管。

二、术中管理

1. 麻醉与体位

常规采用气管插管全身麻醉。仰卧位。

2. 操作要点

（1）切口：右下腹直肌纵切口或右上腹横切口。

（2）手法复位：术者右手伸入腹腔，从左腹部开始沿结肠方向寻找套叠肿块，并将套叠肠管托出切口外。术者拇指和示指交替缓慢挤压套叠头部。

（3）肠切除吻合术：术中见鞘部已有白色斑块状动脉性坏死或套入部静脉性坏死，实施肠切除吻合术。

（4）肠外置或肠造口术：当患者存在休克、病情危重或肠套叠手法复位后局部血液供给有困难时，可将肠祥两断端或可疑肠祥外置于腹壁外，切口全层贯穿缝合，表面覆盖油纱保护，经 24 ～ 48 h，待休克纠正、病情平稳再行二期肠吻合术。观察可疑肠祥循环恢复情况，决定还纳入腹或行肠切除吻合术。如肠切除后患者全身或局部循环不满意，无法行肠吻合时，可行肠造口术。

（5）关腹：逐层关腹。

3. 注意事项

（1）复位过程中用力要均匀，切忌用手向外牵拉套叠近端的肠管，以防加重损伤或造成肠破裂。

（2）复位后对颜色发黑的肠管，可以用温盐水纱垫包裹，系膜侧以 0.25% 普鲁卡因封闭。若肠管恢复蠕动，证明血液循环良好，可将肠管还纳腹腔。如经上述处理肠管仍呈紫色，血管搏动不明显，且蠕动波不能通过，可行肠切除术。

（3）如肠管坏死界限不清，或患者情况较差，可先行肠外置术，以便缩短手术时间，同时积极抗休克治疗。待 24 h 后，如肠管恢复血液循环、色泽良好，可再次手术还纳肠管；如肠管已坏死，则行肠切除吻合术。

三、术后管理

1. 常规处理

（1）术后禁食水、胃肠减压、补液、纠正酸碱平衡紊乱，待肠蠕动恢复后拔除胃管，适量流质饮食。注意：恢复饮食速度不宜过快。

（2）抗感染治疗，应用 2 ~ 3 天。行肠切除和腹腔污染较重者应加大抗生素量和疗程。

（3）防止肠粘连。由胃管注入或口服理气通下中药，可减少肠粘连发生。

（4）术后使用腹带，预防腹壁裂开。术后 7 天拆线，减张缝合 10 ~ 12 天拆除。

（5）外置肠管应严密观察，注意肠管色泽、活力和蠕动功能。

2. 并发症防治

（1）高热抽搐：肠套叠患者由于肠道梗阻，呕吐频繁造成严重脱水，肠系膜血管绞窄致肠壁坏死，肠腔内大量细菌繁殖、毒素吸收而发生全身中毒症状，术前、术后均可出现高热抽搐。因而，术前应采取纠酸、补液、降温等对症支持治疗，防止术后高热。

（2）腹泻：术后大便次数增多，可能与肠管水肿、黏膜出血及梗阻后肠内容物排出有关。严重腹泻可引起脱水与酸中毒，须补液、应用肠道抗生素。

（3）肠坏死穿孔、腹膜炎：如术中肠管活性判断失误，术后病变发展，血管栓塞可造成肠壁缺血性坏死、肠穿孔、腹膜炎。术中如果不能确定肠管活力，宁可切除行肠吻合或肠外置，切不可侥幸放入腹腔。

（4）吻合口瘘和肠瘘：吻合口肠壁水肿、血运不佳、缝合技术欠佳及感染等是导致吻合口瘘的主要原因。细小瘘孔通过禁食、胃肠减压、静脉营养及抗感染等多可治愈。瘘口大和弥漫性腹膜炎患者多需手术治疗。

（5）术后肠套叠复发：多次复发、灌肠失败及疑有器质性病变者，应手术探查，同时可考虑做预防复发的手术。

（6）伤口裂开：由于婴儿腹壁薄弱，腹肌发育不良，术后咳嗽、腹胀、哭闹等因素，导致腹压突然增加，冲击缝合口，使缝线割裂腹膜，小肠移至皮下进而伤口崩裂，发生肠脱出。腹腔及伤口感染是发生伤口崩裂的另一原因。手术采用横切口，尽量减少腹腔污染，关闭切口时逐层缝合，术后胃肠减压，应用新斯的明或中成药促进肠功能恢复，以及用腹带和绷带包扎腹部抵抗冲击力，可有效防止伤口裂开的发生。

（7）肠粘连：腹腔手术后均可发生不同程度的肠粘连，尤其是肠坏死穿孔、肠切除吻合术后。术后早期粘连性肠梗阻多可采用中药灌肠等保守治疗而治愈，晚期保守治疗无效者需手术治疗。

3. 出院指导

（1）注意饮食，少食生冷食物，注意饮食卫生。

（2）预防上呼吸道感染。

第六节　梅克尔憩室

梅克尔憩室是指卵黄管退化不全，其肠端未闭合，末端回肠的肠系膜附着缘对侧有憩室样突起。部位多在回肠末端距回盲瓣 40 ~ 90 cm 处。憩室的大小、长度和形态各不相同，有的顶端有索状物与脐孔相连，是造成索带压迫导致肠梗阻的因素。憩室内面常有迷生的胃黏膜或胰腺组织，易引起溃疡、出血或穿孔。

一、术前管理

1. 常用术式

梅克尔憩室切除术。

2. 适应证

（1）梅克尔憩室并发溃疡出血：特点为患者突发性无痛性血便，量多，暗红色或鲜红色，严重者可发生失血性休克。

（2）梅克尔憩室并发肠梗阻：憩室索带粘连压迫，憩室顶部与脐部之间索带引起内疝或肠扭转，以及并发肠套叠者均可引起肠梗阻。主要表现为低位的小肠梗阻，容易发生肠绞窄。

（3）梅克尔憩室炎或穿孔引起腹膜炎：需要与急性阑尾炎穿孔相鉴别。憩室炎的压痛点较高，且靠近内侧，并距脐较近，常合并梗阻症状。

（4）预防性憩室切除：其他腹部疾病手术探查时发现无症状的憩室，只要患者情况许可，就应切除。

3. 禁忌证

其他腹部疾病手术探查时发现无症状的憩室，如原手术创伤较大、手术时间较长、患者一般情况欠佳，不宜切除憩室，应详细记录真实情况，术后 6 ~ 8 周再行憩室切除术。

4. 术前准备

（1）纠正出血性贫血，治疗肠梗阻所致体液、电解质平衡紊乱。

（2）ECT 扫描以明确病变部位。

二、术中管理

1. 麻醉与体位

常规采用静脉全身麻醉，必要时气管插管以保证氧供应和呼吸道通畅。取平卧位。

2. 操作要点

（1）切口：取右腹直肌纵切口。

（2）切除憩室：开腹后自回盲部向近端探查回肠，找到憩室，按不同的憩室形态行不同的切除方式。基底部狭窄的憩室用肠钳楔形钳夹后切除，肠壁行斜形吻合，以免造成肠腔狭窄。有以下情况应行肠切除：①憩室基底部宽广，直径大于肠腔；②回肠壁有广泛的迷生组织；③憩室附近有炎性肿胀，明显增厚；④憩室基底部穿孔，或憩室引起肠狭窄或扭转。

3. 注意事项

（1）小儿肠腔狭窄，切除后缝合肠管时勿内翻过多，以免造成肠狭窄。

（2）憩室引起的肠套叠，复位后憩室无坏死，患者全身状态不佳时，可暂不处理憩室，待数周后再次手术切除。

（3）肠套叠复位成功后，应仔细检查回肠壁上是否有孔状的凹陷，以免内翻的憩室造成肠套叠的起点。

（4）表现为急腹症的憩室炎有时难与急性阑尾炎或肠梗阻相鉴别，故在术中未发现拟诊断的病变时，应想到憩室引起的并发症。

三、术后管理

1. 常规处理

（1）常规留置胃管，预防性应用抗生素，静脉补液治疗，待患者正常排气、排便后，拔除胃管并慢慢由流质饮食过渡至正常饮食。

（2）术后第 7 天间断拆线，第 9 天拆除剩余缝线。

2. 并发症防治

（1）憩室切除不彻底：残留有部分憩室组织或异位的黏膜成分，造成术后症状复发，须再次手术行肠切除吻合术。

（2）术后肠狭窄及梗阻：术中未严格按横行或斜行缝合，或者肠壁缝合内翻过多，造成术后肠腔狭窄，引起肠梗阻。先行保守治疗，必要时再次行肠切除吻合术。

（3）肠瘘：术中缝合失误或肠壁水肿明显，影响愈合，术后发生肠瘘。若不能愈合，则须行肠造瘘术。

3. 出院指导

（1）注意加强营养。

（2）少食生冷及刺激性较强食物。

第七节　急性阑尾炎

小儿急性阑尾炎临床上并不少见，但发病率低于成年人。据综合医院统计，12 岁以下的小儿急性阑尾炎占急性阑尾炎总数的 4% ~ 5%。与成年人比较，小儿急性阑尾炎发展快，病情重，穿孔率高，并发症多。1 岁以内婴儿的急性阑尾炎几乎 100% 发生穿孔，2 岁以内为 70% ~ 80%，5 岁时为 50%。小儿急性阑尾炎死亡率为 2% ~ 3%，较成年人平均高 10 倍。

小儿的大网膜发育不健全，对炎症的局限能力差，就诊时将近 80% 的患者合并有不同程度的化脓性腹膜炎。临床症状不典型，胃肠道反应比较突出，有时以频繁的呕吐为最初的首要症状。个别患者起病时就伴有 39 ~ 40℃高热，也有以持续性腹泻为主要表现者。上呼吸道感染、扁桃体炎、急性肠炎可能是小儿急性阑尾炎的诱发因素，致使急性阑尾炎的临床表现不典型者较多，容易误诊。

小儿查体常不合作，腹部是否有压痛和压痛的范围、程度都不易确定。必须尽快取得患者和家属的合作，反复检查，仔细比较，以求获得较准确的结果。确诊后应立即手术切除阑尾，加强术前准备和术后的综合治疗，以减少并发症的发生。

一、术前管理

1. 常用术式

阑尾切除术。

2. 适应证

（1）发病 48 h 以内，无论阑尾炎属何种类型均宜手术。

（2）卡他性阑尾炎的临床表现不够明显，诊断困难时可观察数小时，症状加重时均应考虑手术。

（3）化脓性阑尾炎、坏疽性阑尾炎、梗阻性阑尾炎均应尽早手术。

（4）寄生虫引起的急性阑尾炎应手术治疗。

（5）阑尾穿孔并发局限性或弥漫性腹膜炎，在 72 h 内中毒症状加重者应手术治疗。

（6）慢性阑尾炎急性发作应手术治疗。

（7）阑尾周围脓肿经非手术治疗，炎症消退 8 周以上者应手术治疗。

（8）阑尾周围脓肿，如脓肿继续增大，体温不降，腹痛加重，白细胞持续升高，脓肿有破裂可能者应及时手术引流。

3. 禁忌证

（1）浸润期、脓肿期阑尾炎，阑尾周围已形成粘连或穿孔已形成脓肿，手术可使感染扩散，炎症粘连分离困难，可伤及其他组织与器官者。

（2）实施腹腔镜阑尾切除术时，既往下腹部有手术史，特别是有炎性疾病、严重心肺功能不全、膈疝、重度出血倾向、脐疝、股疝、腹壁侧支循环过多者属禁忌。

4. 术前准备

（1）患者一般情况好，可立即手术。

（2）当患者有严重中毒，脱水明显时，应在术前给予补液、抗生素应用，高热时给予药物或物理降温。晚期腹膜炎，腹胀需鼻胃管胃肠减压，静脉输液保证水电解质平衡，有高热者须降温。出现早期休克症状时，应输血浆等抗休克治疗，积极准备后手术。

二、术中管理

1. 麻醉与体位

常规采用连续硬脊膜外麻醉加静脉复合麻醉，必要时气管插管以保证氧供应和呼吸道通畅。采用平卧位。

2. 操作要点

（1）切口：通常采取右下腹斜切口，即麦克伯尼（Mc Burney）切口：脐与右髂前上棘连线中外 1/3 交点做与该线垂直的手术切口。

（2）切除阑尾：打开腹腔，如有渗液涌出应及时吸净，并留取渗液送细菌培养。充分暴露阑尾，一次或分次结扎切断阑尾系膜至阑尾根部，结扎并离断阑尾动脉。丝线结扎阑尾根部，再以圆针丝线绕阑尾根部距阑尾约 0.5 cm 的盲肠壁，做浆肌层荷包缝合。结扎线远端约 0.5 cm 处上血管钳，在钳下面切断并移除阑尾。

（3）放置腹腔引流管：放置橡胶引流管于盆腔及右结肠旁沟。

（4）缝合腹壁切口：切口未被污染者可按层次缝合切口，切口污染严重或术后有感染可能者须行腹壁全层缝合。

3. 注意事项

（1）寻找阑尾困难时，应沿右髂窝靠右侧腹壁向上方先找到盲肠，勿将乙状结肠或横结肠误认为盲肠。

（2）术中尽可能保护腹壁创面，避免污染，操作中避免弄破阑尾。

（3）处理阑尾系膜及阑尾动脉时要准确可靠，切除后应检查右髂窝有无积血。

（4）荷包缝合应只穿过浆肌层，切勿穿过肠腔，以免局部感染甚至肠瘘。

（5）术中发现阑尾周围已有脓肿形成者，如果阑尾显露好，可以切除。如未见阑尾且周围肠管粘连严重，切勿盲目分离找出阑尾，以免造成感染扩散或肠管损伤，此时只需做腹腔引流，阑尾可不必切除。

三、术后管理

1. 常规处理

（1）单纯阑尾炎，手术顺利者，术后饮食及活动可不必特殊限制。鼓励患者早期下床活动，也可预防性使用抗生素。

（2）合并腹膜炎病情较重者，术后留置胃管，麻醉恢复后取半卧位，让腹腔积液充分引流，抗生素继续应用，待肠蠕动恢复后，可拔除胃管并嘱进流食。观察切口及敷料情况，及时更换敷料，腹腔引流管一般在术后 3 ~ 5 天内逐步拔除。

（3）术后切口如有感染倾向，应尽早拆除部分缝线并充分引流，定期清创换药。

2. 并发症防治

（1）术后出血

原因：①腹壁切口出血或血肿，原因为术中暴露不清，止血不彻底，分离腹壁肌肉撕裂血管后未结扎止血，或电灼止血不完善等；②腹腔内出血，大多为阑尾系膜血管处理不当，如结扎线脱落出血，或术中系膜血管滑脱后盲目钳夹，未能彻底止血等；③肠道出血，系阑尾系膜处理不完善，内翻入盲肠的阑尾残端未结扎，或结扎线松脱，致阑尾残端出血，流入肠腔内。

处理：术后腹壁伤口出血或腹腔内出血应再次手术止血。肠道出血一般经非手术治疗均可停止。

预防：术中止血要彻底，结扎血管要牢靠，不能过松或过紧，有时须贯穿缝合结扎止血。

（2）切口感染：穿孔性阑尾炎切口感染率高。

原因：手术时不注意保护切口，被脓液污染；手术操作粗暴；切口止血不彻底，血肿感染；腹腔引流不当；等等。

临床表现：术后 3 ~ 5 天发热，切口疼痛，局部红肿压痛，穿刺有脓。

处理：拆除部分皮肤缝线，清除伤口内异物及缝线，充分引流。

预防：注意无菌操作，术中防止切口污染，术后清洗切口，止血应彻底。

（3）腹腔残余感染或脓肿：可分为肠间隙脓肿、膈下脓肿及盆腔脓肿等。

临床表现：术后 5 ~ 7 天体温升高，伴腹痛和腹胀。肠间隙脓肿于腹部可扪及局限性包块及压痛；膈下脓肿表现为右季肋部压痛；盆腔脓肿主要表现为排便次数增多，伴里急后重，直肠指诊可触及直肠前壁炎性包块，可有张力感。

处理：采用中西医结合方法，行有效地抗感染及支持疗法。如已形成脓肿，范围超过 3 cm，可在 B 超引导下置管引流或手术引流。

预防：弥漫性腹膜炎患者术中冲洗腹腔应彻底；如放置引流管，应放在合适部位，使引流通畅；术后应用有效抗生素，并采用支持疗法。

（4）术后粘连性肠梗阻

原因：因炎症造成肠管及肠系膜粘连，手术损伤肠壁浆膜，引流管放置不当或留置时间过长，术后腹部严重胀气等所致。

处理：早期发生于术后 2 周内，大多可用非手术疗法治愈，如禁食、胃肠减压、输液抗炎等。还可于胃管内注入中药治疗，常用大承气汤加减。如以上处理无效，则应手术治疗。

预防：术中操作要细致，避免损伤肠壁，减少不必要的腹腔引流；术后腹胀者应行胃肠减压，还可用中药促进肠蠕动恢复，并鼓励术后早期下床活动。

（5）术后粪瘘

原因：盲肠炎症水肿，勉强行荷包缝合；阑尾根部结扎过紧或过松，使愈合不良；荷包缝合较大，形成脓肿向肠腔及腹腔穿破；术中肠管损伤未注意；盲肠本身病变未发现或术后早期大量液体高压灌肠，致残端穿破等。

临床表现：术后 1 周内伤口有粪汁流出。

处理：使伤口引流通畅，保护周围皮肤，抗炎及全身支持治疗，一般均能自愈。如经 3 ~ 6 个月不愈，则须手术。

预防：合理处理残端，盲肠水肿明显时不做荷包缝合；勿误伤肠管；注意盲肠、升结肠有无其他病变，术后 2 周内忌高压灌肠等。

3. 出院指导

（1）注意加强营养。

（2）增强体质，讲究卫生。

（3）注意不要受凉和饮食不节，少食生冷及刺激性较强食物。

第九章

感染性疾病护理

第一节　猩红热

一、概述

猩红热是由 A 组 β 型溶血性链球菌引起的急性呼吸道传染病。其临床特点为发热、咽峡炎、全身弥漫性鲜红色皮疹和疹后脱屑。少数患儿病后可以出现变态反应性心、肾、关节的并发症。

二、病原学

猩红热是由 A 组 β 型溶血性链球菌引起的疾病。本菌为革兰染色阳性，呈球形或卵圆形，常排列成链状，无动力及芽孢，对热及一般化学剂均敏感，60℃时 30 min 即死亡。病原体寄居于口腔，在痰液及渗出物中可存活数周。

三、发病机制与病理生理

病原体进入人体后可发生 3 种病变。

1. 化脓性病变

A 组 β 型溶血性链球菌能借助脂磷壁酸黏附于黏膜上皮细胞，进入组织引进炎症及组织坏死。

2. 中毒性病变

病原菌所产生的红疹毒素及产物经咽部丰富的血管进入血流，引起发热、头痛等全身中毒症状。

3. 变态反应性病变

仅发生于个别病例。可能是 A 组链球菌某些型与被感染者的心肌、心瓣膜、肾小球基底膜的抗原相似，当产生特异性免疫反应后引起的交叉免疫反应，也可能因抗原抗体复合物沉积在上述组织后所致。

四、流行病学

1. 传染源

主要是患者和带菌者。A 组 β 型溶血性链球菌引起的咽峡炎，排菌量大且不易被隔离，是重要的传染源。

2. 传播途径

主要是经空气飞沫传播。亦可经皮肤伤口感染，称为"外科猩红热"。

3. 人群易感性

普遍易感。感染后人体可产生抗菌免疫和抗毒免疫。患猩红热后，产生对红疹毒素的免疫力，且较持久。但红疹毒素有 5 种血清型，其间无交叉免疫。

4. 流行特点

全年均可发病，以冬春季较多。5 ~ 15 岁为好发年龄。

五、临床表现

1. 典型特征

潜伏期通常为 2 ～ 3 天。典型病例起病急骤并具有发热、咽峡炎，第 2 天出现典型的皮疹等，以上症状构成猩红热三大特征性表现。

（1）发热：多为持续性，热峰可达到 39℃ 左右，伴有头痛、全身不适、食欲不振等一般中毒症状。自然病程约 1 周时间。

（2）咽峡炎：表现为咽痛、吞咽痛，局部充血并覆有脓性渗出物。腭部可见出血性黏膜疹，可先于皮疹出现。

（3）皮疹：发热后第 2 天出现皮疹，始于耳后、颈及上胸部，24 h 内迅速蔓延到全身。典型皮疹是在弥漫性充血的皮肤上出现分布均匀的、针尖大小的丘疹，称为"粟粒疹"。严重者可表现为出血性皮疹，在皮肤皱褶处，皮疹密集或因摩擦出血而呈现紫红色线状，称为"线状疹"（又称为 Pastia 线）。口鼻周围充血不明显，与面部充血相比之下显得发白，称为"口周苍白圈"。皮疹多于 48 h 达高峰，继之依出疹顺序开始消退，2 ～ 3 天内褪尽，重者可持续 4 周。疹褪后开始皮肤脱屑，粟粒疹会出现片状脱皮。

2. "杨梅舌"

与出疹同时出现舌头肿胀。初期舌苔白色，舌乳头红肿凸起，称为"杨梅舌"。

六、辅助检查

1. 血常规检查

白细胞总数升高，多为 $10 \times 10^9/L$ ～ $20 \times 10^9/L$，中性粒细胞比例在 80% 以上。

2. 尿液检查

若发生肾脏变态反应并发症，则尿蛋白增加并出现红细胞、白细胞和管型。

3. 细菌学检查

咽拭子培养可有 A 组 β 型溶血性链球菌生长。

七、治疗原则

治疗目的为控制感染、消除症状，预防并发症及减少带菌。早期、足疗程的治疗 A 组链球菌的感染，可有效地预防风湿热及急性肾小球肾炎的发生。

1. 病原治疗

迄今 A 组链球菌对青霉素仍都敏感，故青霉素为首选药物，青霉素 G 剂量为每天 2 万 ～ 4 万 U/kg，分 2 次肌内注射，疗程 5 ～ 7 天。青霉素过敏者，可选用红霉素或第一代头孢菌素治疗。

2. 并发症治疗

针对风湿病、肾小球肾炎和关节炎可靠相应的治疗。

八、护理评估

1. 现病史及症状

评估患儿体温情况，注意热型、热程及伴随症状等。本病患儿发热多为持续性，可达 39℃ 左右，伴有头痛、全身不适、食欲不振等中毒症状，发热的高低及热程与皮疹的消长相一致，自然病程约为 1 周。评估患儿咽部、扁桃体是否充血、渗出，了解咽痛的程度，是否影响患儿吞咽进食；评估患儿出疹情况、典型皮疹表现及体格检查是否可见"线状疹""杨梅舌""口周苍白圈"及片状脱皮等体征。

2. 流行病史及预防接种情况

评估患儿年龄、体重、营养状况，了解患儿所处环境中有没有类似病例出现，10 天内是否有与猩红热患儿或咽峡炎患儿接触史。

3. 检验结果

白细胞数升高可达（10～20）×10⁹/L，中性粒细胞达 80% 以上；咽拭子或其他病灶的分泌物培养可见溶血性链球菌。

九、常见护理诊断／合作性问题

1. 体温过高

与溶血性链球菌感染有关。

2. 皮疹，皮肤完整性受损

与细菌产生的红疹毒素引起的皮肤损害有关。

3. 疼痛，咽痛

与咽部及扁桃体炎症有关。

4. 潜在并发症

与细菌引起机体免疫反应有关。

十、护理目标

（1）控制体温逐渐至正常。

（2）宣教及护理措施有效，患儿无皮肤破损。

（3）咽部疼痛缓解，能正常进食。

（4）早期发现并发症的征象，或者无并发症发生。

十一、护理措施

1. 隔离

按呼吸道传染病进行隔离至治疗日起不少于 7 天，或至咽拭子培养阴性。

2. 一般护理

急性期卧床休息，给予营养丰富、高维生素的流质、半流质饮食，保证足够能量。

3. 症状护理

高热者给予物理或药物降温；咽痛明显者可给予氯己定液漱口，口含溶菌酶含片；保持皮肤清洁，痒感明显时，可用炉甘石洗剂外涂，有脱皮时，教育患儿不能强行撕脱，以免引进皮肤破损感染。

4. 病情观察

主要包括体温变化、咽痛的症状、皮疹的变化，并检查尿常规，及时发现肾脏并发症。

5. 健康指导

猩红热轻症较多，多为家庭治疗，指导患儿家长足够的疗程是防止并发症的关键，尤其是病程的第 2～3 周易出现并发症，以肾小球肾炎多见，应每周检查尿常规，以便及时发现，早期治疗。

十二、护理评价

（1）患儿体温逐渐至正常。

（2）宣教及护理措施有效，患儿无皮肤破损。

（3）咽部疼痛缓解，能正常进食。

（4）无风湿、肾炎等并发症发生。

第二节　流行性乙型脑炎

一、概述

流行性乙型脑炎（epidemic encephalitis B，以下简称乙脑）是由乙型脑炎病毒引起，以脑实质炎症为主要病变的中枢神经系统急性传染病。临床上急起发病，有高热、意识障碍、惊厥、强直性痉挛和脑膜刺激征等，重型患儿伴有中枢性呼吸衰竭，病死率高，并往往留有神经系统后遗症。乙脑是人畜共患儿自然疫源性疾病，人感染后病毒血症期短暂，血中病毒含量少，不是主要传染源，而猪易感率高且血中病毒含量多，因此猪是本病的主要传染源。蚊虫是传播媒介。流行区的小儿为易感人群，以 2 ~ 6 岁年龄组发病率最高。我国流行季节为 7 ~ 9 月份，与气温、雨量和蚊虫滋生密度高峰有关。

二、病原学

乙型脑炎病毒属虫媒病毒，被膜病毒科黄病毒属，呈球形，直径为 20 ~ 40 nm，为单股 RNA 病毒，外有类脂囊膜，表面有血凝素，病毒在胞质内增殖，对温度、乙醚、酸等都很敏感，但耐低温和干燥。

三、发病机制与病理生理

感染乙脑病毒的蚊虫叮咬人体后，病毒先在局部组织细胞和淋巴结及血管内皮细胞内增殖，不断侵入血流，形成病毒血症。绝大多数感染者不发病，呈隐性感染。当侵入病毒量多、毒力强、机体免疫功能又不足，则病毒继续繁殖，经血行散布全身。由于病毒有嗜神经性，故能突破血 - 脑屏障侵入中枢神经系统。本病病变范围较广，可引起脑实质广泛病变，以大脑、中脑及丘脑的病变最重；脊髓病变最轻。其基本病变为：①血管内皮细胞损害，可见脑膜与脑实质小血管扩张、充血、出血及血栓形成，血管周围套式细胞浸润；②神经细胞变性坏死，液化溶解后形成大小不等的筛状软化灶；③局部胶质细胞增生，形成胶质小结。部分患儿脑水肿严重，颅内压升高或进一步导致脑疝。

四、临床表现

潜伏 10 ~ 15 天。大多数患儿呈隐性感染，仅少数出现中枢神经系统症状，表现为高热、意识障碍、惊厥等。典型病例的病程可分 4 个阶段。

1. 初期

起病急，体温急剧上升至 39 ~ 40℃，伴头痛、恶心和呕吐，部分患儿有嗜睡或精神倦怠，并有颈项轻度强直，病程为 1 ~ 3 天。

2. 极期

持续 7 天左右。

（1）高热：体温持续上升，多为稽留热，可达 40℃以上。

（2）意识障碍：为本病主要表现，由嗜睡、昏睡乃至昏迷，昏迷越深，持续时间越长，病情越严重。神志不清最早可发生在病程第 1 ~ 2 天，但多见于 3 ~ 8 天。

（3）惊厥或抽搐：是较严重的症状之一，可由于高热、脑实质炎症及脑消肿所致。惊厥可轻可重，可为局限性，也可有全身抽搐、强直性痉挛或强直性瘫痪，少数也可软瘫。频繁抽搐可导致发绀，甚至呼吸暂停。

（4）呼吸衰竭：是本病的主要死亡原因。多发生在频繁抽搐或深昏迷者。以中枢性呼吸衰竭为主，表现为呼吸节律不规则、双吸气、叹息样呼吸、呼吸暂停、潮式呼吸和下颌呼吸等，最后呼吸停止。

（5）神经系统症状和体征：常有浅反射消失或减弱，深反射如膝、跟腱反射等先亢进后消失，可有肢体痉挛性瘫痪。

3. 恢复期

极期过后体温逐渐下降，精神、神经系统症状逐日好转。

4. 后遗症

5%～20%患儿留有后遗症，以失语、瘫痪和精神失常为最常见。

五、辅助检查

1. 血常规

白细胞总数一般为（10～20）×10⁹/L，在儿童有时可达40×10⁹/L，中性粒细胞高达0.8以上。

2. 脑脊液

外观无色透明，压力增高，白细胞计数增加，多数为（50～500）×10⁶/L，白细胞计数高低与预后无关。脑脊液中乙型脑炎病毒IgM抗体检测可用于早期诊断。

3. 免疫血清学检查

主要检测乙型脑炎抗体，应采集发病早期和恢复期双份血清，测得抗体效价呈4倍以上增高才有诊断意义。

六、治疗原则

目前无特效抗病毒治疗，主要是全面支持和对症治疗，良好的护理对预后有重要作用。其中，处理好"三关"，即高热、惊厥、呼吸衰竭是抢救乙脑患儿的关键。

1. 一般支持治疗

昏迷者要注意水、电解质平衡，但补液不宜过多，小儿每天50～80 mL/kg。

2. 对症治疗

（1）高热：采用物理降温为主，药物降温为辅，同时降低室温，使体温控制在38℃左右。高热伴抽搐者可使用冬眠疗法，用药过程要注意保持呼吸道通畅。

（2）惊厥或抽搐：治疗要点：①如脑水肿所致者以脱水为主，可用20%甘露醇静脉注射，同时可合用肾上腺皮质激素、呋塞米等；②如因呼吸道分泌物堵塞致脑细胞缺氧者，以吸痰、给氧为主，保持呼吸道通畅，必要时加压呼吸；③如因高热所致则以降温为主；④若因脑实质病变引起的抽搐，可使用镇静剂。首选地西泮，小儿每次0.1～0.3 mg/kg（每次用量≤10 mg），或者水合氯醛鼻饲或灌肠。

（3）呼吸衰竭：首先必须保持呼吸道通畅，可吸引分泌物，采取体位引流，翻身拍背，雾化吸入。如经上述处理后缺氧仍不能改善，无咳嗽及吞咽反射，则应作气管插管。中枢性呼吸衰竭可使用呼吸兴奋剂，如自主呼吸停止，则立即使用机械辅助通气。

3. 其他治疗

有继发感染时，可按病情使用抗菌药物。早期应用干扰素、利巴韦林治疗乙脑有一定的疗效。肾上腺皮质激素可以减轻炎症反应，保护血－脑屏障，减轻脑水肿，使用时注意不良反应。

4. 恢复期及后遗症的治疗

恢复期患儿应加强护理，注意营养，防止压疮及继发感染，并给予中西医结合治疗。

七、护理评估

1. 现病史及症状

询问起病时间、发热的特点、伴随症状等。乙型脑炎起病急，体温在1～2天内高达39～40℃以上，呈稽留热，一般待续7～10天，常伴有头痛、呕吐、嗜睡、抽搐等症状。评估患儿意识状态，本病主要表现为嗜睡、昏睡、昏迷，昏迷越早、越深、越长，则表示病情越重；评估患儿有无惊厥或抽搐等表现，惊厥或抽搐是乙型脑炎严重症状之一，其发生的频度、程度、持续时间与病情严重程度有关；评估患儿是否有呼吸衰竭的表现，呼吸衰竭是乙脑最严重的表现，也是本病死亡的主要原因。

2. 流行病史及预防接种史

评估患儿一般情况，了解患儿居住地、生活习惯等，询问居住地有无类似病例，近期有无蚊虫叮咬史，发病时间是否为当地乙型脑炎高峰季节；评估既往史，是否接种过乙型脑炎疫苗。

3. 检验结果

血常规显示白细胞总数及中性粒细胞增高，白细胞总数多为（10 ~ 20）× 10^9/L，中性粒细胞比例达 80%；脑脊液呈非脓性改变，白细胞计数多在（50 ~ 500）× 10^6/L；乙脑 –IgM 抗体检测常用于早期诊断。

4. 心理社会评估

乙脑是一种常见的传染病，起病急，病情重，重症病例预后差，患儿家长易产生焦虑、悲观、恐惧等不良心理反应，要评估家长对疾病的认知及心理应对能力。

八、常见护理诊断／合作性问题

1. 体温过高

与乙脑病毒感染有关。

2. 意识障碍

与脑实质炎症、脑水肿有关。

3. 有窒息的危险

与乙脑所致惊厥及呼吸道分泌物堵塞有关。

4. 气体交换受损

与呼吸衰竭有关。

5. 潜在并发症

颅内压增高、脑疝、感染、压疮。

九、护理目标

（1）控制体温在38℃左右。

（2）急性期体温及脑水肿控制有效，恢复期患儿家长能够掌握康复护理，能正确与患儿沟通交流，患儿意识能尽早恢复。

（3）惊厥能有效控制，呼吸道分泌物清除及时，呼吸道保持通畅，无窒息发生。

（4）保证氧气供给，呼吸衰竭时能迅速配合进行机械通气。

（5）无继发感染，无压疮等发生。

十、护理措施

精心、细致、有效的护理对提高治愈率、降低病死率、防止后遗症的发生具有重要的作用。

1. 一般护理

应严格卧床休息；注意口腔清洁，定时翻身、拍背、吸痰以防止继发肺部感染，保持皮肤清洁，防止压疮发生。

2. 饮食

初期和极期应给予清淡流质饮食，昏迷及有吞咽困难者给予鼻饲或静脉营养，并注意水、电解质平衡。恢复期应逐步增加有营养、高能量饮食。

3. 病情观察

观察重点：①生命体征中尤应注意观察体温变化，每1 ~ 2 h测体温1次，观察呼吸速率、节律，以判断有无呼吸衰竭；②观察意识状态，注意意识障碍是否有加重；③观察有无脑疝先兆，重点观察瞳孔大小、形状、两侧是否对称、对光反射等；④准确记录出入液量；⑤观察有无并发症表现，如有无肺部感染及压疮。

4. 对症护理

（1）高热：常采用综合措施控制体温，如物理降温、药物降温、降低室温等同时进行，特别注意降低头部的温度，可用冰帽、冰袋等，使用时注意防止局部发生冻疮或坏死，有条件可使用控温毯进行降温处理。

（2）惊厥或抽搐：争取早期发现先兆、及时处理。惊厥先兆为烦躁、眼球上翻、口角抽动、肢体紧张等。分析原因，针对引起惊厥的不同原因分别进行处理：①脱水治疗时，脱水剂应在 30 分钟内注入，观察脱水效果，记录出入液量。使用甘露醇时防止静脉外渗。②抗惊厥药物应用时注意给药途径、作用时间及不良反应，特别注意药物对呼吸的抑制。③呼吸道阻塞者给以吸痰、吸氧，改善脑组织缺氧。④惊厥或抽搐发作时应加强安全防范，防止窒息或外伤。

（3）呼吸衰竭：保持呼吸道通畅，及时、有效吸痰是解除呼吸道梗阻的有效措施，并加强翻身、拍背，必要时辅以雾化吸入以利于痰液排出。同时保证氧气供给，经以上处理仍不能解决缺氧症状，应准备气管切开或气管插管及机械通气。

（4）意识障碍：①病情观察。密切观察生命体征；昏迷程度的变化；瞳孔大小、形状、对光反射；神经系统体征；准确记录出入液量。②体位。取头高脚低位，呈15°～30°角，头偏向一侧。③保持呼吸道通畅，防止舌后坠。④持续吸氧。⑤维持水、电解质平衡及营养需要：昏迷早期给予禁食，按医嘱静脉输液，昏迷时间较长者给予鼻饲。⑥预防并发症的发生，防止压疮及肺部炎症，做好皮肤、口腔、眼部及泌尿系统的护理。⑦有肢体瘫痪者，应将肢体置于功能位，并进行肢体按摩和被动运动，防止肌肉挛缩及功能障碍。

5. 恢复期及后遗症期的护理

注意加强营养、防止继发感染；观察患儿各种生理功能、运动功能的恢复情况；有精神、神经后遗症者可进行中西医结合治疗。护士给予积极、耐心的护理，从生活给予上关心、照顾，并鼓励指导患儿及家长如何进行功能锻炼，帮助其尽快恢复。

6. 心理护理

根据不同年龄特点对患儿进行不同方式的交流，对其听觉、视觉及皮肤触觉给予良性刺激，及时向患儿家长介绍患儿病情及主要处理措施，取得家长配合，指导家长积极参与患儿的康复护理之中。

十一、护理评价

（1）患儿急性期控制体温在 38℃左右。

（2）急性期脑水肿控制有效，惊厥能有效控制，患儿家长能够掌握恢复期康复护理，能正确与患儿沟通交流。

（3）呼吸道分泌物清除及时，呼吸道保持通畅，无窒息发生。

（4）及时发现病情变化，呼吸衰竭时能迅速配合进行气管切开或机械通气。

（5）昏迷患儿无继发感染，无压疮等并发症发生。

第三节　流行性脑脊髓膜炎

一、概述

流行性脑脊髓膜炎简称流脑。是由脑膜炎双球菌引起的化脓性脑膜炎。临床表现为突发高热、剧烈头痛、频繁呕吐、皮肤和黏膜瘀点瘀斑及脑膜刺激征。

二、病因

脑膜炎双球菌属奈瑟氏菌属,革兰染色阴性,肾形,多成对排列,或 4 个相连。该菌营养要求较高,用血液琼脂或巧克力培养基,在 37℃、含 5% ~ 10%CO_2、pH7.4 环境中易生长。传代 16 ~ 18 h 细菌生长旺盛,抗原性最强。本菌含自溶酶,如不及时接种易溶解死亡。对寒冷、干燥较敏感,低于 35℃、加温至 50℃,或一般的消毒剂处理者极易使其死亡。脑膜炎双球菌主要经咳嗽、打喷嚏借飞沫经呼吸道直接传播。

三、发病机制

脑膜炎双球菌自鼻咽部侵入人体后,其发展过程取决于人体病原菌之间的相互作用。如果人体健康且免疫力正常,则可迅速将病菌消灭或成为带菌者。如果机体缺乏特异性杀菌抗体,或者细菌的毒力强,病菌则从鼻咽部侵入血流形成菌血症或败血症,表现为皮肤、黏膜出血点。仅少数人发展为败血症,病菌可通过血-脑屏障侵入脑脊髓膜,形成化脓性脑脊髓膜炎。败血症期间,细菌侵入皮肤血管内皮细胞,迅速繁殖并释放内毒素,作用于小血管和毛细血管,引起局部出血、坏死、细胞浸润及栓塞,临床上可见皮肤、黏膜瘀点。暴发型休克型流脑的发病机制,目前认为主要是由于脑膜炎双球菌内毒素所致的急性微循环障碍。暴发型脑膜炎主要是由于脑实质微循环障碍所致。

四、临床表现

潜伏期 1 ~ 10 天,一般 2 ~ 3 天。其病情复杂多变,轻重不一,一般可表现为 3 个临床类型即普通型、暴发型和慢性败血症型。

1. 普通型

约占 90%。病程可分为上呼吸道感染期、败血症期和脑膜炎期,但由于起病急、进展快、临床常难以划分。

(1)上呼吸道感染期:大多数患儿并不产生任何症状。部分患儿有咽喉疼痛,鼻咽黏膜充血及分泌物增多。鼻咽拭子培养常可发现病原菌,但很难确诊。

(2)败血症期:患儿常无前驱症状,突起畏寒、高热、头痛、呕吐、全身乏力。肌肉酸痛,食欲不振及神志淡漠等毒血症症状。幼儿则有哭啼吵闹、烦躁不安、皮肤感觉过敏及惊厥等。少数患儿有关节痛或关节炎、脾肿大常见。70% 左右的患儿皮肤黏膜可见瘀点或瘀斑。病情严重者瘀点瘀斑可迅速扩大,且因血栓形成发生大片坏死。约 10% 的患儿常在病初几日在唇周及其他部位出现单纯疱疹。

(3)脑膜炎期:大多数败血症患儿于 24 h 左右出现脑膜刺激征,此期持续高热,头痛剧烈、呕吐频繁,皮肤感觉过敏、怕光、狂躁及惊厥、昏迷。血压可增高而脉搏减慢。脑膜的炎症刺激,表现为颈后疼痛,颈项强直,角弓反张,克氏征及布氏征阳性。婴儿发作多不典型,除高热、拒乳、烦躁及哭啼不安外,惊厥、腹泻及咳嗽较成人多见,脑膜刺激征可缺如。前囟突出,有助于诊断。但有时因呕吐频繁、失水仅见前囟下陷,造成诊断困难。

2. 暴发型

少数患儿起病急骤,病情凶险如不及时抢救,常于 24 h 内甚至 6 h 内危及生命,此型病死率达 50%,婴幼儿可达 80%。

(1)暴发型败血症(休克型):本型多见于儿童。突起高热、头痛、呕吐,精神极度萎靡。常在短期内全身出现广泛瘀点瘀斑,且迅速融合成大片,皮下出血,或继以大片坏死。面色苍灰,唇周及指端发绀,四肢厥冷,皮肤呈花纹,脉搏细速,血压下降,甚至不可测出。脑膜刺激征缺如。脑脊液大多清亮,细胞数正常或轻度增加,血培养常为阳性。

(2)暴发型脑膜脑炎:亦多见于儿童。除具有严重的中毒症状外,患儿频繁惊厥迅速陷入昏迷。枕骨大孔疝时,小脑扁桃体疝入枕骨大孔内,压迫延髓,此时患儿昏迷加深,瞳孔明显缩小或散大,或忽大忽小,瞳孔边缘也不整齐,光反应迟钝。双侧肌张力增高或强直,上肢多内旋,下肢呈伸展性强直。

呼吸不规则，或快慢深浅不匀，或暂停，成为抽泣样，或点头样呼吸，或为潮式呼吸，此类呼吸常提示呼吸有突然停止的可能。天幕裂孔疝压迫间脑及动眼神经，除有上述颅内压增高症外，常有同侧瞳孔因动眼神经受压而扩大，光反应消失，眼球固定或外展，对侧肢体轻瘫，进而出现呼吸衰竭。

（3）混合型：是本病最严重的一型，病死率常高达80%，兼有两种暴发型的临床表现，常同时或先后出现。

3. 慢性败血症

本型不多见。多发生于成人，病程迁延数周或数月。反复出现寒战、高热、皮肤瘀点瘀斑。关节疼痛亦多见，发热时关节疼痛加重呈游走性。也可发生脑膜炎、全心炎或肾炎。

五、辅助检查

1. 血象

白细胞总数明显增加，一般在（10 ~ 30）×10^9/L以上。中性粒细胞高于80% ~ 90%。

2. 脑脊液检查

脑脊液在病程初期仅为压力升高、外观仍清亮，稍后则浑浊似米汤样。白细胞数大于1 000×10^6/L，以中性粒细胞增高为主。蛋白显著增高，糖含量常小于400 mg/L，有时甚或为零。暴发型败血症者脊液往往清亮，细胞数、蛋白、糖量亦无改变。

对颅内压高的患儿，腰穿要慎重，以免引起脑疝。必要时先脱水，穿刺时不宜将针芯全部拨出，而应缓慢放出少量脑脊液做检查。做完腰穿后患儿应平卧6 ~ 8 h，不要抬头起身，以免引起头痛。

3. 细菌学检查

（1）涂片检查：包括皮肤瘀点和脑脊液沉淀涂片检查。皮肤瘀点检查时，用针尖刺破瘀点上的皮肤，挤出少量血液和组织液涂于载玻片上染色后镜检，阳性率可达50%以上。

（2）细菌培养：血培养脑膜炎双球菌的阳性率较低，应在使用抗菌药物前取血液、皮肤瘀点或脑脊液检查，标本要保温并及时送检。

4. 血清学检查

是近年来开展的流脑快速诊断方法。

（1）测定夹膜多糖抗原的免疫学试验：主要有对流免疫电泳、乳胶凝集试验、金黄色葡萄球菌A蛋白协同凝集试验、反向被动血凝试验、酶联免疫吸附试验等用以检测血液、脑脊液或尿液中的夹膜多糖抗原。一般在病程1 ~ 3天内可出现阳性。较细菌培养阳性率高，方法简便、快速、敏感、特异性强。

（2）测定抗体的免疫学试验：有间接血凝试验，杀菌抗体测定等。如恢复期血清效价大于急性期4倍以上，则有诊断价值。

六、治疗原则

1. 普通型流脑的治疗

（1）对症治疗：高热时可用药物降温与物理降温合并使用；头痛剧烈者可予镇痛或脱水剂降颅内压；惊厥时可用10%水合氯醛灌肠，儿童60 ~ 80 mg/kg/次，或用氯丙嗪、地西泮（安定）等镇静剂。

（2）病原治疗：原则是尽早、足量应用敏感并能透过血-脑屏障的抗菌药物。

①青霉素G 青霉素在脑脊液中的浓度为血液浓度的10% ~ 30%，大剂量注射使脑脊液达有效杀菌浓度。青霉素G剂量儿童为每天20万 ~ 40万 U/kg，分次静脉滴注，疗程5 ~ 7天。

②氯霉素：对脑膜炎双球菌有很好的抗菌活性，且易透过血-脑屏障，儿童每天50 mg/kg，分次静脉滴注，症状好转后可改口服或肌内注射，疗程5 ~ 7天。使用氯霉素应密切注意其不良反应，尤其对骨髓的抑制及灰婴综合征，用药过程中需定期检查白细胞。

③头孢菌素：第三代头孢菌素活性强，易透过血-脑屏障，不良反应小。适用于青霉素耐药菌株感染患儿或不能用青霉素G、氯霉素者。

④磺胺：脑脊液中浓度高，但对败血症期患儿疗效欠佳，不良反应较大，一般用于对青霉素过敏者、

轻症患儿或流行期间大范围治疗。每天 50 mg/kg，分 2 次口服，首剂 75 mg/kg，同时需口服碳酸氢钠。

2. 暴发型的治疗

（1）休克型治疗。

①抗菌治疗：尽早使用有效抗菌药物，可用青霉素钠盐静脉滴注，用法同前。亦可应用第三代头孢菌素，但不宜应用磺胺。

②迅速纠正休克：可用解痉药物，同时补充血容量。可选用山莨菪碱每次 0.3 ~ 0.5 mg/kg，重者 1 mg/kg，每 10 ~ 15 min 一次，直至血压上升，面色红润，四肢转暖，眼底动脉痉挛缓解后可延长至 30 ~ 60 min 一次，直至停用。经上述处理后，如果休克仍未纠正，可应用血管活性药物。一般首选多巴胺等升压药物。

③休克时常伴有酸中毒，合并高热更为严重。酸中毒可进一步加重血管内皮细胞损害，使心肌收缩力减弱及毛细胞血管扩张，使休克不易纠正。首先补充每次 5% 碳酸氢钠 5 mL/kg，然后根据血气分析结果再酌情补充。

④强心药物：心功能不全亦是休克的原因之一，加上大量快速静脉补液，更加重了心脏的负荷，可给予快速洋地黄类强心剂如毛花苷 C 或毒毛花苷 K 等。

⑤肾上腺皮质激素：激素可减轻毒血症，稳定细胞内溶酶体膜。氢化可的松每天 8 ~ 10 mg/kg，休克纠正后迅速减量停药。用药不得超过 3 天，早期应用效果更好。

⑥抗凝治疗：当患儿皮肤瘀点瘀斑不断增加，迅速融合成片，并有血小板明显减少时，应及早应用肝素，每次 0.5 ~ 1 mg/kg，加入 10% 葡萄糖 100 mL 内静脉滴注，4 ~ 6 h 可重复一次，多数患儿应用 1 ~ 2 次即可见效停用。同时输入新鲜血、血浆、纤维蛋白原或凝血酶原复合物，以补充被消耗的凝血因子。

（2）暴发型的治疗：抗生素的应用同暴发型休克的治疗。此外，应以减轻脑水肿，防止脑疝和呼吸衰竭为重点。

①脱水剂的应用：20% 甘露醇每次 1 ~ 2 g/kg，可交替使用 50% 葡萄糖每次 40 ~ 60 mL。以上药物按具体情况每隔 4 ~ 6 h 静脉快速滴注或静推一次，肾上腺皮质激素亦可同时应用，以减轻毒血症，降低颅内压。

②亚冬眠疗法：主要用于高热，频繁惊厥及有明显脑水肿者，以降低脑含水量和耗氧量，保护中枢神经系统。

③呼吸衰竭的处理：注意患儿体位及吸痰，保持呼吸道通畅。呼吸困难者尽早给予吸氧。出现脑水肿时应用脱水治疗，同时可应用呼吸兴奋剂。经治疗呼吸衰竭症状不见好转或加重者，应尽早气管插管及应用人工呼吸。

七、护理评估

1. 现病史及症状

询问患儿发热情况及伴随症状，患儿首先表现为低热，持续 1 ~ 2 天后进入败血症期，体温高达 39 ~ 40℃，伴有头痛、呕吐、乏力、精神萎靡等神经系统症状；评估患儿呕吐性质和频次，婴幼儿评估囟门张力情况，同时观察患儿瞳孔大小、对称性及对光反射情况；评估患儿皮肤黏膜瘀点瘀斑进展情况，同时注意患儿有无出血倾向。

2. 流行病史及预防接种史

评估患儿一般情况，居住地有无相似病例出现，有没有明确的传染源接触史，查询患儿预防接种记录。

3. 检验结果

白细胞明显增高，一般在（10 ~ 30）× 10^9/L。中性粒细胞大于 90%，凝血功能异常时，血小板减少。脑脊液检查为明确诊断的主要方法，白细胞数大于 $1\,000 × 10^6$/L，以中性粒细胞增高为主。蛋白显著增高，糖含量常小于 400 mg/L，有时甚或为零；皮肤瘀点瘀斑及脑脊液涂片检查阳性。而细菌培养出脑膜炎奈瑟菌为确诊金标准。

八、常见护理诊断／合作性问题

1. 体温过高

与脑膜炎双球菌感染有关。

2. 疼痛、头痛

与脑膜炎症、脑水肿、颅内压增高有关。

3. 组织灌注量改变

与脑膜炎双球菌内毒素引起微循环障碍有关。

4. 意识障碍

与脑膜炎症、脑水肿、颅内压增高有关。

5. 皮肤完整性受损、皮疹

与皮肤血管受损有关。

九、护理目标

（1）控制体温在38℃左右。

（2）有效降低颅内压，患儿头痛逐渐减轻，直至消失。

（3）维持血压及重要脏器及组织的灌注量，肢体末梢循环良好，肢端温暖，尿量正常。

（4）急性期体温及脑水肿控制有效，恢复期患儿家长能够掌握康复护理，能正确与患儿沟通交流，患儿意识能尽早恢复。

（5）皮肤瘀点瘀斑无继发感染。

十、护理措施

1. 一般护理

执行呼吸道隔离。患儿卧床休息，病室内保持空气流通、舒适、安静。应给予高能量、高蛋白、高维生素、易消化的流质或半流质饮食，维持水、电解质平衡。

2. 病情观察

流脑发病急骤，在住院24 h内有从普通型转为暴发型、病情恶化的可能，故需密切观察病情变化。主要观察：①生命体征，以早期发现循环衰竭及呼吸衰竭；②意识障碍是否加重；③皮疹及瘀斑是否有增加或融；④面色变化；⑤瞳孔大小、形态变化；⑥抽搐先兆及表现；⑦记录出入液量。

3. 对症护理

（1）高热：常采用综合措施控制体温，如物理降温、药物降温、降低室温等同时进行，特别注意降低头部的温度，可用冰帽、冰袋等，使用时注意防止局部发生冻疮或坏死，有条件可使用控温毯进行降温处理。

（2）头痛：轻症者不用处理，严重者按医嘱给予止痛或脱水治疗。

（3）呕吐：呕吐时防止吸入，取侧卧位，及时清除口鼻腔呕吐物，并更换脏污的衣物、床单，创造清洁的环境。呕吐频繁者，给予镇静剂或脱水剂，并应观察有无水、电解质平衡紊乱表现。

（4）皮疹：流脑患儿全身皮肤可出现大片瘀斑，甚至坏死，因此应加强皮肤护理。①翻身时避免拖拉，防止皮肤擦伤，并应防止尿液、粪便浸渍。高热时避免乙醇擦浴，防止皮肤破损。②皮疹发生破溃后及时处理。小面积者涂以抗生素软膏，大面积者用消毒纱布外敷，防止继发感染。③保持床单位干燥、清洁、平整、松软，内衣应宽松、柔软、并勤换洗。④病室内保持整洁，定时开窗通风及空气消毒。

（5）惊厥、意识障碍：①病情观察。密切观察生命体征；昏迷程度的变化；瞳孔大小、形状、对光反射；神经系统体征；准确记录出入液量。②体位。取头高脚低位，呈15°～30°角，头偏向一侧。③保持呼吸道通畅，防止舌后坠。④持续吸氧。⑤维持水、电解质平衡及营养需要：昏迷早期给予禁食，按医嘱静脉输液，昏迷时间较长者给予鼻饲。⑥预防并发症的发生，防止压疮及肺部炎症，做好皮肤、口腔、眼部及泌尿系统的护理。⑦有肢体瘫痪者，应将肢体置于功能位，并进行肢体按摩和被动运动，防止肌肉挛缩及功能障碍。

4. 药物应用的护理

（1）青霉素为治疗本病的常用药物，应注意给药剂量、间隔时间、疗程及不良反应。如应用磺胺药，应注意其对肾脏的损害，需观察尿量、性状及每天检查尿常规，鼓励多饮水，以保证足够的入量，或给予碱性药物。应用氯霉素应观察皮疹、胃肠道反应及定期查血常规。

（2）脱水剂应按规定时间输入，每次甘露醇需在 15 ~ 30 min 内注射完毕。准确记录出入量，并观察患儿头痛缓解的情况。

（3）暴发型流脑患儿并发凝血功能异常时常用肝素进行抗凝治疗。应注意用法、剂量、间隔时间，并注意观察有无过敏反应及有无自发性出血，如发现皮肤、黏膜出血、注射部位渗血、血尿、便血等情况时，应立即报告医生。

5. 心理护理

流脑患儿病情危重，病死率高，要做好患儿家长的心理安慰，多巡视，密切观察病情
变化，工作细心、处理紧急情况时迅速、镇静，给陪护家长抗病的信心。同时要告之病情，取得家长的理解与配合。

6. 健康教育

流脑流行期间进行预防知识教育，介绍流脑流行过程、传播途径、预防措施。在冬春
季节，如出现高热、抽搐、意识障碍及皮肤瘀点者，应及早至医院诊治。

十一、护理评价

（1）控制体温在 38℃左右。

（2）有效降低颅内压，患儿由昏迷逐渐清醒。

（3）休克得到及时纠正，维持血压及重要脏器及组织的灌注量，肢体末梢循环良好，肢端温暖，尿量正常。

（4）凝血障碍能有效控制，出血症状及时改善，凝血功能好转。

（5）皮肤瘀点瘀斑无继发感染，皮肤损伤能逐渐愈合。

第四节　病毒性肝炎

病毒性肝炎（viral hepatitis）是由多种肝炎病毒引起，以肝炎症和坏死病变为主的一组传染病，具有传染性强、传播途径复杂、流行面广、发病率高等特点。目前确定的肝炎病毒有甲型、乙型、丙型、丁型及戊型，各型病原不同，但临床表现基本相似，临床上以乏力、食欲减退、恶心、呕吐、肝大及肝功能异常为主要表现，部分病例会出现黄疸和发热。甲型及戊型主要表现为急性肝炎，而乙型、丙型及丁型可转化为慢性肝炎并可发展为肝硬化和肝细胞癌。

一、护理评估

（一）甲型病毒性肝炎

甲型病毒性肝炎（viral hepatitis type A）简称甲型肝炎，是一种由甲型肝炎病毒（hepatitis A virus，HAV）引起的急性传染病，临床上起病急，多以发热起病，有厌食、恶心、呕吐等消化道症状，伴乏力，部分患者出现尿黄，皮肤、黏膜黄染；本病为自限性疾病，绝大多数患者可在数周内恢复正常，一般不转为慢性坚持和病原携带状态。

1. 病原学

甲型肝炎病毒于 1973 年被发现，属 RNA 病毒，其宿主范围狭窄，只感染人，HAV 抵抗力较强，耐

酸碱，加热 100℃ 5 min 或紫外线照射 1 h 可灭活。

2. 流行病学

（1）感染源：急性期患者和亚临床感染者为主要感染源，在急性患者中不典型的无黄疸型肝炎患者和儿童尤为重要。潜伏期末及黄疸出现前，患者粪便排出甲型肝炎病毒量最多，以发病前4天至发病后4～6天传染性最强，黄疸出现后2周粪便仍可排毒，但传染性明显减弱。

（2）传播途径：主要通过接触传播，甲型炎肝患者的血液和粪便中存在病毒。其方式有：①日常生活接触传播；②污染水源和食物，如毛蚶、生蚝等，都会引起甲型肝炎暴发流行。

（3）易感人群：人群对甲型肝炎病毒普遍易感，绝大多数成人都曾有过亚临床感染，在感染甲型肝炎病毒后产生比较稳固的免疫力，再次感染时一般不发病。我国甲型肝炎以学龄前儿童发病率最高，青年次之。

（4）流行特征：甲型病毒性肝炎是世界性疾病，甲型肝炎的流行与年龄和社会经济因素相关。发病以学龄前儿童及青壮年为主。本病无严格季节性，在我国发病高峰多为秋冬季。

3. 发病机制

甲型肝炎的发病机制至今尚未完全阐明。甲型肝炎病毒经口进入人体后，经肠道进入血流，又经一短暂病毒血症后进入肝繁殖。目前认为可能有两种作用：① HAV 在肝细胞内复制的过程中导致肝细胞损伤。②患者细胞免疫功能导致肝细胞损伤。

4. 临床表现

甲型肝炎病毒感染后，甲型肝炎潜伏期2～6周，平均4周。临床分为急性黄疸型、急性无黄疸型、淤胆型、亚临床型和肝衰竭。整个病程2～4个月。

（1）急性黄疸型：临床按病程可分为潜伏期、黄疸前期、黄疸期及恢复期4个阶段，总病程1～4个月。偶可超过半年。

①潜伏期：潜伏期为15～45天（平均30天）。患者在此期常无自觉症状，在潜伏期后期，大约感染25天以后，粪便中有大量的甲型肝炎病毒排出，潜伏期患者的传染性最强。

②黄疸前期：起病多较急，常以发热起病，体温可达38℃以上，随后出现全身乏力和胃肠道症状（厌食，厌油、恶心、呕吐、腹泻、腹胀），少数病例以发热、头痛、上呼吸道感染为主要表现。此期患者尿色逐渐加深，至本期末呈浓茶色。主要体征有轻度的肝、脾大，心率缓慢，肝区压痛及叩击痛。此期血清丙氨酸转氨酶（ALT）明显增高，尿胆红素阳性，病毒标志物血清 IgM 型甲型肝炎病毒抗体（抗–HAV–IgM）阳性。本期平均持续5～7天。

③黄疸期：自觉症状可有所好转，发热减退，尿黄似浓茶，巩膜，皮肤出现黄染，大便颜色变浅，1～2周黄疸达高峰。主要体征有肝大，肝区有压痛及叩击痛，部分患者有轻度脾大。肝功能化验丙氨酸转氨酶（ALT）、谷草转氨酶（AST）明显升高，血清胆红素可超过17.1μmol/L，此期持续2～6周。

④恢复期：黄疸逐渐消退，症状减轻至消失，肝、脾缩小，肝功逐渐恢复正常。此期持续2周至4个月，少数有达6个月者。

（2）急性无黄疸型：一般症状较轻，病程较短，易忽略，临床仅表现为乏力，食欲减退，腹胀和肝区痛，但不出现黄疸。可伴有肝、脾大，肝功异常，血清丙氨酸氨基转氨酶（ALT）明显增高，血清 IgM 型甲型肝炎病毒抗体（抗–HAV–IgM）阳性。病程大多在3个月内恢复。

（3）急性淤胆型甲型肝炎：本型实为急性黄疸型肝炎的一种特殊形式，特点是起病急，黄疸出现深而时间长，消化道症状轻，肝实质损害不明显，可有灰白便及皮肤瘙痒，血清胆红素明显升高以直接胆红素为主，血清丙氨酸转氨酶（ALT）中度升高，黄疸持续3周以上，少数达3个月以上。预后良好。本型须排除肝外梗阻性黄疸。

（4）急性肝衰竭：急性甲型肝炎发展至急性肝衰竭的患者较为少见，通常发生于老年患者或既往具有慢性肝病患者。急性肝衰竭起病急，发展快，病程在10天内，黄疸迅速加深，消化道症状明显，极度乏力，出血倾向，并迅速出现肝性脑病症状，主要体征有意识障碍，扑翼样震颤，肝浊音界缩小等，血清总胆红素上升，凝血因子时间明显延长。

5. 实验室检查

（1）常规实验室检查：外周血白细胞正常或轻度减少，淋巴细胞相对增多，偶见异型淋巴细胞。黄疸前期末尿胆原及尿胆红素呈阳性反应，是早期诊断的重要依据。

（2）生化检测：血清丙氨酸转氨酶（ALT）于黄疸前期开始升高，血清胆红素在黄疸前期末开始升高，血清丙氨酸转氨酶（ALT）高峰在血清胆红素之前，一般在黄疸消退后 1 至数周恢复正常。急性黄疸型和急性淤胆型甲型肝炎血清胆红素水平明显升高。

（3）特异性血清学检查：血清 IgM 型甲型肝炎病毒抗体（抗 –HAV–IgM）是甲型肝炎早期诊断最灵敏可靠的血清学标志，于发病数日即可检出，黄疸期达高峰，一般持续 2 ~ 4 个月，以后逐渐下降乃至消失。血清学 IgG 型甲型肝炎病毒抗体（抗 –HAV–IgG）出现于病程恢复期，较持久，是获得免疫力的标志，一般用于流行病学检查。

6. 诊断

（1）有食用被甲型肝炎患者粪便污染的水或食物史，或与患者有密切接触史。

（2）急性起病，消化道症状明显。

（3）肝功能异常。

（4）检测到抗 –HAV–IgM，是确诊的最可靠依据。

7. 治疗

甲型肝炎是一种自限性传染病，通常预后良好，一般无须特殊治疗。只需根据病情给予适当休息、合理的营养及对症支持治疗，即可迅速恢复健康。对于少数肝衰竭患者，则应采取综合治疗，加强支持治疗，积极预防和治疗各种并发症。

（二）乙型病毒性肝炎

乙型病毒性肝炎（viral hepatitis type B），简称乙型肝炎，是一种由乙型肝炎病毒（hepatitis B virus，HBV）引起的以肝病变为主的传染病。呈全世界范围分布，发展中国家发病率较高。目前据统计，全世界无症状乙肝病毒携带者（HBsAg 携带者）超过 2.8 亿，我国约占 1.3 亿。乙型肝炎发病较缓慢，临床上以疲乏、食欲减退、肝大、肝功能异常为主要表现，部分出现黄疸，无黄疸型 HBsAg 持续阳性者易慢性化。

1. 病原学

HBV 属于嗜肝 DNA 病毒科，在电镜下可见 3 种颗粒：① Dane 颗粒，也称大球形颗粒，是完整的 HBV 颗粒，内含乙型肝炎表面抗原和核心抗原，是病原复制的主体。②小球形颗粒。③管型颗粒。HBV 抵抗力很强，能耐受 60℃ 4 h，及一般浓度的消毒剂，100℃煮沸 10 min、65℃ 10 h 或高压蒸汽消毒可灭活。

2. 流行病学

（1）感染源：主要是 HBV 无症状携带者（AsC）和急、慢性乙型肝炎患者。AsC 因其数量多、分布广、携带时间长、病毒载量高，是重要的感染源，其中血中 HBeAg、HBV DNA、DNAP 慢性的患者传染性最大。

（2）传播途径：HBV 主要经血和血制品、母婴、破损的皮肤和黏膜及性接触传播。

①母婴传播：母婴传播最重要的是发生在围生（产）期。水平传播指未经系统乙肝免疫接种的围生（产）期后小儿发生 HBV 感染，主要来自母亲或家人的亲密接触，也可来自社会。

②医源性传播：a. 经血传播：输入 HBsAg 阳性血液可使 50% 受血者发生输血后乙型肝炎。输入被 HBV 污染的凝血Ⅷ因子、Ⅸ因子、凝血因子复合物等可以传染 HBV。成分输血如血小板、白细胞、压积红细胞也可传播。b. 经污染的医疗器械传播：不遵循消毒要求的操作、使用未经严格消毒的医疗器械、注射器、侵入性诊疗操作和手术，均是感染 HBV 的重要途径。静脉内滥用毒品是当前极需防范的传播途径。c. 其他：如修足、文身、扎耳环孔，共用剃须刀，牙刷和餐具等也可以经破损的皮肤黏膜感染 HBV。

③性接触传播：HBV 可经性接触传播，西方国家将慢性乙型肝炎列入性接触传播疾病。精液和阴道

分泌物中含有 HBsAg 和 HBV–DNA。性滥者感染 HBV 的机会较正常人明显升高。日常工作或生活接触，如同一办公室工作、共用办公用品、握手、拥抱、同住一宿舍，同一餐厅用餐和共用厕所等无血液唾液暴露的接触，一般不会传染 HBV。经吸血昆虫（蚊、臭虫等）传播未被证实。

（3）易感人群：凡未感染过乙型肝炎也未进行过乙肝免疫接种者对 HBV 均易感。新生儿普遍易感，发病多见于婴幼儿及青少年。

（4）流行特征。

①地区分布：乙肝呈世界性分布，我国是乙肝的高发区。

②季节性：无一定的流行周期和明显的季节性。

③性别与年龄分布：乙肝的感染率、发病率和 HBsAg 阳性率均显示出男性高于女性。我国在 1992 年把乙肝疫苗纳入儿童免疫规划管理，2002 年乙肝疫苗纳入儿童免疫规划。

3. 发病机制

HBV 通过注射或破损皮肤、黏膜进入机体后，迅速通过血液到达肝和其他器官，引起肝及肝外相应组织的病理改变和免疫功能改变，多数以肝病变最为突出。目前认为，HBV 并不直接引起明显的肝细胞损伤，肝细胞损伤主要由免疫病理引起，即机体的免疫反应在清除 HBV 的过程中造成肝细胞的损伤。此外还可能与感染者的年龄、遗传因素有关。

4. 临床表现

潜伏期 6 周至 6 个月，一般为 3 个月左右。

（1）急性乙型肝炎。

①急性黄疸型肝炎：按病程可分为 3 期，总病程 2 ~ 4 个月。黄疸前期：起病较缓，主要为厌食、恶心等胃肠道症状及乏力。少数有呼吸道症状，偶可高热、剧烈腹痛，少数有血清病样表现。本期持续数天至 2 周。黄疸期：巩膜及皮肤黄染明显，于数日至 2 周达高峰。黄疸出现后，发热渐退，食欲好转，部分患者消化道症状在短期内仍存在。此期持续 2 ~ 6 周。恢复期：黄疸渐退，各种症状逐步消失，肝脾回缩至正常，肝功能恢复正常，本期持续 4 周左右。临床和血清学恢复后肝组织病变减轻，但充分恢复需在半年以后。

②急性无黄疸型肝炎：起病徐缓，症状类似上述黄疸前期表现，不少患者症状不明显，在普查或查血时，偶尔发现血清 ALT 升高，患者多于 3 个月内逐渐恢复，有 5% ~ 10% 转为慢性肝炎。

（2）慢性乙型肝炎：病程超过 6 个月。

①慢性迁延性肝炎（慢迁肝）临床症状轻，无黄疸或轻度黄疸、肝轻度增大，脾一般触不到。

②慢性活动性肝炎（慢活肝）临床症状较重、持续或反复出现，体征明显；如肝病面容、蜘蛛痣、肝掌，可有不同程度的黄疸。肝大、质地中等硬，多数脾大。肝功能损害显著，ALT 持续或反复升高，血浆球蛋白升高，A/G 比例降低或倒置。部分患者有肝外表现，如关节炎、肾炎、干燥综合征及结节性动脉炎等。也可见到无黄疸者及非典型者，虽然病史较短，症状轻，但具有慢性肝病体征及肝功能损害；或似慢性迁延性肝炎，但经肝组织病理检查证实为慢性活动性肝炎。

（3）重型肝炎：是一种最为严重的临床类型，临床分为急性重型肝炎、亚急性重型肝炎和慢性重型肝炎。临床表现为：①黄疸迅速加深，血清胆红素高于 171μmol/L；②肝进行性缩小、肝臭；③出血倾向，PLA 低于 40%；④迅速出现腹腔积液、中毒性鼓肠；⑤肝性脑病；⑥肝肾综合征：出现少尿甚至无尿，血尿素氮升高等。

（4）淤胆型：与甲型肝炎相同，表现为较长期的肝内梗阻性黄疸，而胃肠道症状较轻，肝大、肝内梗阻性黄疸的检查结果，持续数月。

5. 实验室检查

（1）肝功能检查：①胆红素、AST、ALT 升高，急性肝炎时 ALT 明显升高，慢性肝炎和肝硬化时 ALT 轻度或中度升高或反复异常。重症肝炎时出现"酶胆分离"现象。②凝血因子时间延长。③ A/G 降低或倒置。④血氨升高等。

（2）特异血清病原学检查

①HBsAg与抗-HBs：HBsAg阳性提示HBV感染，抗-HBs阳性提示有HBV抗体。

②HBeAg与抗-HBe：HBeAg阳性提示HBV复制活跃，抗-HBe阳性提示复制静止期。

③抗-HBc：抗-HBcIgM阳性提示急性期感染；抗-HBcIgG阳性提示既往感染。

④HBV-DNA：是病毒复制和传染病的直接指标。

6. 诊断

有不洁注射、手术及输血和血液制品史、乙型肝炎密切接触史等，临床表现为恶心、呕吐、乏力、黄疸、肝功能异常，根据病原学结果可以确诊。

7. 治疗。

（1）急性乙型肝炎的治疗急性病毒性肝炎一般具有自限过程，注意适当休息。症状较重，有黄疸者应卧床休息。给予清淡、富含营养且易消化吸收的饮食，注意蛋白质及维生素的摄入。恶心呕吐致影响进食、热量不足者应每日输液补充。

（2）慢性乙型肝炎的治疗慢性乙型肝炎治疗的总体目标是：最大限度地长期抑制或消除HBV，减轻肝细胞炎症坏死及肝纤维化，延缓和阻止疾病进展，减少和防止肝失代偿、肝硬化、HCC及其并发症的发生，从而改善生活质量和延长存活时间。

①基础治疗：休息、合理饮食。

②抗病毒：a. 干扰素治疗：普通干扰素、聚乙二醇干扰素。b. 核苷酸类：包括拉米夫定、阿德福韦酯、恩替卡韦和替比夫定等。

③免疫调节：包括胸腺素、重组人白细胞介素、治疗性疫苗、糖皮质激素。

④抗炎保肝和抗纤维化治疗：包括甘草酸、联苯双酯、双环醇等。其中抗病毒治疗是关键，只要有适应证，且条件允许，就应进行规范的抗病毒治疗。

（三）丙型肝炎

丙型肝炎是由丙型肝炎病毒（hepatitis C virus，HCV）感染所引起的以进展性的肝炎症为主的病毒性肝疾病，主要通过血液途径传播，是输血后肝炎的主要类型。

1. 病原学

丙型肝炎病毒为单股正链RNA病毒，属于黄病毒科丙型肝炎病毒属，HCV呈球形颗粒，病毒基因组易于在复制过程中变异。HCV对一般化学消毒剂敏感；100℃ 5 min或60℃ 10 h、高压蒸汽和甲醛熏蒸等均可灭活病毒。

2. 流行病学。

（1）感染源：急、慢性患者和无症状病毒携带者。病毒携带者有更重要的感染源意义。我国人群抗HCV阳性者达3.2%。

（2）传染途径：类似乙型肝炎，为RNA病毒，主要有以下途径。

①输血及血制品：经输血传播HCV曾经是导致输血后肝炎的主要原因，占输血后非甲非乙型肝炎的85%。我国自1992年对献血员筛查抗-HCV后，该途径得到了有效控制，第1代酶免抗-HCV检测方法的应用使输血传播HCV的危险性降低了80%，但检测的"窗口期"较长，急性感染尚未出现症状且抗-HCV尚未转阳者仍可能成为感染源。使用第3代酶免抗-HCV筛查献血员，窗口期漏检的比例已大幅度下降，约为0.0004%。血制品的用量和HCV感染的危险性直接相关。

②注射：不安全注射、使用非一次性注射器和针头。

③经破损的皮肤和黏膜暴露传播：未经严格消毒的牙科器械、内镜、侵袭性操作，共用剃须刀、牙刷、文身和穿耳环孔等也是HCV潜在的经血传播方式。

④生活密切接触：有部分HCV感染者没有明确的输血及血制品、注射史，推测可能与家庭生活中密切接触。

⑤性接触传播：多个性伴侣及同性恋者属高危人群。

⑥母婴传播：围产期HCV传播是母婴传播的主要途径，母婴传播的平均传播率为2%。影响母婴传

播的因素包括母亲 HCV RNA 的滴度和母亲合并感染 HIV。

3. 发病机制

HCV 引起肝细胞损伤的机制与 HCV 的直接致病等有关。HCV 的直接致病作用可能是急性丙型肝炎中肝细胞损伤的主要原因,而慢性丙型肝炎则以免疫损伤为主要原因。丙型肝炎慢性化的可能机制:① HCV 易变异,从而逃避机体免疫;② HCV 在血液中水平很低,容易产生免疫耐受;③ HCV 具有泛嗜性,不易被清除;④免疫细胞可被 HCV 感染,导致免疫紊乱。

4. 临床表现

(1)急性丙型肝炎:平均潜伏期为 7 ~ 8 周,但波动范围较广,为 2 ~ 26 周。急性丙型肝炎的临床表现不明显,症状轻微,临床症状和其他病毒性肝炎症状相同,包括不适、尿黄、恶心,部分患者可伴有呕吐,腹部不适和(或)黄疸。2/3 以上的病例可无黄疸,部分患者无明显症状,表现为隐匿性感染。

(2)慢性丙型肝炎:临床表现取决于肝疾病所处的阶段。在没有肝硬化的慢性肝炎患者中,约 1/3 有临床症状,症状与其他慢性肝病相同,主要表现为乏力、食欲减退、腹部不适。乏力是慢性丙型肝炎最常见的临床表现,根据疾病的阶段不同,50% ~ 100% 的患者有乏力。其他表现在疾病初期都比较少见,随着疾病的进展而明显。还可有肌肉疼痛,关节疼痛和瘙痒。30% ~ 70% 的患者有轻到中度肝大,部分患者有脾大。

(3)肝外表现:近来有对照研究显示,HCV 感染与迟发性皮肤卟啉病,扁平苔藓,白癜风,特发性混合性冷球蛋白血症,膜增生性肾小球肾炎,非霍奇金淋巴瘤密切相关。与糖尿病、低度恶性的 B 细胞淋巴瘤、Mooren 角膜溃疡、自身免疫性甲状腺炎、干燥综合征、特发性肺纤维化、关节痛、肌痛可能有关。明确慢性丙型肝炎病毒(HCV)感染的肝外表现和与 HCV 感染的相关性具有重要的意义,第一,由于慢性丙型肝炎的发展隐匿,临床表现不典型,最主要的临床表现是乏力,因此,对于 HCV 感染肝外表现的认识可以促进对于慢性丙型肝炎的早期诊断和及时治疗;第二,有些疾病对慢性丙型肝炎的治疗有效,比如慢性丙型肝炎患者的膜增生性肾小球肾炎在抗病毒治疗后缓解,因此,对该类患者应当立即予以治疗;第三,具有这些表现的患者在临床上应该检测 HCV 的感染标志。

5. 实验室检查

(1)丙型肝炎病毒核糖核酸(HCV RNA):病程早期即可出现。

(2)丙型肝炎病毒抗体(抗 -HCV):是丙型肝炎病毒感染的标志,而不是保护性抗体。

6. 诊断

(1)急性丙型肝炎的诊断。

①流行病学史:2 ~ 16 周(平均 7 周)前有明确的 HCV 暴露史。

②临床表现:全身乏力、食欲减退、腹部不适等,少数伴低热,轻度肝大,部分患者可出现脾大。少数患者可出现黄疸。部分患者无明显症状,表现为隐匿性感染。

③实验室检查:ALT 多呈轻度和中度升高,抗 -HCV 和 HCV RNA 阳性。HCV RNA 常在 ALT 恢复正常前转阴,但也有 ALT 恢复正常而 HCV RNA 持续阳性者。

(2)慢性丙型肝炎的诊断。

①诊断依据:HCV 感染超过 6 个月,或发病日期不明,无肝炎史,但肝组织病理学检查符合慢性肝炎,或根据症状、体征、实验室及影像学检查结果综合分析,亦可做出诊断。

②慢性丙型肝炎肝外表现:包括特发性混合性冷球蛋白血症,血管炎,膜增生性肾小球肾炎,迟发性皮肤卟啉病,B 细胞淋巴瘤,Mooren 角膜溃疡,自身免疫性甲状腺炎,干燥综合征,扁平苔藓,特发性肺纤维化。

7. 治疗

抗病毒治疗是丙型肝炎最有效的治疗。

(1)聚乙二醇干扰素与利巴韦林联合治疗:是目前最有效的治疗方案。

(2)普通干扰素与利巴韦林联合治疗:治疗目标:清除或持续抑制 HCV 的复制,获得持续病毒学应答;延缓肝病变的进展,并改善患者的生活质量。

（四）丁型病毒性肝炎

丁型病毒性肝炎（viral hepatitis type D）是由丁型肝炎病毒（HDV）引起的急性或慢性肝炎症病变。HDV 具有高度传染性，与乙型肝炎协同或重叠感染，可使病情加重、慢性化、进而发展成肝硬化。

1. 病原学

HDV 外壳为 HBsAg，是一种缺陷性病毒，传播需 HBV 等嗜肝 DNA 病毒的帮助，与它们装配成完整病毒。完整的 HDV 颗粒呈球形，HDV 基因组是一个单链、环状 RNA。HDV 可与 HBV 同时感染人体，但大部分情况下是在 HBV 感染的基础上引起重叠感染。

2. 流行病学

（1）感染源：主要是患有丁型肝炎的急、慢性患者和 HDV 携带者。

（2）传播途径。

①经血液或血制品传播：可以通过输入带有 HDV 的血液制品或使用病毒污染的注射器、针头而发生感染。

②日常生活密切接触：含有 HDV 的体液通过隐性破损的皮肤、黏膜进入血液而感染。

③母婴传播：HDV 感染的孕妇，围生期有 HBV 活动性感染时，可以传播给新生婴儿，但不是重要的传播途径。

（3）人群易感性：主要是 HBsAg 携带者，特别是 HBsAg 阳性的药瘾者及男性同性恋者。

（4）流行特征：HDV 感染遍及全球，我国西南地区感染率较高。

3. 发病机制

多数研究显示 HDV 有直接致肝细胞病变作用，包括脂肪变、肝细胞空泡形成、肝细胞灶性坏死、实质内单核炎症细胞相对减少等病变，但不能排除免疫介导的损伤作用；多数学者认为 HDV 感染对 HBV 的复制起抑制作用，但慢性乙型肝炎患者常因重叠 HDV 感染引起双重损害而表现出肝病重症化，且肝硬化及肝癌发生率增加。

4. 临床表现

根据 HDV 与 HBV 感染的时间关系，HDV 感染分为两种类型：HDV 与 HBV 同时感染，可称为协同感染或共感染；在原有慢性 HBV 感染的基础上再感染 HDV，即重叠感染。

（1）HDV/HBV 同时感染：表现为急性丁型肝炎，潜伏期 4 ~ 20 周。临床表现及生化特征与单纯急性乙型肝炎相似，为一自限性过程，整个病程较短，可有乏力、食欲下降、黄疸、肝区疼痛及肝大等。部分患者有双峰型 ALT 增高，两峰之间 2 ~ 4 周，可能是 HBV 与 HDV 感染的相继表现。由于急性乙肝 HBV 血症时间很短，HDV 感染常随 HBV 的消失而终止，故肝内 HDVAg 仅一过性阳性，血清抗 -HDVIgM 呈低滴度短暂升高，而后继发的抗 -HDIgG 出现。HDV/HBV 同时感染多数预后良好，只有少数患者可发展为肝衰竭。

（2）HDV/HBV 重叠感染：其临床经过主要取决于 HDV 感染时 HBV 感染的状态及肝损害程度，可有如下表现。

①自限性丁型肝炎：一般临床症状并不严重，或无明显临床表现，病程较短。HBsAg 携带者感染 HDV 后，首先肝内出现 HDVAg，接着是 HDVAg 血症，血清抗 -HDVIgM 及 IgG 相继转为阳性。一旦 HDV 被清除，抗 -HDVIgM 下降，而抗 HDVIgG 则可维持高水平数年。只有少数患者是这种自限性痊愈的，此类 HDV 患者在 HBV 感染高发流行地区较多见。

②慢性进行性丁型肝炎：约 70% 的重叠感染者发展为慢性携带者，表现为慢性感染急性发作或病情恶化。肝细胞核内 HDVAg 持续阳性，但血清 HDVAg 仅一过性出现，抗 -HDVIgM 及抗 -HDVIgG 呈高滴度并持续不降。最常见的组织学改变为慢性肝炎或肝硬化。

③肝衰竭（重型肝炎）：活动性 HBV 感染患者在重叠感染后病情迅速进展，60% ~ 70% 的患者在短期内从慢性活动性肝炎发展成活动性肝硬化，出现严重肝功能失代偿、肝衰竭，病死率甚高。

5. 实验室检查

（1）抗 -HDVIgM 和抗 - HDVIgG 检测：抗 -HDVIgM 提示现症感染，抗 -HDVIgG 提示既往感染。

（2）用 RT-PCR 方法检测 HDV-RNA：是目前确定 HDV 病毒血症最敏感的方法，且可用于监测抗病毒治疗的效果。

6. 诊断

（1）检查乙型肝炎各项血清标志，明确 HBV 的感染状态。

（2）肝功能检查 ALT 等指标，以确定肝是否存在活动性病变。

（3）检测 HDV 的直接和间接标志。

（4）肝活检明确病理诊断，同时检测肝组织内的病毒抗原；以及根据病史体检综合分析明确 HDV 感染的类型。

7. 治疗

（1）同时感染：一般预后良好，可按急性肝炎原则治疗。

（2）重叠感染：尚无有效的治疗方法。首选药物是 α-干扰素，疗程 1 年以上。目前国内外报道聚乙二醇 α-干扰素可提高应答率，核苷类似物对 HDV 无抑制作用；肝移植的进展使 HDV 肝病的预后有所改变。

（五）戊型病毒性肝炎

戊型病毒性肝炎（viral hepatitis type E）简称戊型肝炎，是由戊型肝炎病毒（HEV）引起的急性传染病，感染源和传染途径与甲型肝炎相似。青壮年发病率高，儿童常见隐性感染，未见有确切的慢性病例和病原携带状态。主要经粪-口途径传播，可因粪便污染水源或食物引起暴发流行。临床上表现为急性起病，可有畏寒、发热、食欲减退、恶心、疲乏、肝大及肝功能异常，不少病例出现黄疸，特别是孕妇，病死率较高。病后可能有一定时期的免疫力。

1. 病原学

戊型病毒性肝炎为球形颗粒，无包膜，国际病毒分类委员会将 HEV 归类为未分类病毒。HEV 基因组为单股正链 RNA，本病毒不稳定，对高盐、氯化铯、氯仿敏感，在碱性环境中较稳定。

2. 流行病学。

（1）感染源：患者是本病的主要感染源，亚临床型患者和隐性感染者也是感染源。潜伏期末和急性期早期传染病最强。

（2）传染途径：主要通过接触传播，也可以经母婴垂直传播和输血传播。

（3）易感人群：普遍易感，青壮年发病率高，儿童和老人发病率较低。

3. 发病机制

戊型肝炎的发病机制尚不完全清楚，可能与甲型肝炎相似。可能是病毒直接致肝细胞病变和细胞免疫引起肝细胞损伤。

4. 临床表现

（1）潜伏期：戊型肝炎的潜伏期为 2～10 周，平均 6 周。也有更长或更短潜伏期的报道，可能与病毒自身的特性和病毒感染的数量有关。

（2）急性戊型肝炎（黄疸型）：最为多见，临床表现与甲肝相似，但与急性甲型肝炎相比，发病年龄偏大，黄疸前期较长，胆汁淤积程度深，症状更重。

①黄疸前期：主要表现为起病急，起病时可有发热、乏力、周身不适、继之出现食欲减退，有消化道症状（恶心、呕吐、上腹不适、肝区痛、腹胀、腹泻等）。部分患者有关节痛，尿色逐渐加深，到本期末呈浓茶色。此期持续数天至半月，平均 3～4 天。

②黄疸期：随着体温下降，消化道症状可有减轻，但尿黄更明显，大便色浅，呈灰白色，巩膜、皮肤出现黄染并逐渐加深，皮肤瘙痒，此期一般为 10～30 天。

③恢复期：此期一般为 2～3 周，少数达 4 周。肝、脾回缩，症状、体征及化验指标全面好转。

（3）急性戊型肝炎（无黄疸型）：表现比黄疸型轻，部分患者无临床症状。儿童感染 HEV 后，多表现为亚临床型，而成年人则多表现为临床型感染。

（4）淤胆型戊型肝炎：淤胆型戊肝比较常见，发生率高于甲肝，特别是老年病例。临床主要表现为较长时间的肝内梗阻性黄疸，而消化道症状相对较轻。黄疸常在 2 ~ 6 个月后或以消退，本型预后多数较好。

（5）重型戊型肝炎（肝衰竭）：约占戊型肝炎的 5%，发病率高于重型甲型肝炎，表现为急性重型肝炎和亚急性重型肝炎的临床经过。老年人和病毒重叠感染者及孕妇患者肝衰竭发生率高，尤以乙肝患者再感染 HEV 时更易发生。

急性重型戊型肝炎在孕妇多见，尤其是妊娠晚期更多；病情发展迅猛，多数孕妇在正常生产和早产后病情急剧变化，黄疸在轻度和中度升高时即可呈现一系列肝衰竭（重型肝炎）的临床表现，肝活检镜下可见部分水肿、变性的肝细胞，肝性脑病和脑水肿程度深，而昏迷病例皆有脑水肿，易发生呼吸衰竭而死亡，病死率高达 20%。亚急性重型戊型肝炎较为少见（急性和亚急性重型肝炎之比约为 17：1），黄疸程度深，持续时间长，肝性脑病程度轻，而腹腔积液及低蛋白血症比较明显。

5. 实验室检查

（1）抗 –HEV 抗体的检测：抗 –HEVIgG 抗 –HEVIgM。

（2）HEV 的分子生物学检测：RT–PCR 可特异性地检测 HEVDNA。

6. 诊断

特异血清病原学检查是确诊的依据，抗 –HEVIgM 病程急性期阳性率 100%。

7. 治疗

（1）病情较轻的给予适当休息、合理的营养及对症支持治疗，即可迅速恢复健康。

（2）对于暴发性肝衰竭患者，可考虑肝移植。

（3）对于孕妇和老年人，应及早采取综合治疗，加强支持治疗，积极预防和治疗各种并发症。

二、护理措施

1. 隔离

在标准预防的基础上，还应采用接触传播的隔离与预防。

2. 减少活动

急性肝炎、慢性肝炎活动期、重症肝炎应卧床休息，以降低机体代谢率，增加肝的血流量，减轻肝负担，缓解肝瘀血，有利于肝细胞恢复。恢复期时可以开始做适度的运动，以散步为主，以不感到疲劳为度。

3. 保持营养供给

饮食原则：①肝炎急性期患者多有食欲明显下降，消化道症状较重，其饮食以清淡、易消化富含维生素的流质，如进食少，不能满足机体需要的，可遵医嘱静脉补充营养。②黄疸消退期消化道症状缓解，食欲增加后，要少食多餐，避免暴饮暴食，可增加蛋白质和脂肪性食物，多吃水果、蔬菜，蛋白质 1.5 ~ 2 g/（kg·d），糖类 300 ~ 400 g/d，以保证足够的热量和蛋白质成分。③肝性脑病，要限制蛋白质入量，20 g/d，以植物蛋白为主。④肝硬化并食管胃底静脉曲张者，应食菜泥、肉末等半流质饮食，要避免坚硬、鱼刺、油炸等食品。

4. 病情观察

（1）胃肠道症状：观察患者的食欲，有无恶心、呕吐、腹胀、腹泻等症状，及时调整饮食。

（2）黄疸：每日观察皮肤、巩膜黄疸程度，有皮肤瘙痒的，避免抓挠引起皮肤破损。

（3）出血：观察有无出血倾向，如皮下、牙龈、鼻腔、呕血及便血等。

5. 对症护理

（1）保持皮肤清洁：①每日用温水擦拭全身皮肤，不用有刺激性的肥皂与化妆品，适当擦润肤油。②穿着布制柔软，宽松内衣裤，常换洗，并保持床单位清洁、干燥，使患者有舒适感，可减轻瘙痒。③胆盐沉着引起皮肤瘙痒的，重者可给予局部涂擦止痒药，也可口服抗组胺药。④及时修剪指甲，避免抓挠引起皮肤破损，如皮肤已有破损者应注意保持局部清洁、干燥，预防感染。⑤必要时可采用转移患者注意力的方法减轻皮肤瘙痒。

（2）减少出血：①用软毛牙刷或棉球清洁口腔，男性改用电动剃须刀，防止损伤皮肤黏膜。②注射时尽量用小孔径针头。③抽血或注射后延长按压时间，直至局部不出血。④提高穿刺成功率，避免在同一部位反复穿刺。

（3）减轻焦虑：患者得病后容易产生紧张、焦虑、抑郁、悲观等不良情绪，要经常与患者进行交谈，进行心理疏导，使其正确对待疾病，告知不良情绪影响机体免疫力，不利于恢复。

6. 用药护理。

（1）每日观察抗病毒药物治疗不良反应，有无流感样症状、骨髓抑制、食欲减退等症状，及时对症处理，减轻不良反应。

（2）严格按医嘱执行，不得随意减量或停药。

7. 健康指导。

（1）向患者讲解病毒性肝炎的传播途径、隔离期、隔离措施、消毒方法及家属如何预防等。出院后可实施适当的家庭隔离，如患者的食具、用具和洗漱用品应专用，患者的排泄物，分泌物须经消毒后弃去。家中密切接触者，可预防接种。

（2）定期复查，出院后第 1 个月为 2 周复查 1 次，如 2 次都正常可以 1 ~ 2 个月复查 1 次。如检查持续正常，建议随访 2 年。

（3）按医嘱使用护肝药物，不滥用药物，特别应禁用损害肝的药物。

（4）保持乐观情绪，禁饮酒。

三、预防

（1）预防甲型、戊型肝炎的重点是加强粪便管理，保护水源，严格饮用水消毒；加强食品卫生和食具消毒。

（2）预防乙、丙、丁型肝炎的重点是加强血源的监测和管理，推广一次性注射用具。

（3）主动免疫易感者：可接种甲型肝炎疫苗和乙肝疫苗预防。

（4）被动免疫：对有甲型肝炎密切接触史的易感者，可用免疫球蛋白（人血丙种球蛋白）进行预防注射来进行被动免疫。乙肝免疫球蛋白（HBIG）可用来进行母婴阻断和 HBV 暴露者。

第十章

风湿免疫科疾病护理

第一节 巨细胞动脉炎

一、诊疗过程中的临床护理

（一）入院时

1. 护理评估

患者有消瘦、头痛、体温低热等全身表现。

2. 护理思维与实施方案

（1）营养失调：低于机体需要量。

①护理目标：患者知晓营养的重要性，能在护士指导下进食，饮食种类与量能满足机体需要，体重增加。

②护理措施。

a. 监测并记录病人的进食量。

b. 食欲差者必要时遵医嘱使用能够增加病人食欲的药物。

c. 和营养师一起商量确定病人的食物热量、营养成分含量，制定病人饮食计划。

d. 指导患者及家属根据患者喜好，结合饮食计划，制作营养丰富、易消化食物。

e. 鼓励患者按照饮食计划摄入足够的热量、蛋白质、维生素及水分，以维持正氮平衡。

f. 防止餐前发生不愉快或痛苦的事件；提供良好的就餐环境。

（2）血管供血不足组织缺血。

①护理目标：准确掌握患者头痛的发生情况及其性质，并给予及时、有效、合理的干预。使患者头痛程度逐渐减轻，头痛次数减少。

②护理措施。

a. 鼓励病人逐渐增加活动量，防止肌肉失用性萎缩，静脉血栓。

b. 注意病人主观感受，有无肢体麻木。

c. 增加血压、脉搏的测量次数，每日3次，注意有无下降、减弱或消失。

d. 当腹痛为中、重度疼痛，影响患者休息、睡眠时，护士应及时遵医嘱给予患者药物镇痛处理。常用镇痛药物为曲马朵100 mg肌内注射。用药后应密切观察患者的腹痛症状是否得到了缓解。

e. 指导并协助患者卧床休息，协助其取舒适体位，如半卧位、侧卧位等。患者因头痛卧床时，护士应尽量满足其生活上的需要，落实各项基础护理工作。注意保持病房内安静，减少探视人员，做到关门轻、走路轻、讲话轻、操作轻。

f. 多关心、安慰患者，消除患者的紧张情绪。

（3）舒适改变：头痛、视物模糊。

①护理目标：促进患者舒适，预防跌倒及损伤，保证患者安全。

②护理措施。

a. 卧床休息，减少活动，避免体位突然变动而加剧头昏及血压改变。

b. 肢体疼痛处给予相应处理，如按摩、制动等。遵医嘱给予止痛剂。

c. 遵医嘱给予降压、护胃药物及激素、抗凝药物，并注意各种药物的不良反应，如体位性低血压、出血等。

d. 提供必要的生活护理，将生活日常用品放置在病人可及的地方。

e. 护士应加强巡视，及时提供帮助，预防跌倒及受伤。

（4）体温升高。

①护理目标：患者体温降至正常。

②护理措施。

a. 降低体温：患者体温低热，可使用物理降温的方法，如头部用湿毛巾冷敷，指导多饮温开水等。

b. 加强病情观察：定时测量体温，一般每日测量四次，及时观察呼吸、脉搏、血压的变化。观察饮水量和食物摄取量、尿量等。

c. 补充营养和水分：进食半流质易消化的食物，鼓励患者多饮水，每日 3 000 mL 为宜。

d. 促进患者舒适：适当卧床休息，保持口腔清洁，保持皮肤和床单的清洁干燥。

e. 应注意观察患者有无乏力、易倦、头晕、头痛、耳鸣、心悸、气促等症状，如出现上述症状，应指导患者卧床休息，尽量不要下床活动，等症状好转后再下床活动，活动量以不加重症状为度。可以指导患者在活动中进行自我监测，如果自测脉搏 ≥ 1 10 次份或出现明显心悸、气促时，应立即停止活动。生活上鼓励自理，护士给予必要的帮助；如需外出病房行各种检查活动时应有专人陪伴。

（二）住院过程中

1. 护理评估

住院期间，患者出现体温中度热甚至体温高热，有剧烈头痛出现，待明确诊断后患者对疾病诊断已知晓。由于对疾病相关知识的缺乏，患者产生了焦虑、恐惧等负性心理情绪。

2. 护理思维与实施方案

（1）与疾病有关：发热，体温最高达。

①护理目标：患者体温降至正常范围内并保持稳定，无并发症发生。

②护理措施。

a. 高热时，应动态监测患者体温的变化：每 4 ~ 6 h 测量体温 1 次，如有不适，应通知医生给予相应的处理。

b. 体温降至低热或中度热时：护士应指导患者多饮水，以物理降温为主，可采用温水擦浴、头部冷敷等方法。

c. 体温高热时：除采用物理降温措施外，也可遵医嘱行化学药物降温。行化学药物降温后要密切观察患者的生命体征，防止因大量出汗而导致虚脱的发生。

d. 加强基础护理：体温高热时，要指导患者绝对卧床休息；做好生活护理，协助患者餐前、餐后、睡前漱口；保持皮肤清洁、干燥，出汗较多时可在衣服与皮肤之间垫以柔软的干毛巾，便于潮湿后及时更换，增加舒适感，防止因频繁更衣而导致患者着凉。更换汗湿的衣服和床单、被罩时，动作应迅速。

e. 遵医嘱准确及时地执行抗生素治疗，观察药物疗效以及可能产生的不良反应。严格按时间用药，以确保维持有效的药物浓度。

（2）糖皮质激素治疗。

①护理目标：患者及家属了解所用药物的相关知识以及注意事项，能够积极配合治疗。

②护理措施。

a. 护士应告知患者及家属疾病具有慢性反复发作的特点，长期维持治疗和自我护理非常重要。过早停药易复发。

b. 应用糖皮质激素时：指导患者不可随意停药或减量，防止反跳发生。

c. 保持个人卫生，限制人员探视，指导患者外出时佩戴口罩等预防感染的发生。

d. 用药期间，应严密观察患者大便及皮肤情况，观察有无出血等药物不良反应的发生。

（3）负性心理。

①护理目标：解除患者的焦虑、恐惧状态，树立治病信念。帮助患者学会应对心理应激的方法，建立良好的人际关系，增强治疗依从性。

②护理措施。

a. 与患者建立良好的护患关系，对患者热情相待，认真倾听患者对自己疾病的叙述，了解患者的病情；多与患者沟通，增进情感上的交流，了解其思想顾虑以及有无学习、生活、经济、情感上的压力与问题，分析如何找到解决这些问题的方法，并鼓励其尝试解决问题。

b. 以通俗易懂的语言向患者介绍疾病的病因、临床表现、并发症、诊疗方法以及预后等相关知识，使患者正确面对自身的病情，消除对疾病的恐惧和忧虑，积极配合治疗和护理。

c. 帮助患者学会自我调节，学会应对不良生活事件、干预负性情绪的方法和技巧。把握适当的时机与患者沟通交流这些方法和技巧，如：制怒法、松弛疗法、放松训练等。鼓励患者以良好的情绪、健康的心态接受治疗。

d. 使患者亲属对疾病与心理治疗的方法有所了解，协助参与认知、情绪、行为干预治疗过程和治疗监控，为患者康复营造良好的情感环境。

（三）出院前

1. 护理评估

出院前患者生命体征平稳，体力增加，精神好。

2. 护理思维与实施方案

做好出院前健康教育，促进患者进入缓解期并维持。

（1）护理目标：使患者及家属掌握出院后的健康相关知识，促进疾病缓解，避免疾病复发。

（2）护理措施。

①告知患者及家属引起复发的相关因素，包括：饮食、感染、排便习惯、精神心理因素以及维持治疗等，患者及家属均应熟知，并能自觉避免不良因素对疾病的影响。

②出院用药指导：护士教会患者及家属如何正确服用各种药物、如何识别药物的不良反应，出现异常情况如恶心、呕吐、疲乏、头痛、发热、手脚发麻等症状时要及时就诊。

③鼓励患者在身体允许的情况下适当锻炼身体以增强体质，做到劳逸结合，以不感到疲乏为宜。

④指导患者及家属定期来院复查血沉、血常规、肝功能、电解质。

二、护理评价

患者因巨细胞动脉炎入院，住院期间，病情由加重到逐步缓解，没有发生严重并发症；出院时，掌握了出院后的各项注意事项。从病重入院到病情基本缓解出院，护理上实施了一系列有针对性的护理措施。入院时明确了病情观察的重点，从而及时为患者解决头痛症状，保证血压、脉搏、呼吸的平稳以及提供生活上的照顾；住院期间，随着病程的进展，病情加重，此期通过为患者实施各种基础护理，使其克服了生理上的不适，特别是经常与患者沟通，讲解疾病相关知识，增强了患者战胜疾病的信心，病情逐渐好转，进入了缓解期；在缓解期，护理重点是巩固前期的成果，不让病情反复，并且要做好出院前的各项健康指导，保证患者在院外也能正确地进行自我护理，避免疾病复发。该患者在住院期间的护理重点为对症护理和心理护理，通过及早解决患者生理和心理上的痛苦，为其他护理工作的实施奠定基础，从而使患者病情好转出院。

三、安全提示

（1）对长期服用激素者应注意观察有无继发感染、骨质疏松、低钾血症、褥疮、股骨头坏死等，还应注意有无腹疼、呕血、黑便等消化道出血症状。强调按医嘱服药的重要性，避免突然减药或停药致病情反复。指导患者出院后自我监测血压，每日观察血压的变化。注意长期应用激素及免疫抑制剂，易导致机体免疫力低下，增加了患者受到各种感染的风险。在护理过程中，应注意为患者建立干净清洁的医疗环境，病房进行定期消毒，尽量打开门窗，保持空气流通，协助患者进行个人卫生清理，嘱咐患者勤换衣物，勤剪指甲，并注意饮食卫生和保暖。部分患者有瘙痒症状，嘱咐患者切勿用力抓挠，以免破损皮肤引起感染。另外嘱咐患者进食新鲜、富含营养的食物，并适量摄取优质蛋白，以食疗的方法增强机体抵抗力。如有严重的感染，可在医生的指导下使用抗生素治疗。

（2）巨细胞颞动脉炎容易误诊，原因有以下几点。

①巨细胞颞动脉炎发病率低，普通医生对本病的了解少，缺乏应有的警惕性。

②在排除颅内病变后，确定以周围性眼肌麻痹为主要表现时，容易忽视眼部及其邻近血管病变，临床思维比较局限。

③发病过程中服用止痛药无效，服用速效感冒胶囊可缓解，说明头痛与神经性病变关系不大，可能系非特异性炎症性病。因此应高度综合考虑，以免导致难以挽回的后果。

（3）凡50岁以上老年人，出现无可解释的发热、倦怠、消瘦、贫血、血沉大于50 mm/h；新近发生的头痛、视力障碍（黑蒙、视力模糊、复视、失明）；或其他颅动脉供血不足征象，如咀嚼肌间歇性动脉障碍、耳鸣、眩晕等；或出现PMR症候群等均应疑及本病，抓紧做进一步检查，如颞动脉造影、颞动脉活检，以确定诊断。如条件不允许，可在排除其他风湿性疾病等情况后试行糖皮质激素治疗。

四、经验分享

1. 巨细胞动脉炎的并发症

15%巨细胞动脉炎患者可在疾病早期丧失视力，最常见的是缺血性视神经炎，病理显示前部缺血性视神经炎引起睫状肌分支动脉缺血。失明一般突然发生，无疼痛。视网膜及动脉血栓很少导致失明。不到1%的患者可在使用激素后出现失明。

2. 巨细胞动脉炎眼部临床表现

眼部表现多样，发生率为25%～50%。常见表现为复视，上睑下垂，一过性或持续性、部分或完全失明。失明是本病最严重的并发症之一，也是其主要的致残原因。近年来由于重视早期诊治，失明率已由过去的40%、60%下降至6%～10%。眼动脉或后睫状动脉受累引起缺血性视神经炎是失明的最常见原因，也可因中央视网膜动脉阻塞所致。动脉炎病变导致枕部皮质梗死也可引起失明，但很罕见。失明可为首发症状，或在其他症状出现数周或数月后突然发生，常于头痛消失后出现，呈无痛性，最初表现为视力模糊，视野缺损，24～48 h后可进展为完全失明。失明可为双侧或单侧。一侧失明如不及时治疗，对侧眼通常于1～2周也将受累，甚至可在24 h之内发生。眼部表现系眼科急症，应及时进行治疗，以预防失明的发生。失明者检眼镜检查早期表现为视神经缺血，轻度视网膜水肿，静脉曲张，视盘苍白水肿，偶散在棉絮斑片小出血点，可有色素沉着。数周或数月后，这些急性表现消失，仅残留视神经萎缩。眼肌麻痹也较常见，一般与复视同时发生。较轻的患者仅有复视，仔细检查方可发现动眼神经异常，而若仅有眼肌麻痹不伴复视，多有明显视力下降。眼肌麻痹主要为向上凝视困难，时轻时重，常同时有其他眼症状异常，其原因可能系神经源性或肌肉病变引起。瞳孔异常少见，表现为双侧不等大或散大，偶见霍纳综合征。

3. 巨细胞动脉炎的预后及预防

（1）预后：GCA的视力受损通常是不可逆，平均需治疗2年，部分患者需治疗5年或更多。近年来由于早期诊断和治疗的改善，其病死率和同年龄组常人无差异。

（2）预防：戒烟是预防的一项重要措施。综合国内外资料，患者中吸烟者占80%～95%以上。临床上观察发现戒烟能使患者疼痛缓解，病情稳定，再度吸烟症状又加重。因此应耐心劝告病人严禁吸烟。

4. 给予巨细胞动脉炎患者正确的心理护理

因疾病病程长，病情复杂，呈慢性进展性，患者不但要忍受疾病折磨，还要承受心理上和经济上沉重的负担，许多患者都会表现出不同程度的焦虑抑郁症状。针对这种情况，应采取积极的心理护理措施，如：

①换位思考，提出假如我们是患者，假如我们是患者家属，我们会怎样做，切身体会患者的感受；②护士在临床护理过程中应该态度和蔼、仪表端庄，建立良好的护患关系，使患者有信任感；③倾听，责任护士在对患者进行健康宣教和护理操作时，首先要是一个倾听者，包括有效的倾听一些与疾病本身无关的事宜，让患者得到情感的发泄；④沟通，护士主动向患者介绍疾病的诊断、治疗的相关知识，听取患者的疑问并给予合适的解答，以使患者家属能够理解治疗所需的时间和费用，并予以积极配合；⑤鼓励患者的亲人、同事和朋友来院探视，使患者感受到多方面的关心和爱护，感受自己的生存价值，树立信心，积极配合治疗。由于疾病易反复发作，因此做好患者的心理护理和健康教育、用药指导是非常必要的，心理护理既减轻了患者的心理负担，又提高了患者的治疗依从性，使患者早日康复。

5. 实施健康宣教

指导患者进行正确的自我护理。向患者讲解疾病的有关组织供血的知识，并提供相关资料。指导患者戒烟酒的重要性，并讲解主要治疗药物的作用及不良反应，尤其是激素、抗凝药物和免疫抑制剂。给予患者自我护理指导：保持肢端温暖。洗热水澡，促进血液循环。饮食宜低脂，防止动脉粥样硬化。进行保健锻炼，提高机体抵抗力。

第二节　韦格纳肉芽肿

一、诊疗过程中的临床表现

（一）入院时

1. 护理评估

患者有浑身乏力、食欲缺乏、咳嗽咳痰、关节痛、体温低热等症状。

2. 护理思维及实施方案

（1）活动无耐力：发热、全身乏力、关节痛。

①护理目标：患者体温降至正常，关节痛、全身乏力等症状逐渐减轻。

②护理措施。

a. 监测体温变化，及时记录，有异常及时通知医生。低热时尽量选择物理降温，如温水擦浴、酒精擦浴、冰敷等。

b. 指导患者多饮水，以补充因发热丢失的水分。指导患者进食清淡、营养丰富食物，减少脂肪的摄入，严格戒烟、饮酒，禁食生冷、辛辣等刺激食物，及时补充机体消耗，增强体力。

c. 建立有效静脉通道，及时正确执行医嘱，以达到药物最佳治疗效果，控制体温。

d. 评估患者的疼痛部位及程度，指导患者正确使用疼痛评估工具，并随时评估，以评价药物治疗效果。疼痛剧烈时，指导患者卧床休息，减少关节负重。

e. 注意观察患者乏力、疲劳等症状的变化，及时发现病情进展情况。

f. 协助患者做好晨、晚间护理，及时更换衣物及床单，使病人舒适；提供必要的生活护理。

g. 保持病房整洁、卫生，每天开窗通风，保持适宜的温湿度；限制探视，避免交叉感染。

（2）清理呼吸道无效：咳嗽、咳痰。

①护理目标：患者咳嗽咳痰症状减轻。

②护理措施。

a. 保持病室环境舒适、洁净，室内定时通风，每日 1 ~ 2 次，每次 15 ~ 30 min，尽量减少烟尘对呼吸道黏膜的刺激引发咳嗽。但通风时患者应注意保暖，避免通风时的穿堂风引起感冒等不适。

b. 体位要舒适。如能耐受，尽量取坐位或半坐卧位，以增加腹压，减轻胸部压力，以利肺扩张。

c. 指导患者每日适当多饮水，每日 1 500 mL 左右，维持呼吸道黏膜的湿润，并降低痰液黏稠度。

d. 保证营养物质的摄入，提供足够热量、维生素及蛋白质，满足机体消耗的需要。

e. 遵医嘱给予化痰药输注，每天行普米可令舒 2 mL 加入生理盐水 5 mL 雾化吸入。雾化吸入前应充分向患者讲解雾化吸入的目的及方法，以达到最好的用药效果。雾化吸入后，指导患者拍背，以利于痰液的咳出。具体方法是：手指并拢成杯状，手腕放松，迅速而规律地叩击背部。叩击的方向由背部两侧向中间及肺底部向上叩击。每次叩击时间以 10 ~ 15 min 为宜。如感到不适应立即停止叩击。

f. 指导患者进行缩唇呼吸和有效咳嗽。缩唇呼吸是指经鼻腔深吸气以达到肺部最大限度地再膨胀，再经缩拢的两唇间呼出的过程。病人进行周期性的缩唇式呼吸，可防止呼吸道闭塞和吸入分泌物致气管远端阻塞，同时诱发咳嗽。有效咳嗽的方法是：通过腹式呼吸方法，然后收腹张口稍伸舌进行咳嗽，一次吸足气后，咳嗽两声，头声咳嗽松动痰液，第二声咳嗽便使痰液运行到上呼吸道，稍伸舌张口，使声门开放以便于排出气体，最后用力咳嗽一声，将痰液咳出。

（3）营养失调：蛋白尿、食欲不振、体重下降

①护理目标：避免因为长期尿蛋白，导致低蛋白血症；食欲不振等引起营养失调。

②护理措施。

a. 在肾功能情况尚可的前提下应适当增加蛋白质的摄入量，并保证充足的热量供应。但如果出现了肾功能不全时，应根据内生肌酐清除率调整蛋白质的摄入量；供给足够的热量，每公斤体重不少于 126 ~ 147 kJ/d。

b. 少食富含饱和脂肪酸的动物脂肪，多食富含多聚不饱和脂肪酸的植物油，但由于出现了消化道溃疡伴出血，故不宜使用燕麦、豆类等富含纤维的食物；还要注意维生素及元素铁、钙等的补充。

c. 评估饮食结构是否合理，热量是否充足，定期测量血浆清蛋白、血红蛋白等指标，评估机体的营养状况。

d. 指导患者及家属遵循总的饮食原则，即：高热量、高维生素、低脂、低渣饮食。患者因食欲不振进食过少，护士指导患者及家属营养的补充不能操之过急，要根据个人的身体耐受情况逐渐进行，根据患者喜好的口味制作食物，以增加患者食欲，保证营养供应。

e. 患者长期低热，口腔内细菌滋生也会导致患者食欲下降。护士应根据患者情况行口腔护理，使病人舒适，增加食欲。

f. 注意观察病人血压：有蛋白尿的患者可出现低蛋白血症而导致血容量降低和低钠血症，容易出现体位性低血压甚至晕厥。

（二）住院过程中

1. 护理评估

患者入院后行抗感染治疗，未见好转，体温持续发热，最高达 40℃；双下肢胫前部皮肤出现瘀点；入院 14 天开始出现黑色糊状便、少量鼻血、口腔溃疡等症状。确诊前，患者因伴随症状多，诊断不明，治疗效果不佳出现，患者有焦虑、恐惧等负面心理。

2. 护理思维及实施方案

（1）体温过高。

①护理目标：密切观察患者体温变化，及时报告医生作相应处理，使体温正常。

②护理措施。

a. 严密观察患者体温变化，遵医嘱给予冰敷、温水擦浴、酒精擦浴等物理降温，必要时给予药物降温。

b. 严密观察生命体征：对血压的观察：药物降温如双氯酚酸钠栓塞肛后患者会大量出汗，继而降温。失水过多会导致体液不足，电解质紊乱，表现为血压下降和脉压缩小；对脉搏的观察：脉搏的改变是观察休克的主要标志，休克早期脉搏加速。

c. 观察神志、四肢情况：持续高热会引起惊厥、抽搐等症状，应严密观察患者神志。

d. 饮食护理：少食多餐，避免进食粗糙、生冷、辛辣等刺激性食物，指导患者进食高热量食物以补充机体因发热导致的热量消耗。

e. 口腔护理：每天饭后及睡前 30 min 做好口腔护理，减少口腔中的食物残渣，以免食物残渣发酵引

起细菌生长繁殖、黏附，同时能增加患者舒适感。

f. 皮肤护理：保持皮肤清洁及床铺清洁、干燥，每次出汗后及时更换衣服，以免湿冷衣物使患者着凉引起其他系统感染。

g. 心理护理：患者对反复高热会产生烦躁、害怕、恐惧情绪，护理人员应让患者建立战胜疾病的信心，提供基本的生活护理，多关心爱护病人。

（2）出血。

①护理目标：及时观察出血倾向及生命体征，协助医生有效止血，未出现并发症。

②护理措施。

a. 指导患者绝对卧床休息。

b. 加强病情观察：观察皮肤黏膜有无新的出血点，观察患者的生命体征和神志有无变化。

c. 出血的护理：避免一切可能造成身体受伤害的因素，保持皮肤清洁。出现黑便时，暂禁食。鼻出血时用 0.1% 肾上腺素棉球填塞，适当抬高头部，偏向一侧，局部冰敷，不用力擤鼻涕；防牙龈出血以及加重鼻出血，用软毛刷。

d. 口腔护理：每日行两次口腔护理，鼓励患者饭后多漱口，保持口腔清洁舒适，不宜进食过热过硬的食物，以免损伤口腔黏膜。

e. 用药护理：注意糖皮质激素药物不良反应的观察，严格按剂量给药，不可减量过快或突然停药。

f. 营养支持：改善患者的营养状况，提高机体抵抗力。解黑便时，遵医嘱指导患者暂禁食。待病情稳定后改为进食营养丰富、高热量、高蛋白、易消化、无刺激性的温凉半流食，少量多餐。

g. 心理护理：多和患者沟通，认真听取患者的倾诉，加强心理干预。讲解疾病相关知识。

（三）出院前

1. 护理评估

出院前患者不适症状消失。

2. 护理思维与实施方案。

（1）护理目标：无不适症状，了解出院后继续治疗的重要性，学会自我护理的基本方法，养成良好的生活习惯。

（2）护理措施。

①药物护理：告知患者使用糖皮质激素的注意事项，按医嘱服药，禁忌随意增加或减少剂量或停药。使用免疫抑制剂环磷酰胺期间，嘱患者每日多饮水，饮水量在 2 500 mL 以上，水摄入不足药物在尿液中过度浓缩可以引起出血性膀胱炎。长期服用激素可出现许多副反应，如向心性肥胖、满月脸、多毛、低血钾、浮肿等，向患者做好告知和解释工作，这些副反应表现一般不需处理，随着用药量的减少，症状会逐渐减轻以至消失。若出现消化不良、胃酸过多等症状，不可忽视，需及时就诊。

②适当运动：增强体质。根据身体耐受情况进行适当的运动，劳逸结合，避免过劳。

③避免感染：不到人流集中的地方，特别是避免与患有感染性疾病的人员接触。季节交替的时候，要注意保暖，避免上呼吸道感染。养成良好的生活习惯。

④心理指导：告知患者此病的治疗过程较长，要保持良好的心态，积极面对。

二、护理评价

患者因咳嗽、咳痰、食欲不振、浑身乏力、发热、体重下降等症状入院。在住院期间，病情逐步好转。护士针对患者出现的乏力、高热、皮肤出现瘀点、流鼻血、解黑色便等症状均采取了积极措施，效果良好。出院时，患者掌握了出院后用药，自我护理等多项注意事项。整个住院期间，护理上实施了一系列整体护理措施。入院时帮助患者尽快进入患者角色。住院期间加强基础护理，促进生理舒适；加强与患者的沟通，讲解疾病的相关知识，克服负面心理因素，积极配合治疗。而出院前详细的健康宣教使患者和家属在院外能正确地自我护理，避免病情进一步加重。

三、安全提示

1. 彩超

彩超引导下经皮肺组织活检是一种操作简单、安全、取材容易的有效检查方法。临床护理工作中，护士应掌握其禁忌证及并发症，以便于检查前对病人的宣教及检查后对病人的观察。

（1）肺活检的禁忌证为：①严重的心肺功能不全者；②肺血管性病变；③伴有出血倾向者；④呼吸道急性感染，发热者；⑤病人不合作或有控制不住的咳嗽。

（2）肺活检常见并发症：①气胸；②出血。但发生率很低，据报道，发生率仅为0%～6%。穿刺前应常规检查患者的血常规及凝血功能，如果发现血小板异常或凝血象异常，应该停止穿刺避免意外发生。患者检查完后返回病房，护士应指导患者卧床休息，避免剧烈咳嗽、用力屏气大便或提重物等，以免诱发气胸。气胸发生时，患者会出现突发性的针刺样或刀割样的胸痛继之出现胸闷和呼吸困难，并伴有刺激性咳嗽。气胸发生后，应立即指导患者绝对卧床休息，尽量少讲话或不讲话，减少肺活动，同时通知医生处理。护士还应检查穿刺部位覆盖纱布有无渗血、渗液，打开纱布后，穿刺部位有无血肿等出血情况，有异常应及时使用无菌纱布加压包扎30 min以上，并通知医生。

2. 呼吸衰竭的护理

病变可累及肺间质，影响血气交换。另外，患者免疫力低下，可并发肺部感染等原因，患者亦出现呼吸衰竭，尤其以Ⅰ型呼吸衰竭较为常见。护士的观察及护理尤为重要。现将护理要点总结如下：

（1）保持气道通畅，经常给患者翻身、拍背。拍背时鼓励患者用力咳嗽，并指导患者正确咳痰的方法。每次拍背咳嗽前给予患者喝少量温开水再拍背，反复叩击，可帮助患者排痰。吸痰时要严格无菌操作，动作要轻。使用无创呼吸机辅助通气时，应注意湿化水的温度，进行雾化吸入时指导患者慢慢吸入，吸入后屏气片刻，呼气时应闭口，以免气雾外呼造成浪费。

（2）氧疗护理：Ⅰ型呼吸衰竭给予50%以上浓度的氧或纯氧吸入，以免缺氧加重。但时间不宜过长，以免造成氧中毒。同时应监测血气，了解缺氧改善情况，以便及时调节氧流量。

（3）药物治疗及护理：为保证抗生素的药物疗效，药液应在配制4 h内输注完毕，并警惕药物过敏，观察患者是否有皮肤潮红、发痒、心悸、皮疹、呼吸困难等不适，通知医生并及时处理。

四、经验分享

1. 实施健康宣教

（1）疾病知识的指导：向患者及家属介绍导致韦格纳肉芽肿复发的诱发因素及避免方法。

（2）用药指导：指导患者严格遵医嘱服药，了解药物不良反应。尤其是激素和免抑制剂，不能随意增减及停药。

（3）自我护理施：日常注意适当运动，增强体质。外出时戴口罩及眼镜，保护口、鼻腔及眼睛。观察皮肤情况，有无瘀斑等。观察大小便的颜色、性状。出现流鼻涕等上呼吸道症状时应避免用力揉捏抠鼻腔，并及时就医。

（4）定期复查：指导家属学会观察患者呼吸道症状、大小便情况的改变，一旦有诱因存在，如感冒咳嗽、鼻塞流涕、发热等症状，应及时就医。

2. 韦格纳肉芽肿的并发症及其预后

韦格纳肉芽肿是一种临床相对较为少见的疾病，护士在护理过程中，应熟悉掌握该病常见的并发症，熟悉该病的预后，做好疾病知识的宣教，针对临床症状提供针对性的护理措施。

（1）并发症。

①鼻腔黏膜糜烂、坏死，软骨和骨质破坏，常引起鼻中隔穿孔或由于鼻骨及软骨破坏塌陷而致鞍鼻。

②丘疹、水疱、缺血性溃疡和皮下结节。皮下结节为坏死性肉芽肿性血管炎。

③部分患者伴有关节腔积液。

④少数患者还可出现腮腺炎、睾丸炎和前列腺。

（2）预后：本疾病过去病死率很高，自从联合应用糖皮质激素和环磷酰胺，缓解率在90%以上，4年存活率为85%。患者多死于肾衰竭，也可死于继发感染与咯血。是否早期诊断、早期治疗对预后有重大影响，报告本病如不治疗多呈恶性经过，82%的患者在1年内死亡，平均存活期5个月。也有报道75%的病人生存期达5～8年，最长10余年。

3. 观察有无活动性出血或再次出血征象

消化道出血及鼻腔出血经过恰当的治疗，可于短时间内停止出血。由于肠道内积血需经数日（一般3d）才能排尽，故不能以黑便作为继续出血的指标。出现下列情况应考虑继续出血或再出血。

（1）反复呕血，或黑便次数增多，伴有肠鸣音亢进。

（2）周围循环衰竭的表现经充分补液输血而未见明显好转。

（3）血红蛋白浓度、红细胞计数与血细胞比容继续下降，网织红细胞计数持续增高。

（4）补液与尿量足够的情况下，血尿素氮持续或再次增高。

（5）鼻腔再次出血或出血不止。

（6）皮肤黏膜瘀斑颜色加重或增多。

4. 做好预防护理

主要有以下几点。

（1）一级预防：①加强营养，增强体质；②预防和控制感染，提高自身免疫功能；③避免风寒湿，避免过累，忌烟酒，忌吃辛辣食物；④室外活动时注意眼用眼罩防护及鼻部的保护。

（2）二级预防：早期诊断，了解眼、鼻感染情况，做好临床观察，早期发现各个系统的损害，早期治疗，主要控制眼、鼻的感染。

（3）三级预防：注意肺、肾、心及皮肤病变，并注意继发性金黄色葡萄球菌感染的发生。此外，神经系统、消化系统亦可能被累及，应用中药可有调节免疫、清热解毒、活血化瘀的功效。

第三节　Felty 综合征

一、诊疗过程中的临床护理

（一）入院时

1. 护理评估

患者有发热，关节肿痛伴晨僵，受累关节畸形，腹胀不适，食欲差，双下肢呈凹陷水肿等症状。

2. 护理思维及实施方案

（1）关节肿痛。

①护理目标：患者关节肿痛等症状能得到控制，水肿程度减轻。

②护理措施。

a. 晨僵护理：鼓励病人早上起床后用热水浸泡僵硬的关节，而后活动关节。夜间睡觉时可戴弹力套保暖，减轻晨僵程度。

b. 休息与活动：急性期应指导患者卧床休息，减少体力消耗，保护关节功能。限制受累关节活动，保持关节功能位，如膝下放一平枕，使膝关节保持伸直位，但不宜绝对卧床。

c. 遵医嘱用药，准确记录出入量。

d. 尽量采取平卧位或半卧位，抬高双下肢以减轻水肿。

e. 病情观察：监测生命体征的变化。了解病人疼痛的部位，疼痛的程度，关节肿胀和活动受限的程度，畸形、晨僵的程度。

（2）体温升高。

①护理目标：患者能描述发热的原因，积极配合治疗，体温逐渐恢复正常。

②护理措施。

a. 病情观察：监测并记录生命体征，有异常及时通知医生处理。

b. 休息与环境：指导患者保持足够的睡眠，以增强机体抵抗力。病室尽量保持安静并维持适宜的温度、湿度。

c. 口腔护理：做好口腔护理，观察口腔黏膜状况。鼓励病人饭后及睡前漱口，保持口腔清洁卫生，防止继发感染。

d. 用药护理：遵医嘱使用抗生素，观察疗效和不良反应。应用头孢类抗生素可出现发热、皮疹、胃肠道不适等不良反应；喹诺酮类药物偶见皮疹、恶心等不良反应。病人一旦出现严重不良反应，应及时与医生沟通，并做相应处理。

e. 生活护理：提供必要的生活护理，及时更换衣物及床单。

（二）住院过程中

1. 护理评估

患者的年龄较大、病程较长，经济负担重，诊断合并有肝硬化，患者因肝功能不良，食欲减退，故出现了全身疲乏，并伴有焦虑、恐惧等负面心理。

2. 护理思维及实施方案

（1）感染。

①护理目标：患者破溃处愈合，没有新的破溃发生。

②护理措施。

a. 皮肤护理：破溃处每日换药护理，护理操作时严格无菌操作。鼓励患者保持皮肤清洁，及时更换衣物及床单，以防皮肤感染。选择质地柔软、宽松的衣物。

b. 休息与活动：指导患者尽量减少长时间站立行走，卧床休息时适当活动双下肢，以保证小腿溃疡处的血流供应，促进溃疡修复。

c. 加强病情观察：定时测量体温，至少每日测量4次，及时观察呼吸、脉搏、血压的变化。观察饮水量和食物摄取量、尿量等，遵医嘱监测电解质等。

d. 加强营养：进食清淡的半流质易消化的食物，鼓励患者多吃水果等营养丰富食物。患者因肝功能不良，应严格控制脂肪及蛋白质的量，为防止大量蛋白摄入造成肝性脑病，患者应避免荤腥及高蛋白，指导患者摄入优质蛋白。

（2）营养失调。

①护理目标：患者能知晓营养不良的原因，遵循饮食计划，保证各种营养物质摄取均衡，以维持机体需要量。

②护理措施。

a. 饮食护理：既保证饮食营养又遵守必要的饮食限制是改善肝功能、延缓病情进展的基本措施。应向病人及家属说明导致营养状况下降的有关因素、饮食治疗的意义及原则，与病人共同制定符合治疗需要而又为其接受的饮食计划。饮食的原则：高热量、高蛋白质、高维生素、易消化饮食，适当摄入脂肪，动物脂肪不宜摄入过多，并根据病情变化及时调整。蛋白质来源主要以豆制品、鸡蛋、牛奶、鱼、鸡肉、瘦肉等为主，血氨升高时应限制或禁食蛋白质。维生素的摄入主要靠新鲜蔬菜和水果。同时还应限制钠和水的摄入，有腹水者应限制钠的摄入，进水量限制在每天1 000 mL左右。向病人介绍各种食物的成分，例如，高钠食物有咸肉、酱菜、酱油、罐头食品等，应尽量少食用。低钠的食物有粮谷类、瓜茄类、水果类，日常饮食可以这些食物为主。

b. 营养支持：必要时遵医嘱给予静脉补充足够的营养。

c. 营养监测：监督病人采取合理的饮食方式和结构，定期测量体重、监测血清蛋白和血红蛋白等营养指标。

（3）焦虑。

①护理目标：患者能积极配合治疗。

②护理措施。

a. 为患者提供安全、安静、舒适的环境，避免干扰，床头的设施简单安全，告知家属加强留陪。

b. 心理护理：多和患者沟通，认真听取患者的倾诉，了解心理状况，加强心理干预，使患者对疾病有所了解，增强战胜疾病的信心。允许患者有适量的情绪宣泄，防止恶劣情绪爆发而影响身体健康。

c. 多与家属交流沟通，为患者积极争取更多的家庭支持及社会支持系统，一起努力为患者的病情稳定和康复努力。

d. 每日观察病情的变化，同时询问患者有无头痛目眩等不适，一旦出现，立即卧床休息，并通知医生，协助医生积极处理，以缓解患者的不适症状，并向患者耐心解释出现该症状的可能原因，缓解患者紧张、恐惧的情绪。

（三）出院前

1. 护理评估

出院前患者不适症状减轻。

2. 护理思维与实施方案

（1）护理目标：患者了解出院后继续治疗的重要性，学会自我护理的基本方法，养成良好的生活习惯。

（2）护理措施。

①药物护理：告知患者使用糖皮质激素的注意事项，按医嘱服药，禁忌随意增加或减少剂量或停药。长期服用激素可出现许多副反应，如向心性肥胖、满月脸、多毛、低血钾、浮肿等，向患者做好告知和解释工作，这些副反应一般不需处理，随着用药量的减少，症状会逐渐减轻以至消失。若出现消化不良、胃酸过多等症状，不可忽视，需及时就诊。

②适当运动：增强体质。根据身体耐受情况进行适当运动，避免过度劳累。

③避免感染：不到人流集中的地方，特别是避免与患有感染性疾病的人员接触。季节交替的时候，要注意保暖，避免上呼吸道感染。养成好的生活习惯。

④心理指导：告知患者此病的治疗过程较长，要保持良好的心态，积极面对。

二、护理评价

在住院期间，病情逐步得到控制。出院时，患者掌握了出院后用药，自我护理等多项注意事项。整个住院期间，护理上实施了一系列整体护理措施。入院时帮助患者尽快进入患者角色。住院期间，加强基础护理，促进生理舒适；加强与患者的沟通，讲解疾病的相关知识，克服负面心理因素，积极配合治疗。而出院前详细的健康宣教，使患者和家属在院外能正确的自我护理，避免病情进一步加重。

三、安全提示

1. 做好保护性隔离，预防感染发生

本病中约 60% 的病人有继发感染。感染部位以皮肤和呼吸道多见。要告知患者及家属避免感染的重要性。同时，医务人员应采取一系列预防性护理措施。入院后安置于单间病房，房间地面用来苏尔擦洗，每日 2 次，房内物品用"84"消毒液擦拭，每日 1 次，每日晚间用多功能空气消毒机，杀灭空气内细菌 1 次。还应向患者及其家属介绍预防感染的一般知识，督促家属严格遵守医院探视陪护制度。医护人员在进行各项操作时严格遵守无菌技术要求，感冒者进病房时必须戴口罩。

2. 糖皮质激素及免疫抑制剂的安全使用

对长期服用激素者应注意观察有无继发感染、骨质疏松、低钾血症、褥疮、股骨头坏死等，还应注意有无腹痛、呕血、黑便等消化道出血症状。强调按医嘱服药的重要性，避免突然减药或停药致病情反复。

3. 药物不良反应的观察与护理

由于常用的抗风湿药物均有血液系统的不良反应导致白细胞、血小板减少，而疾病本身存在白细胞、血小板减少，这就给 Felty 综合征患者的治疗带来了难度。护理上每日观察皮肤、黏膜状况 4 次，并注意排泄物的颜色，每周查白细胞计数、分类及血小板计数 2 次。在进行创伤性操作后必须按压局部 5 min 以上，并指导患者重视自我保护，勿用硬牙刷刷牙，勿碰破皮肤。本例患者住院期间未出现出血，白细胞数、血小板数缓慢回升，服药过程中曾有轻度胃部不适，未影响进食。

四、经验分享

1. 如何有效实施健康宣教、指导患者进行正确的自我护理

（1）讲解疾病的有关知识，并提供相关资料。Felty 综合征临床少见，发生机制不明，约占类风湿关节炎患者的 1%，常发生于类风湿关节炎的晚期，多见于中老年患者，预后不佳。主要临床特征为类风湿关节炎、脾大及粒细胞减少。可出现脾功能亢进和肝硬化。

（2）讲解主要治疗药物的作用及不良反应，尤其是激素和免疫抑制剂。

（3）指导自我护理措施。避免感染，不到人流集中的地方，特别是避免与患有感染性疾病的人员接触。季节交替的时候，要注意保暖，避免上呼吸道感染。养成好的生活习惯。根据身体耐受情况进行适当的运动，避免过劳。在医师的指导下坚持长期规律用药，并定时到门诊监测各项免疫和生化指标。

2. 对症护理中的经验总结

（1）对关节疼痛和关节畸形的护理可参考类风湿关节炎患者关节损害的护理措施。

（2）要注意保护皮肤的完整性，当有外伤伤口时要密切观察伤口愈合情况，预防迁延不愈。对于腿部皮肤溃疡，应及时每日做好消毒处理，必要时进行清创。并严密观察溃疡愈合情况，及时通知医生。

（3）对脾大切除术后的患者要做好术后护理：要严密观察有无术后出血，应注意肾功能及尿量的变化，警惕肝肾综合征的发生。肝功能较差患者要注意补充维生素和葡萄糖。术后遵医嘱使用抗生素，预防感染。及时检测血小板情况并严防各种并发症的发生。

第四节 成人Still病

一、诊疗过程中的临床护理

（一）入院时

1. 护理评估

患者正常面容、体温正常、乏力、食欲缺乏、皮疹伴瘙痒。突然发病，缺乏疾病相关知识，产生了焦虑、恐惧等负面情绪。

2. 护理思维及实施方案

（1）皮疹、瘙痒。

①护理目标：患者能叙述皮疹出现的原因，瘙痒消失，皮疹好转。

②护理措施。

a. 注意患者发热时有无皮疹出现，在热退时皮疹是否消失。

b. 注意观察皮疹的特点及部位，成人斯蒂尔病 85% 以上患者在病程中出现一过性的皮疹。皮疹特点为不隆起或微隆起鲜红色斑疹，多随发热出现，清晨退热消失因此在护理工作中注意患者发热时有无皮疹出现，在热退时皮疹是否消失，这对诊断本病有着重要意义。

c. 向患者解释，告诉其勿搔抓皮肤以防皮疹加重或继发感染，瘙痒明显者擦呋喃西林炉甘石洗剂，口服抗过敏药物以减轻症状。

d. 协助患者勤擦洗（不用过热的水刺激皮肤），勤更换衣服床单，减少皮肤脱屑的刺激。

（2）焦虑、恐惧负面心理。

①护理目标：解除患者的焦虑、恐惧状态，树立战胜疾病的信心，增强治疗的依从性。

②护理措施。

a. 多和患者沟通，建立良好护患关系，认真听取患者的倾诉，了解心理状况，加强心理干预。

b. 向患者讲解疾病的相关知识以及预后，使其正确面对病情，消除恐惧、焦虑，积极配合治疗。

c. 介绍治疗成功的例子，增强战胜疾病的信心。

d. 加强亲朋好友的陪伴，给予其心理安慰及生活照护，减少其负面情绪。

（二）住院过程中

1. 诊疗情况

入院 1 ~ 3 天，患者于晚上 7 ~ 9 时分别出现畏寒，继而体温高热，最高达 39.5℃。诉全身肌肉酸痛，双肩、双膝关节疼痛明显，皮疹症状加重，给予物理降温，冰敷头部及大动脉处，双氯芬酸钠 1/3 粒塞肛，6 h 后体温降至正常。在体温降低的过程中，关节疼痛症状减轻，皮疹逐渐消退。入院 3 d 血清铁蛋白结果：27 499.8 μg/L；血及骨髓培养（－）；血涂片未找到疟原虫；肥达试验（－）；骨髓形态学检查：粒系细胞比值增高，可见少量异性淋巴细胞；腹部 B 超显示脾稍大，腹膜后淋巴结未见明显肿大，明确诊断：成人斯蒂尔病，给予乐松 60 mg，每日 1 次，口服；泼尼松 15 mg，每日 1 次，口服。

2. 护理评估

患者出现高热，全身肌肉酸痛，双肩、膝关节疼痛。

3. 护理思维与实施方案

（1）发热的护理。

①护理目标：体温得到有效控制，逐渐降至正常。

②护理措施。

a. 卧床休息：采取舒适体位，减少机体消耗。保持室温 20 ~ 24℃，注意通风换气。患者着透气、棉质衣服，畏寒时给予保暖。

b. 补充营养和水分：鼓励患者进食高热量、高维生素、营养丰富的饮食，同时补充足够的水分以防脱水，必要时静脉补液，维持水和电解质平衡。

c. 降温：高热先考虑物理降温，必要时药物降温。降温过程中要密切观察患者体温脉搏的变化，并观察降温后的血压及意识情况，避免虚脱。

d. 口腔和皮肤清洁：出汗多时及时更换衣物，保持皮肤清洁干燥，防受凉。早晚及饭后给予朵贝氏液或生理盐水漱口，观察口腔黏膜有无感染情况。

（2）疼痛护理。

①护理目标：患者学会应用减轻疼痛的方法，疼痛减轻或消失。

②护理措施。

a. 休息与体位：体温升高伴关节肌肉酸痛时应卧床休息；帮助患者采取舒适的体位，尽可能保持关节功能位置。

b. 协助患者减轻疼痛：每班进行疼痛评估，当疼痛评估为中度及以下疼痛时，尽量采取非药物止痛，如创造舒适安静的环境、如松弛术、局部按摩分散注意力。

c. 遵医嘱按时服用解热镇痛药物：口服非甾体抗炎药乐松，同时告之药物服用方法和不良反应。指导患者用药过程中，应注意指导患者学会观察有无黑便、腹痛，因为非甾体抗炎药可降低黏膜的保护功能，使胃酸的分泌增加，进而造成胃溃疡、出血，最终导致胃穿孔。

（三）出院时

1. 诊疗情况

通过治疗和精心护理，患者体温很快恢复正常；皮疹逐步消退，仅留少许色素沉着；关节疼痛减轻，到出院前实验室相关检查逐步接近正常：血常规，肝功能恢复正常，红细胞沉降率 21 mm/h，C- 反应蛋白 5.11 mg/L。铁蛋白下降至 4 434.0 μg/L，患者病情好转出院，在院外继续口服药治疗，行出院指导。

2. 护理评估

患者无发热情况，疼痛减轻，负面情绪消失。

3. 护理思维与实施方案

（1）护理目标：了解出院后继续治疗的重要性，学会自我护理的基本方法，养成良好的生活习惯。

（2）护理措施。

①药物护理：告知患者使用泼尼松激素必须严格按医嘱服药，禁忌随意增加或减少剂量或停药，也不可自己随便服用其他药（如阿司匹林），服药尽量安排在上午9时，这样适合生理规律，较少抑制肾上腺皮质。长期服用激素可出现许多副反应，如向心性肥胖、满月脸、多毛、低血钾、浮肿等，向患者做好告知和解释工作，这些副反应表现一般不需处理，随着用药量的减少，症状会逐渐减轻以至消失。若出现消化不良、胃酸过多或黑便等症状，不可忽视，需及时就诊。

②适当运动：注意锻炼身体，增加机体抵抗力，不要过度疲劳，戒烟戒酒。

③自我保健：保持乐观积极的生活态度。养成好的生活习惯，勤洗手，不到人群密集的地方去，尽量减少和避免感染源。

二、护理评价

患者因成人斯蒂尔病引起反复发热入院。护士针对患者出现的发热、皮疹、关节肌肉酸痛等症状，进行了降温、减轻疼痛及心理支持，实施了一系列整体护理措施，效果良好。入院时帮助患者尽快进入角色，消除焦虑恐惧心理。住院期间，加强基础护理，促进生理舒适；加强与患者的沟通，讲解疾病的相关知识，克服负面心理因素，积极配合治疗。而出院前详细的健康宣教，使患者和家属在院外能遵医嘱准确、按时继续服用糖皮质激素治疗，教会患者掌握了自我观察病情及正确的自我护理方法，避免病情进一步加重。该患者在住院期间护理重点为发热护理、疼痛护理，由于及时有效的护理措施的落实及适当的心理安慰支持，患者对治疗、护理依从性较好，病情逐渐得到缓解。

三、安全提示

1. 成人斯蒂尔病

为自身免疫性疾病，需要长期服药治疗。此病常可反复，给家庭带来经济负担。在漫长的治疗过程中，患者常易生起悲观无用感、对家庭歉疚感，如果病情变化时，此种负性情绪及心理更强烈，可能会产生自杀轻生的念头。因此，护理上应加强与患者沟通，及时了解其心理状态。当患者情绪处于低落时，护士应主动关心患者，鼓励家属陪伴其左右，积极与患者交流，用家庭的亲情、温暖感化患者，帮助其树立战胜疾病的信心，并促使患者自觉地加强自我护理。日常注意劳逸结合，避免各种感染，以免诱发疾病。

2. 糖皮质激素的安全使用

糖皮质激素对于成人斯蒂尔病来说，是治疗的主要药物。长期大剂量使用可引起水、盐、糖、蛋白质及脂肪代谢紊乱，表现为向心性肥胖、满月面容、多毛、无力、低血钾、水肿、高血压和糖尿病等，临床上称为库欣综合征，这些症状可不特殊治疗，停药后一般会自行逐渐消退，数月或较长时间后可恢复正常。另外，还可出现诱发或加重感染、诱发或加重消化性溃疡、神经症状（表现为激动、失眠）、肾上腺皮质萎缩或功能不全、反跳现象及停药症状等不良反应。因此，对长期服用激素者应注意观察有无继发感染、骨质疏松、低钾血症、低血钾、无菌性骨坏死等，还应注意有无腹痛疼、呕血、黑便等消化道出血症状。服药中，护士一定要反复强调按医嘱服药的重要性，避免突然减药或停药致病情反复。指导患者出院后自我监测血压，血糖的变化。定期复查肝肾功能，警惕药物不良反应。

3. 退热期患者安全护理

临床常规使用的退热栓为双氯芬酸钠栓剂，是一种衍生于苯乙酸类的非甾体类消炎镇痛药，是非甾体类消炎药中较强的一种，对前列腺素合成的抑制作用强于阿司匹林和吲哚美辛等。临床上常用于类风湿关节炎、手术后疼痛及各种原因所致的发热，一般不会引起休克。但大部分发热病人使用后会出现出汗较多，在使用前应注意监测患者血压，防止体液丢失过多、低血容量性休克。在使用后，应严密观察患者面色、四肢温度、尿量以及意识情况，同时观察血压等生命体征。如有异常，应及时报告医生。如出现休克症状，护士应配合医生采取有效的护理措施，开展抗休克抢救，使患者转危为安。

四、经验分享

1. 发热

（1）降温若体温超过 39℃，应采用物理降温，给予冰袋冷敷头部，并用温开水擦拭大动脉处。避免使用冰袋置于患者各关节处而加重疼痛。

（2）卧床休息：发热时机体新陈代谢增加消耗多、进食少、体质虚弱，卧床休息可使新陈代谢维持在最低水平，减少能量消耗。对低热者可在床上适当活动，高热者绝对卧床休息。同时保持病室及周围环境的安静，让病人身心都得到休息。

（3）保暖：体温上升期病人出现寒战时，应增加盖被或用热水袋保暖，并饮用较热开水。

（4）保持舒适体位：发热伴关节疼痛时，患者常常烦躁不安，可采取不断变换姿势的方式使身体舒适，可平卧位、侧卧位、半卧位或坐位交替进行。关节疼痛较重时可用枕头、衣物、棉被等物做短时支撑，以减轻疼痛，待热退疼痛减轻后应去掉支撑物，防止关节屈曲挛缩。

（5）发热患者在退热的过程中大量出汗，应随时擦干汗液并更换衣服和床单，防止受凉，保持皮肤清洁、干燥；对长期持续高热者，应协助改变体位，防止褥疮、肺炎、肠蠕动减弱等并发症的发生。

2. 成人斯蒂尔病皮疹特点及观察

成人斯蒂尔病发病时多有皮疹，皮疹特点为荨麻疹、斑点状疹，多密布颈部、躯干、四肢，有瘙痒感，以夜间明显。皮疹特点易变易消散，与发热有关，常常热退皮疹亦消失。因此在护理工作中注意患者发热时有无皮疹出现，在热退时皮疹是否消失，这对诊断本病有着重要意义。本组病例中所出现的皮疹不易鉴别，开始时误诊为其他皮肤病。在护理中密切观察皮疹特点，同时注意皮疹与发热的关系，为临床诊断提供了重要的依据。

3. 患者长时间服用激素后不良反应的处理

长期使用大剂量的皮质激素可以引起水、盐、糖、蛋白质及脂肪代谢紊乱，表现为向心性肥胖、满月面容、多毛无力、低血钾、水肿、高血压、糖尿病等，临床上称为库欣综合征。这些症状可以不做特殊治疗，停药后一般会自行逐渐消退，数月或较长时间后可恢复正常。必要时可配用降压、降糖药物，并给予低盐、低糖、高蛋白饮食及补钾等对症治疗。因此，有高血压、动脉硬化、肾功能不全及糖尿病的病人应该适当补充维生素 D 及钙剂，要慎重应用皮质激素。其他不良反应有诱发或加重感染、诱发或加重消化性溃疡、肾上腺皮质萎缩或功能不全、反跳现象及停药症状等。

第五节　银屑病关节炎

一、概述

银屑病关节炎（psoriatic arthritis，PsA）是一种与银屑病相关的炎性关节病，具有银屑病皮疹并导致关节和周围软组织疼痛、肿胀、压痛、僵硬和运动障碍，部分患者可有骶髂关节炎和（或）脊柱炎，病程迁延、易复发、晚期可有关节强直，导致残废。

该病可发生于任何年龄，高峰年龄为 30 ～ 50 岁，无性别差异，但脊柱受累以男性较多。在美国，PsA 患病率为 1%，银屑病患者 5% ～ 7% 发生关节炎。我国 PsA 患病率约为 1.23%。

PsA 一般病程良好，只有少数患者（小于 5%）有关节破坏和畸形。家族银屑病史、20 岁前发病、HLA-DR3 或 DR4 阳性、侵蚀性或多关节病变，以及广泛皮肤病变提示预后较差。

二、病因

PsA 的病因尚未完全明了。本病的发生与遗传、免疫、环境、感染之间复杂的相互作用有关。

三、病理

PsA 患者滑膜组织活检，病变早期滑膜细胞轻度增生，伴少量纤维素样物渗出。滑膜下轻度水肿和纤维组织增生，小血管明显增生、充血，伴少量淋巴细胞、浆细胞浸润。病变晚期滑膜纤维组织明显增多、残留小血管壁增厚、管腔狭窄。

四、诊断要点

1. 临床表现

（1）皮肤表现：皮肤银屑病是 PsA 的重要诊断依据，皮肤损害好发于头皮和四肢伸侧，尤其肘、膝部位，呈散在或泛发性分布。损害为丘疹和斑块，圆形或不规则形，表面覆以丰富的银白色鳞屑，鳞屑去除后显露发亮的薄膜，去除薄膜可见点状出血（Auspitz 征）。存在银屑病是与其他炎性关节病的重要区别，35% 的患者皮肤病变的严重性和关节炎症程度有相关性。约 75% PsA 患者皮疹出现在关节炎之前，同时出现者约 15% 皮疹出现在关节炎后的患者约 10% 皮肤银屑病冬季发病，或加重及复发者最多，至夏季气候转暖后皮损治疗则见效快，疗程短，效果最好，病情轻的患者在此季节皮损亦可自行消退。

（2）指（趾）甲表现：顶针样凹陷（大于 20 个），指甲脱离，变色，增厚，粗糙，横嵴和甲下过度角化等。指甲病变是唯一的银屑病可能发展为 PsA 的临床表现。

（3）关节表现：关节症状多种多样。大多数患者表现为单关节炎或少关节炎，以手、足远端或近端指（趾）间关节为主，膝、踝、髋、腕关节亦可受累，分布不对称，常伴发远端和近端指（趾）间关节滑膜炎和腱鞘炎。约 15% 的患者可表现为对称性多关节炎，以近端指（趾）间关节为主，可累及远端指（趾）间关节及大关节如腕、肘、膝和踝关节等。部分可累及脊柱，可有腰背痛和脊柱强直等症状，严重时可引起脊柱融合，骶髂关节模糊，关节间隙狭窄甚至融合。与类风湿关节炎相比，PsA 关节病变更易缓解，只有少数患者（小于 5%）有关节破坏、畸形。

（4）其他表现。

①全身症状：少数有发热，体重减轻和贫血等。

②系统性损害：包括眼部病变如结膜炎、葡萄膜炎、虹膜炎和干燥性角膜炎等，心血管系统病变包括主动脉瓣关闭不全、心脏肥大和传导阻滞等；胃肠道可有炎性肠病。

③起止点炎：足跟痛是起止点炎的表现，特别是在跟腱和跖腱膜附着部位的起止点病。

2. 辅助检查

（1）实验室检查：本病无诊断性实验室指标，病情活动时血沉加快，C 反应蛋白增加，IgA、IgE 增高，补体水平增高等；滑液呈非特异性反应，白细胞轻度增加，以中性粒细胞为主；类风湿因子阴性，5% ~ 16% 患者出现低滴度的类风湿因子；2% ~ 16% 患者抗核抗体低滴度阳性；约半数患者 HLA-B27 阳性，且与骶髂关节和脊柱受累显著相关。

（2）影像学检查。

①周围关节炎：骨质有破坏和增生表现。手和足的小关节呈骨性强直，指间关节破坏伴关节间隙增宽，末节指骨茎突的骨性增生及末节指骨吸收，近端指骨变尖和远端指骨骨性增生的兼有改变，造成"笔帽状"样畸形。受累指间关节间隙变窄，融合，强直和畸形。长骨骨干绒毛状骨膜炎。

②中轴关节炎：多表现为单侧骶髂关节炎，关节间隙模糊，变窄，融合。椎间隙变窄，强直，不对称性韧带骨赘形成，椎旁骨化，特点是相邻椎体的中部之间的韧带骨化形成骨桥，呈不对称分布。

3. 诊断标准

目前国际上普遍采用 CASPAR（classification criteria for the study of psoriatic arthritis study）诊断分类标准如下。已确定的炎性骨骼肌肉疾病（关节、脊柱或肌腱端）伴有如下至少 3 项：

（1）银屑病：①由合格健康专业人员确定目前存在银屑病皮疹或头皮疾病和（或）②从患者或合格健康专业人员获得的银屑病病史和（或）③患者提供的其第 1 级或第 2 级亲属有银屑病病史。

（2）指甲改变：目前查体发现有典型银屑病指甲营养不良，包括指甲剥离、凹陷和过度角化。

（3）RF 阴性。

（4）指（趾）炎：①目前整个指（趾）肿胀和（或）；②由合格健康医学人员记录的指（趾）炎史。

（5）放射线有关节邻近新骨形成证据：手或足 X 线片上显示关节间隙附近有模糊骨化（但排除骨赘形成）。

按照 CASPAR 将 PsA 分为 5 种主要临床表现类型，即皮肤及指甲改变型、周围关节炎型、脊柱炎型、指趾炎型和附着点炎型，同时根据疾病严重程度将各个临床亚型的表现分为轻、中、重 3 级。

五、治疗

PsA 治疗目的在于缓解疼痛和延缓关节破坏，同时治疗关节炎和皮肤损害，制订治疗方案因人而异。

1. 一般治疗

适当休息，避免过度疲劳和关节损伤，注意关节功能锻炼，忌烟、酒，刺激性食物应避免。

2. 药物治疗

药物选择与类风湿关节炎治疗相似。

（1）非甾类抗感染药（NSAIDs）：适用于轻、中度活动性关节炎者，具有抗炎、止痛、退热和消肿作用，但对皮损和关节破坏无效。最新的可溶性制剂中乙酸丙炎松是可选的药物。

（2）慢作用抗风湿药（DMARDs）：防止病情恶化及延缓关节组织的破坏。甲氨蝶呤（methotrexate，MTX）对皮损和关节炎均有效，可作为首选药。如单用一种 DMARDs 无效时也可联合用药。如甲氨蝶呤作为基本药物，加柳氮磺吡啶。甲氨蝶呤对银屑病皮损和关节炎均有效，可作为首选药物。环孢素用于对其他治疗无效的且肾功能正常的严重 PsA 患者，对皮肤和关节型银屑病有效，一年内维持治疗，避免长期使用。来氟米特对中、重度患者可使用。硫唑嘌呤对皮损也有效。

（3）抗疟药（antimalarials）：抗疟药的应用有争议，有报道称 31% 使用抗疟药后的 2 ~ 3 周，银屑病突然复发或加重原有皮损，并有可能引起剥脱性皮炎。发生此种皮损的概率在氯喹为 19% 羟氯喹相对少见，但羟氯喹有蓄积作用，因此服药半年应查眼底及心电图检查。但也有应用抗疟药治疗 PsA 有效的报道。通常剂量是羟氯喹 200 mg/d。

（4）糖皮质激素：用于病情严重和一般药物治疗不能控制者，可缓解患者症状，可作为 DMARDs 起效前的"桥梁"作用，但由于激素的使用可能导致银屑病皮损加重因此不推荐常规使用。

（5）生物制剂：肿瘤坏死因子 - α（tumor necrosisfactor - α，TNF - α）拮抗剂对不能耐受 DMARDs 的 PsA 患者显示出良好疗效。许多临床研究表明，TNF - α 拮抗剂可以阻止疾病进展，改善皮损，抑制骨组织破坏，明显改善生活质量。目前临床应用 TNF - α 拮抗剂包括依那西普（Etanercept）、英夫利昔单抗（Infliximab）和阿达木单抗（Adalimumab）治疗 PsA。

（6）局部用药。

①关节腔注射长效皮质激素类药物在急性单关节或少关节炎型可考虑用，但不应反复使用，一年内不宜超过 3 次，应避开皮损处。

②银屑病皮损局部用药：依据皮损类型、病情等不同进行选择用不同药，急性期及发生皱褶处的皮损避免选用刺激性强的药物。稳定期可使用作用较强的药物。如外用糖皮质激素、蒽林软膏、焦油类制剂（如泽它洗剂即为 1% 纯煤焦油洗剂）一般用于轻、中度银屑病。其中焦油制剂特别适用于瘙痒明显的银屑病患者，可以迅速减弱瘙痒缓解症状。外用维生素 D_3 衍生物——钙泊三醇用于中度银屑病治疗。水杨酸制剂通常用于糖皮质激素、蒽林或煤焦油制剂的联合治疗以提高这些药物的效果。

③他扎罗汀（tazarotene）是第一种用于治疗银屑病的外用视黄醛或维生素 A 衍生物，适用于轻至中度银屑病，一般不用于皮肤皱褶处，如腹股沟和眼睛周围。其他还有黑馏油软膏、喜树酊溶液等。

3. 物理疗法

（1）封闭治疗：在使用外用激素或湿化皮肤后将一层不透气、不透水的贴膏覆盖于患处。多用于顽固的、局限的银屑病皮损处和头皮银屑病，不用于范围广泛的皮损。

（2）湿化治疗：保持皮肤湿润能减少感染和瘙痒发生率，使皮肤更柔韧并增加防御性。

（3）水浴有人发现用煤焦油溶液、麦片油、EPSOM盐（泻盐硫酸镁，是富含镁的盐湖化学沉积物）或死海盐浸浴也能帮助清除皮疹和缓解瘙痒，一般在浸浴至少15 min后立即用油剂湿化皮肤。

（4）光化学疗法：补骨脂素和长波紫外线（PUVA）疗法，用于中到重度银屑病患者或其他治疗无效的患者，对皮肤的病变疗效显著，对周围关节也有效，但对受累的脊柱无效。对1/3的银屑病患者有效甚至能达到长期缓解。

4. 外科治疗

外科手术治疗如关节成形术等用于已出现关节畸形伴功能障碍的患者。晚期PsA患者颞下颌关节可受累及已日益受到关注。

六、主要护理问题

1. 皮肤完整性受损

与皮肤成层鳞屑状丘疹或斑丘疹有关。

2. 疼痛

与炎性反应有关。

3. 躯体移动障碍

与关节疼痛反复发作、关节僵硬及关节、肌肉功能障碍等有关。

4. 自我形象紊乱

与皮肤成层脱屑，头发成束状有关。

5. 焦虑

与病情反复有关。

6. 知识缺乏

与对疾病过程不了解和对治疗方案、用药和自我护理知识不清楚有关。

七、护理目标

（1）避免各种诱因，保持皮肤清洁卫生，促进皮肤损害的康复。

（2）患者学会减轻疼痛的方法和技术，主诉疼痛缓解或消失。

（3）躯体移动功能恢复，能进行基本的日常生活和工作。

（4）患者焦虑程度减轻，心理和生理舒适感增加，能积极配合治疗及护理。

（5）患者了解疾病相关知识，治疗方案、用药和自我护理知识。

八、护理措施

（一）一般护理

1. 心理护理

详细了解病情，分析诱因及加重因素，耐心安慰患者，解除思想负担，帮助患者克服不良心态，缓解精神压力，树立战胜疾病的信心；鼓励患者自我护理，积极参加力所能及的学习、工作及社会活动；帮助患者建立社会支持系统。但也要说明本病为慢性疾病，易反复发作，要有长期治疗的心理准备。

2. 饮食护理

宜采用低脂、高热量、高蛋白、高维生素饮食，忌食辛辣、烟酒等刺激性食物。

3. 环境与休息

（1）保持居室环境的整洁、干燥、通风良好，避免潮湿。

（2）注意合理作息：保证规律的生活习惯尤其是睡眠的充足，对于PsA患者也很重要。在快节奏的现代生活中，注意保持生活的合理调节，避免持久性紧张，其易诱发疾病的复发和加重。

（3）疾病活动期应卧床休息，不宜睡软床垫，枕头不宜过高，限制受累关节活动，维持关节功能位。轻者应鼓励患者适当加强活动，在医务人员指导下进行功能锻炼。

（4）症状减轻，疼痛缓解时，可逐步下床，适当活动，逐渐加强关节功能锻炼。稳定期或缓解期患者应进行适当的锻炼。

4. 避免诱因

保持居住环境的通风干燥，预防和及时治疗各种感染尤其是感冒、扁桃体炎等上呼吸道感染，避免皮肤的外部创伤等刺激，消除不必要的精神紧张、焦虑情绪，以免诱发或加重病情。

（二）专科护理

1. 皮肤护理

（1）房内定时通风，保持床单、被服清洁。

（2）勤沐浴，去除鳞屑，清洁皮肤，改善血液循环和新陈代谢。

（3）避免理化因素和药物的刺激。

2. 用药护理

（1）应告知患者坚持正规用药的重要性。

（2）指导用药方法及注意事项。

（3）观察药物疗效及不良反应：常用外用药物不良反应及注意事项如下。

①非甾体抗炎药常见不良反应有胃肠反应，对凝血、肝功等也有影响，长期服用者应定期检查血常规、肝肾功能、胸片。

②慢作用抗风湿药常见不良反应有胃肠道反应、脱发、肾毒性等。用药期间鼓励患者多饮水，饭后服用，脱发者可戴帽子、假发以增强自尊。

③生物制剂治疗期间不能接受活疫苗的预防接种。

④外用糖皮质激素使用不当或滥用尤其是大剂量情况下可导致皮肤松弛、变薄和萎缩，故应避免长时间大剂量使用。

⑤焦油类制剂易污染衣物、有异味，一般可在睡眠时服用，除引起皮肤激惹现象，很少有其他不良反应，但大面积外用焦油制剂可能经皮肤吸收招致肠胃功能障碍及肾中毒，且易发生毛囊炎，故而不可长期大面积运用。此外焦油制剂还可能招致突变和致畸效应，妊娠期和哺乳期应慎用焦油制剂。

⑥蒽林软膏不良反应：主要的不良反应是对皮肤有刺激作用，引起发红、灼热、瘙痒等症状。指甲可染为红褐色，并使衣物染黄。

⑦外用钙泊三醇在直接应用时对皮肤的有一定刺激性，但没有污染性和异味，不推荐用于面部和生殖器皮肤，与激素联合用药可发挥更佳疗效并减少药物的皮肤刺激性。

⑧他扎罗汀最明显不良反应是使皮肤变为亮红色，常使人误认为病情恶化，一般不用于皮肤皱褶处，如腹股沟和眼睛周围。

（三）健康宣教（表10-1）

表10-1 银屑病关节炎患者的出院宣教

饮食	忌食辛辣、烟酒等刺激性食物，多食低脂、高热量、高蛋白、高维生素食物
避免诱因	避免寒冷、潮湿、季节变换、精神紧张、忧郁、内分泌紊乱、创伤等诱因
皮肤护理	保持皮肤的清洁卫生
药物	遵医嘱坚持正确用药，切忌滥用药物，注意观察药物不良反应
合理作息	保证规律的生活习惯，尤其是睡眠的充足，避免过度劳累
复查	门诊随访，定期复查

九、前沿进展

Ustekimumab 是一种人单克隆抗体，能与 IL-12、IL-23 亚单位 p40 结合。从 2009 年开始，中重度 PsA 患者使用 Usteklmumab 治疗，且获得了 FDA 的批准。Ustekimumab 是对 DMARDs 或抗 TNF-α 治疗无

效的患者的一种有效的治疗选择。有证据显示，IL–17 在 PsA 的病因中起重要作用。IL–17 受体的抑制剂 brodalumab 以及两 IL–17A 抑制剂 secukmumab 和 ixekizumab 目前正在研究中。

十、特别关注

（1）避免各种诱发因素。

（2）保持皮肤的清洁卫生。

（3）用药指导。

十一、知识拓展

银屑病关节炎既往被认为是类风湿关节炎的一种亚型，直至 1964 年才因认识到其发病机制及临床特征与 RA 有明显区别，从而将其列为一种独立的疾病，后续的研究发现 PsA 与脊柱关节病有许多共同的遗传、病理和临床特征，且类风湿因子阴性，因此，将其归入血清阴性脊柱关节病。

第十一章

手术室全期护理

手术是临床外科系统治疗疾病的一种重要手段，手术室围手术期护理工作包括从病人决定手术入院、接受手术以及麻醉苏醒后直至病人出院的全过程。手术室的护理工作不仅仅局限在手术室内，它延伸到手术前后的护理。在此期间，护士不仅为病人提供直接的护理，同时还需与病人及其家属保持良好的沟通，以便获得病人和家属的理解与支持，为病人身体健康的恢复创造良好的环境，因此围手术期护理在整个外科工作中占有十分重要的地位。

第一节　护理程序

手术对病人而言均是一种独特经历及感受，围手术期护理根据手术前期、中期、后期的护理过程，以提供接受手术的病人及其家属身体上、心理上、精神上及社会的个性化需求，完整性、高品质的护理。围手术期护理是一个有系统、连续性步骤的计划过程，在成本效益控制及不影响护理质量的情况下，通过护理程序来执行病人的健康照顾。护理程序是一种有系统、有依据的计划和提供护理的方法。它的目标是通过系统检查评估病人健康状况，确认病人需要、决定采取适当措施，达到满足病人健康需要，维护和促进健康的目的。

护理程序是一个循环的过程（图11-1），包括以下五个步骤：

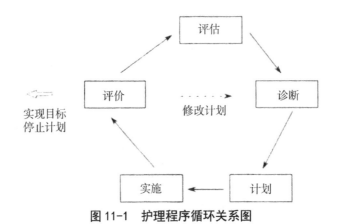

图 11-1　护理程序循环关系图

1. 评估

评估是护理程序中解决病人问题的第一步，为了确认病人的健康需要，收集病人的健康有关信息十分必要。用系统综合的方法收集、确认和交流资料的行为就是评估。围手术期护士通过与病人和家属的交谈，以及从病历资料收集与病人健康有关的病史、实验室检查，其目的在于评估病人的需要。

2. 诊断

诊断是一个信息分析和综合的过程。护理诊断是针对个体、家庭、社区对实际存在和潜在健康问题反应的临床判断过程。护理诊断以评估阶段收集的资料为基础，为选择护理措施，达到预期结果提供了依据。多数护理团体都认可由北美护理诊断协会（North American Nursing Diagnosis Association，NANDA）所制定的护理诊断。其每个诊断都包含了诊断意义、定义性特征与相关/危险因素。

3. 计划

计划是对未来工作做出的具体安排。护理计划描述了为恢复病人健康为目的的护理措施和安排。计划必须记录下来，它包括以下步骤：确认健康问题的急缓；建立目标和结果标准；安排具体操作措施和进程。围手术期计划具体落实为由何人、何时、何地进行何种护理。

4. 实施

实施就是将计划或步骤付诸实践的过程。根据护理计划来实施个性化、系列性、连续性的护理活动。实施一方面执行计划中的各项措施，另一方面，护士还需要对病人健康状况的变化做出及时的行为反应，这些行为在计划中可能没有，属于突发或应急行为。

5. 评价

评价是判断和检查，它是一个有计划、动态发展的过程。根据护理效果来衡量护理措施的是否有效，必要时给予修正。评价在整个护理过程是一直持续的，评价包括以下步骤：确立评价的标准和指标，设计评价问题，收集护理实施资料，分析资料并将其与标准相对比，总结并下结论，在评价结论的基础上采取适当行为。

第二节　术前访视

手术能治愈疾病，但也能产生并发症、后遗症等不良后果。希望手术获得成功，既需要满意的麻醉与优良的手术操作，也要有完善的围手术期处理，才能确保手术的成功。否则，很可能出现手术成功而治疗失败的结局。不同的手术以及同种手术不同的病人，围手术期的处理不尽相同，因此，严格地讲，各种手术、各个病人，都各有其围手术期处理的具体内容。

一、术前病人的评估

手术病人非常需要有一位了解、参与手术全过程，熟悉并信任的护士守候在身旁，并获得关心和照顾。因此，巡回护士术前访视手术病人十分重要。手术前一天，手术室护士到病房访视病人，阅读病历，通过与病人和家属的沟通交流和对病人的观察，了解病人的一般情况、精神情感、感觉状况、运动神经状况、排泄情况、呼吸、循环、体温、皮肤、水电解质平衡状况等。

（一）病人身体的准备

1. 皮肤准备

择期手术前，如果存在伤口部位以外的感染，应尽可能待此感染治愈后再行择期手术。手术前一天晚上，要求病人沐浴或浸浴，并更换病人衣裤。若手术区在腹部，应使用酒精清洁脐部。如皮肤上有油脂或胶布残迹，可使用松节油或乙醚拭去。术前不要去除毛发，除非毛发在切口上或周围干扰手术。手术切口在会阴部、腋部，其毛发不宜在术前剃除，应在手术当天去除，毛发的剃除最好用电动发剪。

2. 其他术前准备

尽可能缩短术前住院时间，但须允许对病人进行足够的术前准备，指导病人在择期手术前至少30天前戒烟。择期结肠直肠手术，术前两天用泻药和灌肠剂进行机械性肠道准备。在手术前每天分次口服非吸收性口服抗生素。充分控制所有糖尿病病人的血糖水平，尤其避免术前高糖血症。择期手术病人应尽可能通过一周以上的肠外或肠内营养支持纠正营养不良。

（二）病人及家属心理方面的准备

任何手术对病人来讲都是较强的一种紧张刺激，病人意识到了这种紧张刺激，就会通过交感神经系统的作用，使肾上腺素和去甲肾上腺素的分泌增加，引起血压升高、心率加快，有的病人临上手术台时还可出现四肢发凉、发抖、意识狭窄，对手术环境和器械等异常敏感，甚至出现病理心理活动。术前指导和心理护理的目的是减轻病人对手术的焦虑情绪，使病人在身心俱佳的状态下接受手术。

1. 建立良好的护患关系

缓解病人及其亲属焦虑的最好办法是建立良好的医患关系，使病人在正视自己疾病的基础上树立起战胜疾病的信心。护理人员应该尊重病人，理解病人，表现出对病人患病的同情和关心。通过亲切和蔼的态度、有礼貌的言谈和举止等情感表达，让病人及其亲属充分感受到自己被尊重，从而对医护人员产生信任感。护士在护理实践中，要注意运用规范的语言、标准的肢体语言、恰当的装束举止主动与病人沟通，而且要善于沟通。护理人员的一举一动，甚至一个细微的表情，都应注意沟通的技巧和艺术。在护患关系中"言语沟通是信息交流的重要形式"。应学会根据不同对象通过言语来有效表达自己的护理理念，使病人不仅能听懂，更要达到使其心悦诚服地配合并接受护理要求的目的。要善于使用美好语言，在语言沟通过程中配合相应围手术期的整体护理。

2. 了解病情和手术治疗计划

在已知和未知之间，未知更能使人产生焦虑和担忧。同样对病人来说，无论患了什么病最易引起焦虑的还是对病情的不了解和猜疑。因此，医护人员应该有计划地向病人做好解释工作，应向病人及其亲属交代手术前后的注意事项，手术前如何消除紧张情绪，手术后如何促进功能恢复等，使病人了解什么是正常情况，什么是异常情况，在心理上有充分的准备。对一些不便对病人交代的病情及手术的危险性，应该详细地向病人亲属或病人单位领导说明，取得其亲属和单位的理解，使之对术中、术后可能遇到的困难，可能发生的并发症等，事先有充分的认识。一般来说，除急诊抢救手术外，其他手术均应在病人及其亲属同意的情况下才能进行。如果病人及其亲属对手术有顾虑。不愿手术，则应进一步耐心、详细解释手术的必要性和非手术的危险性，切不可勉强手术。谈话应注意适度，并鼓励病人提出问题，不但要了解病人有无焦虑，而且，要了解焦虑的具体内容，有的放矢地进行解释和安慰。对焦虑比较明显的病人，术前几天应给予适当的镇静药，以保证术前有足够的睡眠。对病情很重、感情脆弱、既往有抑郁心理的病人，交代病情需要慎重，尽量避免直率，同时应加强关心和劝慰工作。访视过程中，对病人提出的一些特殊问题，如癌肿能否根治、是否会复发、这次手术保证成功吗等等，应尽量注意保持与手术医师说法一致，避免详尽解释手术过程或步骤，做好保护性医疗措施，必要时请主管医师解释。

几乎所有的病人和亲属在手术前，尤其是大手术前都会出现明显的心理变化。护理人员术前全面了解、正确引导及时纠正这些异常的心理变化，有助于缓解病人及其亲属因疾病、手术引起的焦虑不安和担心恐惧，增强病人战胜疾病的信心，使之能更好地配合检查和治疗，也有助于减少各种手术后心理并发症，以及因术前心理准备不充分或不妥当而引起的各种不必要的医疗纠纷；因此，妥善的围手术期心理准备和心理治疗已成为外科治疗的一个重要环节。

二、术前宣教

1. 术前健康教育

健康教育是通过信息传播和行为干预，帮助病人掌握相关手术知识，树立治疗疾病的信心，自愿采纳有利于健康的行为和生活方式的教育活动与过程。术前健康教育的内容包括：向病人介绍手术配合护士及手术室的环境设备；介绍进入手术室的时间、麻醉配合注意事项、手术开始的大约时间；讲解镇痛与麻醉、与术后肠蠕动恢复的相互关系；向病人介绍入手术室前要求（如术前禁食、禁水时间、去掉首饰、假牙；勿将现金、手表等贵重物品带入手术室；着医院配备的病员衣裤）；介绍手术及麻醉的体位及术中束缚要求；术中输液的部位；讲解术中留置各种引流管道，如引流管、胃管、尿管、气管插管等对康复的影响；训练胸、腹式呼吸、咳嗽、翻身，以及卧床大小便等；指导病人术中出现特殊情况的自我护理（如恶心、呕吐时做深呼吸等）；必要时，可介绍患相似疾病而治疗获得成功者与之相识，用榜样的力量鼓励病人树立战胜疾病的信心。

2. 宣教方法

宣传方式多种多样，可以以办学习班的形式，采用录像资料、幻灯等易懂明了的方式为病人及家属进行讲授；或针对手术前、术中、术后等各种问题编写成内容清楚、系统的图文并茂的宣传小册子发给宣教对象；或在病房走廊两侧设置卫生宣传墙、科普宣传栏进行手术前、术中、术后等各种各类手术的知识讲座。

第三节　手术护理

手术病人进入手术室期间，手术室护士应热情接待病人，按手术安排表仔细核实病人，确保病人的手术部位准确无误。在手术间的空调环境中，应注意手术病人的保温护理，防止病人在手术过程受凉感冒，影响术后康复。在手术中的输液、输血是手术室常用的治疗手段，掌握有关输液、输血的理论知识和操作技能，是配合手术的保证。围手术期病人的途中转运、手术台上的安全保护等均是手术室护士应重视的方面。

一、病人的接送

手术当日手术室负责接送的人员，应将手术病人由病区接到手术室接受手术。为防止错误手术病人以及防止病人的照片、药物、物品遗失，手术病人的交接应使用《手术病人接送卡》（表11-1），在手术病人按程序离开或返回病房、进入手术室等候区、进入手术间、手术前等不同时间、地点有交接工作时，交接双方的工作人员均应按照《手术病人接送卡》的内容，共同核对病人姓名、病区、性别、手术部位、手术名称、病历和住院号及病人所带物品等。

表11-1　手术病人接送卡

姓名：		性别：		手术日期：	病区：		床号：
手术部位：			手术名称：		住院号：		
项目	带来手术室物品				带回病房物品		
	无		有		无		有
照片							
药物							
活动假牙							
其他物品							
病房护士签名：					手术室护士签名：		
接送人员签名：					手术房间：		
运输工具： □车床 □轮椅 □走路或抱送		备注：			备注：		

二、病人的核对

（一）病人识别方法

对手术病人的核对是落实正确识别病人，保证病人安全，尊重生命的重要手段。所有相关人员都应该通过合适的流程以及扮演积极地角色来保证外科手术的病人手术治疗的正常进行。其方法为：

1. 核查腕带标记

所有的手术病人必须配有身份识别的腕带标记，并在送入手术室前确认是系在手腕上。病人腕带上应提供病人的个人资料包括：姓名、身份证号、住院号、病区、电话号码、住址等，如果由于某种原因要摘除该腕带标记，则负责摘除的人员必须保证采用其他替代方式，以确保病人仍能被识别。

2. 以主动沟通方式确认病人

医护人员首先自我介绍，主动告知病人自己的身份和称呼，与病人建立良好的护患关系。如"您好，我是您的手术护士，叫某某"。并以询问病人的方式，核对病人的资料如"您好，请问您贵姓？"由病人主动告之姓名。对意识清楚的病人，可由病人自行叙述其姓名，手术室护士根据其叙述的情况与腕带标记资料判断是否符合。

3. 通过家属或陪伴者确认病人

对虚弱／重病／智力不足／意识不清的病人，可由家属／陪伴者叙述其姓名，护士确认其叙述情况与腕带标记资料是否符合，以便确认病人的正确性。确认病人个人资料包括：姓名、身份证号、住院号、电话号码、住址等，以上内容具备两种即可。

4. 护理指导

（1）告知病人或家属佩戴的腕带标记请勿任意移除，以利于病人身份的识别。

（2）告知病人或家属如因接受医疗和护理操作时病人必须暂时取下腕带标记，应在操作后及时带上。

（3）告知病人或家属在接受医疗护理操作前，医护人员称呼全名及称谓正确时，务必回答。

（4）告知病人或家属凡医护人员对病人未确认身份或确认不正确时，务必及时予以澄清。

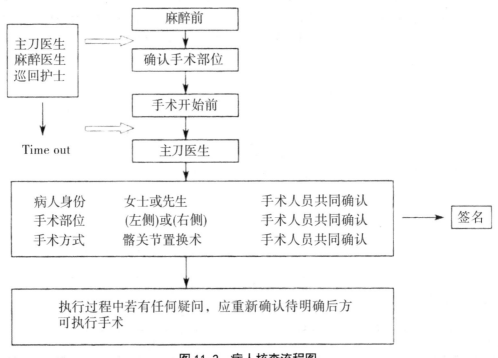

图 11-2　病人核查流程图

5. 病人识别的"三确""六核"规则

规则中"三确"即正确的病人、正确的手术部位、正确的手术方式。"三确"规则的执行应从接病人开始，接病人时应查对病人的姓名、性别、床号、住院号、诊断、手术名称、手术部位（上、下、左、右）、手术区域及备皮情况等，直到确实正确地识别病人后，方可将病人移置推车上。病人进入手术室后，巡回护士应再次确认病人。手术部位的标记应在手术前，由主刀医生与病人共同确认后，在手术部位明确标记。"六核"规则的执行时间分别是在病人入院登记时；病人到病房报到后佩带上腕带，护士正确书写病人资料于床头卡上时；手术室接手术病人时；手术病人至手术室等候区时；手术间负责巡回的护士接病人入手术间时；手术即将开始时。六核涉及病人在接受手术前操作的种种环节，手术室护士应重点核查落实在接手术病人开始到病人进入手术间这段时间的四次核查。病人核查流程图（图 11-2）反映核查病人时的过程。"Time out"本意是指对不听话的孩子进行行为规范的一种方法。目前在美国医院借用该词作为减少手术和其他手续过程中的错误的一种新的策略，"Time out"可以发生在手术室，也可以是放射室，表示在进行一个大的步骤前暂作停顿的时间，以便再次核查病人姓名、手术名称和正确的手术部位、手术方式，由巡回护士在手术记录单上记录病人的正确信息，并由所有确认人员签名。"Time out"最明确的目的是减少医疗事故，同时给所有参与的医护人员一个表达自己意见的机会，以增强团队协作意识。

（二）病人识别的形式

1. 识别单

外科手术病人的识别单（图 11-3）

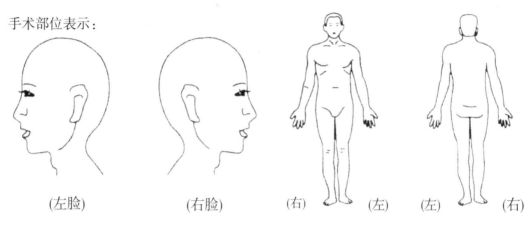

| (左脸) | (右脸) | (右) | (左) | (左) | (右) |

图 11-3 外科手术病人识别单

2. 腕带

病人腕带标记（图 11-4）。

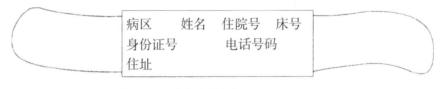

病区	姓名	住院号	床号
身份证号	电话号码		
住址			

图 11-4 病人腕带标记

三、病人的保温护理

病人在手术过程中易发生低体温这一现象容易被医务人员所忽视，有研究显示大约 50% 的手术病人中心体温低于 36℃，33.3% 病人中心体温小于 35℃，而人体体温调节系统通常将中心体温调节恒定在 37℃。全麻手术超过 3 h、一般手术超过 2 h，容易出现术中低体温。术中低体温对病人造成的危害是十分严重的，针对造成术中低体温的原因进行有效预防是围手术期护理的一个重要内容。

（一）手术病人术中低体温的危害

1. 增加伤口感染率

轻度的体温降低也可直接损害机体免疫功能，尤其是抑制中性粒细胞的氧化杀伤作用，并减少多核白细胞向感染部位的移动。此外，低温可减少皮肤血流和氧供，并抑制组织对氧的摄取。研究发现，围手术期低温还与蛋白质消耗和骨胶质合成减少有相关性。以上因素的共同作用导致围术期低温病人伤口感染率增加。有报道表明，择期结肠切除手术中出现低温的病人伤口感染率可以增加两倍，并且住院时间延长约 20%。

2. 影响凝血功能

体温降低可使循环血流速度减慢，血中血小板数减少，降低血小板功能，降低凝血因子的活性，血细胞聚集度升高，并且具有激活血纤维蛋白溶解系统作用。出血时间与皮肤温度成反比，严重低温可导致弥散性血管内凝血发生。

3. 影响机体代谢

体温每升高 10℃，机体代谢率增加一倍，每下降 10℃，代谢率下降一半。适度体温降低可以降低细胞氧耗，提高机体对低氧的耐受能力，因而对机体有保护作用。心脏手术时将中心体温降到 28℃，以保护心肌和中枢神经系统，在主动脉弓手术时常需将中心温度降至 20℃ 以下，目的是为保护大脑。另一方面，低温又导致静脉淤滞和局部组织氧供减少，进一步引起深静脉血栓形成；低温使药物在肝脏的代谢速度减慢，吗啡的作用可延长 20 倍。

4. 增加心血管并发症

低温下肺血管对低氧的反应性降低，通气／血流比（V/Q）比例失调而导致低氧加重。研究发现术中低温的病人术后心肌缺血的发生率是术中体温正常者的 3 倍。同时，研究表明，低温可引起低钾，而且一定范围内体温的降低与血清钾的降低成正比。低钾是导致室速、室颤等心律失常的重要原因，严重时还可能引起心衰。低温还可降低心肌对儿茶酚胺的反应性。其次，低温引起的寒战也显著增加了围手术期氧耗和二氧化碳的生成，寒冷引起心脏传导阻滞的加剧和心肌收缩力的降低会因吸入麻醉剂而加重。麻醉恢复期间，寒战病人为产生更多的热量会增加氧耗，身体的反应为心排出量增加、心动过速、高血压和心肌局部缺血。当中心温度低于正常的 37℃ 时，室速和心脏异常的发生率将增加 2 倍。

5. 延缓术后恢复

体温降低使多种药物的代谢速度减慢，使麻醉苏醒延迟；寒战、不适感增加 40%；肾上腺功能显著增强；使中枢神经系统变迟钝，影响机体识别和运动功能；增加组织吸收；减少机体的代谢及麻醉药物的排泄，从而延长了麻醉药物的作用时间。包括肌松剂异丙酚（propofol），如体温下降 2℃，可使维库溴铵（vecuronium bromide）的作用时间增加 1 倍多。而药物代谢的减慢显著延长了麻醉恢复时间和术后恢复室的停留时间。

6. 低体温可延长住院时间

低温会通过各种因素，导致病人在 ICU 和病房的住院时间延长。上述几种因素导致的后续治疗受影响，直接造成术后恢复时间延长。其原因是低温使中枢神经系统变迟钝，影响了机体识别和运动功能；增加了组织吸收、减少了机体的代谢及排泄麻醉药物，从而延长了麻醉药物的作用时间。其他研究表明，低温病人死亡率高于体温正常病人，尤其是严重创伤病人。近来的研究表明，体温下降 2 ~ 3℃ 可明显增加创伤病人死亡的可能性。中心温度降至 32℃ 的病人死亡的危险性很高。

（二）术中低体温发生的原因

导致病人术中低体温的原因包括以下方面：

1. 手术室低温环境

手术室环境的温度通常控制在 22 ~ 24℃。有研究显示室温高于 32℃ 时体温高于 38℃，室温低于 21℃ 则体温低于 36℃；小儿更为明显，保持适当的室内温度有助于维持病人体温。但由于外科医师要求较低的室温以求舒适，而造成室温过低，使病人体温下降。

2. 麻醉剂的应用

麻醉剂有扩张血管、抑制体温调节的作用，从而导致体温下降。围手术期使用的所有麻醉剂均影响体温调节。另外，麻醉时采用机械通气吸入干冷气体等，也会引起体温下降。

3. 皮肤保暖作用的散失

皮肤具有调节体温的功能，完整的皮肤具有天然的屏障作用。皮肤是体内热量散失的主要部位，手术过程中皮肤消毒时，裸露皮肤面积较大、碘酒酒精涂擦病人皮肤上的挥发作用、使用低温或未加温液体冲洗体腔或手术切口、大手术体腔（如胸腹腔）长时间开放暴露等因素，引起外周血管收缩反应、热量丢失，体核温度可下降至 33 ~ 35℃。这是手术导致体内热量散失的重要原因。

4. 输液和输血

手术过程中病人由静脉输入大量与手术间等温的液体和血液，则对病人机体中体液造成"冷稀释"

作用，从而导致病人体温下降。

（三）预防术中低体温的综合保温措施

体温是人体主要生命体征之一，正常体温的维持对于维持人体各项功能至关重要。在围手术期为预防低体温的发生常采用主动保温措施，应用的方法包括：

1. 监测体温

在手术过程中注意监测体温，维持体温在36℃以上。

2. 调节室温

随时注意调节室温，维持室温在22～24℃，不能过低。

3. 保暖

可采用暖水袋、电热毯、压力气体加温盖被等对手术床、推床加温，或盖被覆盖、穿脚套等措施对病人保暖，确保病人围手术期温暖、舒适。其中压力气体加温盖被是目前较新的一种方法，它具有使用方便、安全、有效等特点可对体温下降的危害起到预防作用。

4. 输注液加温

使用恒温加热器、温箱或血液制品加温器等加温设备，对输入体内的液体和血液制品加温至37℃，可以预防低体温的发生，并防止体温下降，液体加温输入的方法可以使用压力气体加温器、保湿加温过滤器等。已存在休克和低温的手术病人，可采用加温器加压快速输注37℃的液体以尽快恢复有效循环血容量，避免因低血容量休克而死亡。研究表明液体或血液制品加温至36～37℃是安全、舒适的，且对药液成分无影响。但注意部分药物如青霉素、维生素、代血浆等不能加温。

5. 冲洗液加温

在进行术中体腔冲洗时，应注意使用温箱将冲洗液加温至37℃左右，可避免体内过多热量散失，防止术中体温下降。

四、术中输血输液

手术中的输液、输血是保持充足的血容量，保持水、电解质在体内相对稳定（包括水在细胞内外的容量、各种电解质的浓度、总渗透压及酸碱度）。输血和输液是临床常用的治疗手段，是护士的一项基础的护理操作技术。

（一）输液

1. 静脉输液原理

静脉输液是利用液体静压原理与大气压的作用使液体下滴。同时当液体瓶具有一定高度，针尖部的压强大于静脉压时，液体即输入人体的静脉内。因此，无菌药液自输液瓶经输液管通过针尖输入到静脉内应具备的条件是：

（1）液体瓶必须有一定的高度（具有一定的水柱压）。

（2）液体上方必须与大气压相通（除液体软包装袋外），使液体受大气压的作用，当大气压大于静脉压时，液体向压力低的方向流动。

（3）输液管道通畅，不得折叠、扭曲、受压，针头不得堵塞，保证针头在静脉内。

2. 常用液体的种类及作用

（1）晶体溶液：晶体溶液分子小，在血管内存留时间短，对维持细胞内外水分的相对平衡起着重要的作用，有纠正体内电解质失调的显著效果。手术室常用的晶体液有：①生理盐水（0.9% 氯化钠）：常用复方氯化钠补充电解质；② 5%～10% 葡萄糖溶液：提供水分和热量；③ 5% 碳酸氢钠和11.2% 乳酸钠：可以调节酸碱平衡；④ 20% 甘露醇：有脱水利尿的作用。

（2）胶体溶液：胶体溶液分子量大，在血管中存留时间长，对维持血浆胶体渗透压，增加血容量及提高血压有显著效果。手术室常见的胶体有：①低分子右旋糖酐：平均分子量2万～3万，可改善微循环和组织灌注量，同时还能覆盖红细胞、血小板及血管内膜，增加静脉回心血量和心排出量，降低血液黏滞度；②中分子右旋糖酐：平均分子量7万～8万，输入体内后能提高血浆胶体渗透压和扩充血容量；

③佳乐施（含 4% 琥珀酰明胶的代血浆）：输入人体能增加血浆容量，使静脉回流量、心排出量、动脉血压和外周灌注增加，其产生的渗透性利尿作用有助于维持休克病人的肾功能；④白蛋白：为正常人血清，可补充蛋白质。

3. 输液点滴速度与输液时间计算方法

（1）已知每分钟滴数，计算输完总液量所需用的时间：输液时间（分）= 液体总量（mL）× 15/ 每分钟滴数。

（2）已知总量与计划需用的时间，计算每分钟调节的滴数：每分钟滴数（滴）= 液体总量（mL）× 15/ 输液时间（分）

4. 输液过程中的观察

（1）应严格无菌技术操作，严格"三查七对"制度，避免给病人造成不应有的伤害。

（2）输液过程中，注意观察液体滴注是否通畅，各连接部位是否有渗漏现象，输液管道是否有扭曲、折叠、受压。

（3）检查进针部位有无渗漏，有无皮下肿胀。

（4）输液过程中，注意观察病人全身反应，有无发热、寒战的症状出现。

5. 常见的输液反应及防治

（1）发热反应：表现为发冷、寒战、发热，轻者发热常在 38℃ 左右，于停止输液数小时内体温可恢复正常。严重者初起寒战，继之高热可达 41℃，并伴有头痛、恶心、呕吐等症状。防治措施：①溶液和输液器必须做好去热源的处理；②严重反应者应立即停止输液，对输液管路和溶液进行检测；③对发热者给予物理降温，观察生命体征，必要时按医嘱给予抗过敏药物或激素治疗；④反应轻者可更换溶液和输液管路后，减慢输液速度继续输液。

（2）急性肺水肿：由于输液速度过快，短时间内输入过多液体，使循环血容量急剧增加，心脏负担过重造成，表现为胸闷、气促、咳嗽、咳粉红色泡沫痰，严重时稀释的痰液可由口、鼻涌出，听诊肺部出现大量湿性啰音。

防治措施：①输液的速度不宜过快，尤其是老年、儿童和心脏病病人；②出现症状，立即停止输液，协助麻醉医生进行紧急处理，按医嘱给予强心利尿的药物；③给病人高浓度吸氧，最好使用经过 50% 左右的乙醇湿化后的氧气；④在病情允许的情况下进行端坐，必要时，进行四肢轮扎，减少静脉回心血量。

（3）静脉炎：在输注浓度较高，刺激性较强的药液或静脉内放置刺激性大的塑料管时间太长时，而引起的化学性或机械性的局部炎症；也可因在输液过程中，无菌操作不严格而引起局部静脉的感染。表现为沿静脉走向出现条索状红线，局部组织发红、肿胀、灼热、疼痛，有时伴以畏寒、发热等全身症状。防治措施：①严格执行无菌技术操作，对血管有刺激性的药物如肾上腺素、氢化可的松等稀释后使用，并防止药物渗出血管外；②停止在此部位的静脉输液并将患肢抬高制动。③局部热敷：用 50% 硫酸镁溶液进行湿热敷，每日两次，每次 20 分钟；④超短波理疗：每日一次，每次 15 ~ 20 分钟。

（4）空气栓塞：由于输液管道中气体进入静脉而导致严重症状，病人有突发性胸闷、胸骨后疼痛、眩晕、血压低，随即呼吸困难、严重发绀，病人述有濒死感。防治措施：①输液前护士首先检查输液管路的密闭性，穿刺前将空气排尽；②如需加压输液，必须严密观察，防止空气输入；③出现空气栓塞症状后，立即将病人置于左侧卧位，该体位有利于气体浮向右心室尖部，避免阻塞肺动脉入口，气体可随心脏舒缩使空气形成泡沫，分次小量进入肺动脉。

（二）输血

输血是将全血或某些成分血通过静脉或动脉输入体内的方法。输血是手术室常用的操作技术。

1. 常用血液制品的种类及特点

（1）全血：①新鲜血：其保存血液中原有成分，可补充各种凝血因子及血小板；②库存血：虽含有血液的各种成分，但随着保存时间的延长，血液中某些成分损失也增多，因此血液酸性增高、钾离子浓度上升。

（2）血浆：血浆是血液中的液体部分，主要为血浆蛋白。保存时间长，可发挥与全血相似的作用。

（3）成分血：根据血液内各成分的比重不同，将其加以分离提纯。成分血的优点是一血多用，节约血源，且不良反应少。成分血分为两类：①有形成分：包括红细胞类（压积红细胞、冰冻红细胞、洗涤红细胞、少白细胞红细胞）；白细胞类（干扰素、白细胞浓缩液、转移因子）；血小板类（冷冻血小板、血小板浓缩液、富血小板血浆）；②血浆成分：包括新鲜液体血浆、冷冻血浆、干燥血浆、白蛋白制剂等。

2. 输血的注意事项

（1）根据输血医嘱，凭提血单取血：护士应与血库人员共同严格认真核对病人的住院号、姓名、性别、病室、床号、血型、血液种类、血袋号、交叉配血试验结果、血量、采血日期以及保存的外观等。

（2）仔细检查血液的质量：正常库存血分为两层：上层为血浆呈淡黄色，半透明；下层为红细胞呈均匀暗红色，两者界限清楚，无血凝块。若发现血浆变红或浑浊，有泡沫或两者分界不清等，说明血液可能有变质不能输入。

（3）检查血袋外包装：血袋外包装出现封口不严、破裂、标签模糊不清或脱落，也不可应用。如有可疑，及时联系血库专职人员。

（4）血制品的保管：血制品从血库进入手术室必须放入指定的低温运输箱内由专人运输。保存时应根据不同血制品的保存要求进行相应保存。

（5）实行两人核对原则：血制品送到手术间后，实行两人共同核对的原则，严格按照查对项目、质量要求、包装要求认真进行核对。

（6）取回的血应尽快输用，不得自行贮血：输前将血袋内的成分轻轻混匀，避免剧烈震荡。不得向血液制品中添加任何药品。在正常情况下，除了 0.9% 氯化钠溶液，不得向血液制品和输血系统中添加任何其他溶液或药物，如需稀释只能用静脉注射生理盐水。

（7）输血过程中应先慢后快，再根据病情和年龄调整输注速度，并严密观察受血者有无输血不良反应，如出现异常情况应及时处理：①减慢或停止输血，用静脉注射生理盐水维持静脉通路；②立即通知值班医师和输血科（血库）值班人员，及时检查、治疗和抢救，并查找原因，做好记录。

（8）输血过程中应该对病人动态监测温度、脉搏和血压：至少要保证在每次输血开始前 15 min、开始后 15 min 及输血完毕几个时间段进行监测和记录。输血过程中产生不良反应时应及时报告处理及与血库联系，同时做好记录。

（9）疑为溶血性或细菌污染性输血反应，应立即停止输血，用静脉注射生理盐水维护静脉通路，及时报告上级医师，在积极治疗抢救的同时，做以下核对检查：①核对用血申请单、血袋标签、交叉配血试验记录；②核对受血者及供血者 ABO 血型、Rh（D）血型。用保存于冰箱中的受血者与供血者血样、新采集的受血者血样、血袋中血样，重测 ABO 血型、Rh（D）血型、不规则抗体筛选及交叉配血试验；③立即抽取受血者血液加肝素抗凝剂，分离血浆，观察血浆颜色，测定血浆游离血红蛋白含量；④立即抽取受血者血液，检测血清胆红素含量、血浆游离血红蛋白含量、血浆结合珠蛋白测定、直接抗人球蛋白试验，并检测相关抗体效价，如发现特殊抗体，应做进一步鉴定；⑤如怀疑细菌污染性输血反应，抽取血袋中血液做细菌学检验；⑥尽早检测血常规、尿常规及尿血红蛋白；⑦必要时，溶血反应发生后 5~7 h 测血清胆红素含量。

（10）病人如连续输入多袋血，应在两袋血之间给予间隔，即输完一袋血后，采用 0.9qc 氯化钠输入，待管道内的余血冲尽后，再开始输下一袋血。

（11）有输血反应或输血事故的情况发生时，应该对该情况的过程进行全面的记录，记录包括：发作的日期和时间、临床表现、采取的处理措施、效果等，并上报相关部门备案。

3. 常见的输血反应及防治

（1）发热反应：血液、储血器、输血器或输血操作过程被致热源污染，或多次输血后，在受血者血液中产生了白细胞凝集素和血小板凝集素，当再次输血时，对输入的白细胞和血小板发生作用，产生凝集。并在单核－巨噬细胞系统被破坏（主要在脾脏），即可引起发热反应。病人在输血过程中或输血后 1~2 h 内，表现发冷、发热、寒战，体温突然升高 38~41℃，并伴有头痛、恶心、呕吐等症状。

防治措施：严格按无菌技术进行输血操作，并尽量使用一次性输血器和储血器。出现症状，立即停止输血，将输血器和储血瓶及剩余的血液一同送往化验室进行检验，对症处理：有畏寒、寒战者给予保暖处理，高热者给予降温处理。按医嘱给予抗过敏药物：异丙嗪、肾上腺皮质激素等。

（2）变态反应：大多数病人的变态反应发生在输血后期或即将结束时。表现轻重不一，轻者出现皮肤瘙痒、荨麻疹、轻度血管性水肿（表现为眼睑、口唇水肿）；重者喉头水肿出现呼吸困难，两肺可闻及哮鸣音，甚至发生过敏性休克。

防治措施：预防措施为采血时勿选用有过敏史的献血者，献血者在采血前4小时不宜吃高蛋白和高脂肪的食物。宜食少量清淡食物或糖水。出现变态反应，轻者减慢输血速度，密切观察。根据医嘱给予抗过敏药物如异丙嗪、肾上腺皮质激素等。重者立即停止输血，并给予对症治疗：呼吸困难者，给予氧气吸入。喉头水肿严重时，配合气管插管或气管切开。过敏性休克者，给予抗休克治疗。

（3）溶血反应：一般发生在输血 10 ~ 15 mL 后，病人可主诉头胀痛、四肢麻木、腰背部剧烈疼痛和胸闷。继续发展出现黄疸和血红蛋白尿，同时伴有寒战、高热、呼吸急促和血压下降等症状。后期出现少尿、无尿等急性肾功能衰竭症状可导致迅速死亡。此外，溶血反应还可伴有出血倾向。

防治措施：认真做好血型鉴定和交叉配血试验，严格执行查对制度和血液保存规则。出现症状，立即停止输血，并保留余血，做进一步原因分析。保持静脉输液通畅，以备抢救时静脉给药。按医嘱给予碳酸氢钠，碱化尿液，防止或减少血红蛋白结晶阻塞肾小管。密切观察生命体征和尿量，并记录。对少尿、无尿者，按急性肾功能衰竭护理。

五、病人的保护

进入手术室的病人不是以单纯的疾病代称"甲状腺"或"冠状动脉搭桥"，他们是需要做手术的人。离开那些术后将照顾他们的亲人，来到手术室他们将单独面对一次令人迷惘和可怕的经历。因此，病人来到手术室需要得到手术室护士的真切关心和照顾。其保护措施包括：

（一）病人的途中转运措施

（1）各种车、推床应有安全带或护栏病人由病区到手术室时，每个病人的转运途中需要始终有人一直照顾他，固定好病人安全带和围栏，防止病人摔伤。决不能让病人独自躺在推床上。

（2）到病房接送病人时严格遵守病人的查对制度。

（3）在接送病人过程中，确保病人温暖、舒适、不被伤害。

（4）必要时，危重手术病人应有麻醉及手术医生陪同接送，防止病人在途中出现病情变化。

（5）病人转运过程中，避免不必要的颠簸碰撞，应将病人安全送入手术室。

（6）病人身上携有输液管、引流管的，应保持管子在正常位置，避免发生液体反流或管子脱落。

（二）病人在手术间的保护措施

在进入手术室时，病人在感情上的需要可能和身体情况一样各有不同。手术室的护理工作是让病人在回忆他们的手术经历时是愉快的心情。

（1）病人从上手术推床到躺至手术床的过程中，应注意随时遮挡病人，保证病人的隐私权不受侵犯。

（2）病人在手术床上应注意使用约束带约束，防止病人从手术床上坠落。

（3）一旦病人进入手术间，必须有人看护。病人不能单独留在手术间。

（4）病人在手术室期间，随时注意给病人保暖，避免体温过低或过高。

（5）手术结束，气管插管拔管阶段，护士应守候在病人身边，防止病人烦躁，导致坠床或输液管道的滑脱。

（6）手术结束后，由麻醉医生、手术医生和手术室护士等协助将病人从手术床移至推床，移动过程应注意防止各类引流管的脱落。

（7）手术结束后应由手术医生、麻醉医生协助护送病人至麻醉复苏室。

六、物品的清点

随着新、高、尖手术的不断开展，手术器械、手术敷料也在不断地变化，以及手术室与供应室的一体化管理，促使了手术室对清点核对制度的规范化。清点核对制度是手术室工作中非常重要的制度之一，严格清点核对制度能完全避免异物遗留体腔。坚持在术前、术中、术后"三人四次"清点核对制度，以保证病人的安全，避免器械在回收、清洗、灭菌过程中的丢失。

（一）清点原则

（1）严格执行"三人四次"清点制度："三人"指手术医师第二助手、刷手护士、巡回护士；"四次"指手术开始前、关闭体腔前、关闭体腔后、术毕（缝完皮肤后）。

（2）在一些腔隙部位如膈肌、子宫、心包、后腹膜等的关闭前、后，刷手护士与巡回护士应共同清点物品。

（3）术中临时添加的器械、敷料，刷手护士与巡回护士必须在器械台上及时清点数目至少两次，并检查其完整性，及时准确记录无误后方可使用。

（4）"三不准"制度的执行：刷手护士在每例手术进行期间原则上不准交接换人；巡回护士对手术病人病情、物品交接不清者，不许交接班；抢救或手术紧急时刻不准交接班。

（5）清点物品时坚持"点唱"原则。刷手护士大声数数，巡回护士小声跟随复述。

（6）准确及时记录所有手术台上物品，器械、巡回护士两人核对无误后并在手术器械敷料清点单上签全名。

（二）清点内容

1. 器械

包括普通器械、内镜器械等所有手术台上的器械。手术开始前严格核对器械是否齐全完整，功能是否良好，螺丝是否松动、完整等，手术中，凡使用带有如螺丝、螺帽、弹簧、支撑杆等小配件的器械时，使用之前和使用之后都应仔细检查其数目及其完整性，内镜器械术前必须检查镜面，有无破损或模糊不清，对操作钳、钩，配件、盖帽、胶皮等进行清点检查，确保其完整性，并由巡回护士记录。

2. 敷料

主要包括纱布垫、大纱布、小纱布、小纱条、棉片、棉球等。清点时必须分类清点，检查其完整性并防止重叠及夹带。小纱条、棉片等物品严禁重叠在一起清点，必须将其摊开，检查正、反两面是否一致；手术中严禁裁剪纱布、纱垫等敷料制作成其他的敷料使用。

3. 其他

包括手术刀片、电刀笔、线轴、缝针等，手术中刷手护士随时监控所有物品如对缝针数目进行清点，随时了解缝针去向。

（三）清点时机

手术前，刷手护士提前 20 min 洗手上台，整理台上所有器械、敷料，执行清点查对制度。

1. 第一次清点

手术开始前整理器械时，由刷手护士与巡回护士、对台上所有用物进行面对面的一对一点唱，巡回护士边记录边复述，有错时要及时指出并再次点唱，原则上所有用物，尤其对纱布垫、纱布、棉片、缝针、棉球、电刀笔、吸引头、刀片等小件物品必须点唱两遍，点唱、记录双方确认名称、数目无误后方可使用台上用物，如有疑问时应及时当面纠正核实，杜绝错误记录的发生。

2. 第二次清点

在关闭体腔前，刷手护士与巡回护士对手术使用的所有器械敷料至少清点两遍，并在清点单上写明清点数目，清点无误后手术医师方可关闭体腔，刷手护士对器械数目及去向应做到心中有数。

3. 第三次清点

第一层体腔关闭结束时，刷手护士、巡回护士及医师第二助手，对术前及术中添加的器械进行至少两遍的清点，并在清点单上写明清点数目。

4. 第四次清点

手术结束缝完皮肤时，刷手护士与巡回护士清点手术使用的所有器械、敷料数目，并在清点单上写明清点数目。需要清洗的器械集中放置在清洗箱内，巡回护士填写器械交接卡，刷手护士核查后，密闭送入供应室或清洗间，进入清洗、打包、灭菌流程。

（四）清点注意事项

（1）当有器械、纱布垫、纱布、缝针、棉片等掉下手术台时刷手护士应及时提示巡回护士拾起，放于固定地方，任何人未经巡回护士许可，不得拿出手术间。

（2）深部脓肿或多发脓肿行切开引流时，创口内所填入的纱布数目，应详细记录在手术护理记录单"其他"栏内，手术结束后请主刀医师签名确认，作为提示外科医师在手术后取出时与所记录的数目核对，防止异物遗留体腔。

（3）术中如送冰冻、病理标本检查时，严禁用纱布等手术台上的用物包裹标本，特殊情况必须记录用物名称及数目并签名确认。

（4）有尾线的纱布，手术前、后检查其牢固性和完好性，防止手术过程中的断裂、脱落。

（5）手术台上污染的器械，刷手护士与巡回护士清点无误后，在手术台上用无菌垃圾袋密闭保存，防止在清点过程中加重污染。

（6）器械在使用过程中，发现有性能上或外观上的缺陷无法正常使用必须更换时，刷手护士在器械上用丝线做标记，以便术毕更换。

（7）手术切口涉及两个或两个以上部位或腔隙，关闭每个部位或腔隙时均需注意清点。

（8）建立"手术器械、敷料清点单"使用制度：目前，国内大部分医院都采用了"手术器械、敷料清点记录单"来客观、动态记录手术过程中使用的器械、敷料，并且需要刷手护士和巡回护士签名确认。

（五）清点意外

1. 术中断针的处理

断针处理的最终目标是必须找到断针并确认其完整性。

（1）根据当时具体情况马上对合核查断针的完整性，初步确定断针的位置，缝针无论断于手术台上或手术台下，刷手护士应立即告之手术医师并请巡回护士应用寻针器共同寻找。

（2）若断针在手术台上找到，刷手护士将缝针对合与巡回护士共同核对检查确认其完整性后，用无菌袋装好，妥善放于器械车上，以备术后清点核查。

（3）若断针在手术台下找到，巡回护士将缝针对合与刷手护士共同核对检查确认其完整性后，袋装好，用消毒钳夹住放于消毒弯盘内，以备术后清点。

（4）倘若在手术台上或台下都未找到，行 X 线摄片寻找。

2. 术中用物清点不清的处理

（1）手术中刷手护士一旦发现缝针、纱布等有误时即刻清点，并告之手术医师、巡回护士协助共同寻找。

（2）仔细寻找手术野、手术台面、器械车、手术台四周及地面、敷料等。

（3）如寻找未见，立即报告护士长，并根据物品性质联系放射科摄片。

（4）最终目标是寻找到缺少的用物，确保不遗留于病人体腔及手术间防止造成接台手术清点不清。

七、护理记录

随着经济、科技的快速发展，高等教育普及，人权意识加强，法制建设日益完善，人们的法律意识不断强化，对医疗服务的要求也不断提高，医疗决策参与及追究医疗责任的诉讼增加。各种法律法规的完善需要人们去执行，《医疗事故处理条例》中明确规定：护理记录是病历的组成部分，护士对病人的护理过程应做到客观记录，病人有权复印病历以及医院应为病人提供病历复印或复制服务。因此，规范护理记录，是执行各项规章制度的重要体现和保护护患双方安全的保证，是《医疗事故处理条例》中"举证倒置"预防护理纠纷自我保护的法律武器。

（一）护理记录重要性及书写要求

病历是指医务人员在医疗活动中形成的文字、符号、图表、影像、切片等资料的总和，是对病人的疾病发生、发展情况和医务人员对病人的疾病诊断、检查、治疗和护理情况的客观记录，是一种重要的原始文字记录。因此，护士应认识到其重要性并正确书写病历中各项护理记录。

1. 护理记录重要性

护理记录是指护士在进行医疗护理活动过程中，对病人生命体征的反映、各项医疗措施的执行以及护理措施落实情况的具体体现及其结果的记录。围手术护理记录是为病人提供连续性的整体护理所必需的，它是整体护理不可缺少的一个部分，是手术室护理工作和质量的主要反映。围手术护理记录不仅能反映医院医疗护理质量、学术及管理水平，为医疗、教学提供宝贵的基础资料，而且从法律责任的角度出发，围手术护理记录作为法律文件，在涉及医疗纠纷时，也是重要的举证资料，是判定法律责任的重要依据。因此，围手术护理记录无论对病人、医务人员或医疗机构都是必需而且必备的重要文件资料。

2. 护理记录的步骤及要求

（1）护理记录前准备：在护理病人和书写记录前，先了解病人的病情；书写时核实病人的身份，每一页记录上都有病人的身份的资料及页码；记录的内容应为解释或补充病人的资料，避免重复记录。

（2）描述病人的病情：客观地描述病人健康问题及临床反应；准确地描述病人的症状，在适当的情况下，可直接引用病人的话语，用符号""标明；记录病人病情的变化和当时的处理措施；记录与病情变化前征兆有关而采取的护理措施；记录护理措施的效果；及时记录完成的护理活动。

（3）记录技巧：书写记录应客观、专业、基于事实、简明扼要，及时准确、有逻辑性和可读性强；书写资料必须与病人有关；记录内容应注意避免主观评价和带风险性、不安全的措施；应明确记录事实，避免含糊和隐晦的语句；若病人拒绝治疗，必须记录对病人所做出的解释及病人及家属的意见. 并请家属在记录上签字表示确认。

（4）记录格式要求：使用蓝色/黑色钢笔/签字笔；记录清晰、美观、规范；书写过程中出现错字，应用双线划在错字上，不得采用刮、粘、涂等方法掩盖或去除原来的字迹，准确填写记录单上病人基本信息和页码；不代他人做记录；不更改他人的原始记录资料；记录资料连续书写，字间避免留空格，行间避免留空行；不在已完成的记录上补充或更改，如需补充，应标记补充记录；护士学生或无执照护士的书写项目，必须有具备护士执照的人员审核签字。护理记录的基本原则是客观、真实、准确、及时和完整。其客观、真实原则要求记录记载的内容应当真实，不得涂改和伪造护理记录资料。准确原则要求记录的内容应当准确无误，文字工整，字迹清晰，表述准确，语句顺畅，标点正确。及时原则要求医务人员应当在规定的时间内完成相关内容的书写。完整原则，要求医务人员认真记录，有关资料收集齐全，保证其内容的完整性。

3. 影响护理记录的原因

在临床护理记录过程中，有以下两种主要因素影响护理记录质量。

（1）护士对护理记录认识不足，法律意识淡薄：由于传统的护理记录不随病历存档，使护士和管理者都产生误解认为护理记录只是医院保存的内部资料。因此护士对护理记录书写只停留在应付质量检查上，在书写时不注意语句的使用，存在记录简单、潦草、不完整性、不规范性、有涂改、有漏项等现象。2002年9月1日起我国施行的《医疗事故处理条例》等法规对护理记录的内容及书写者均提出了严格要求，围手术护理记录作为法律文件，在涉及医疗纠纷时，是重要的举证资料。因此，护士认真做好术中各种记录，可避免一些因医护记录不一致而引起的医疗纠纷。这也有助于利用法律武器维护好病人权益的同时，加强医护自我保护。

（2）护士人员不足，工作量大：护理记录需要一定的时间，目前国内大部分医院的记录以传统的纸张表格为主，在多数医院普遍存在护士缺编的情况下，护士往往需要使用大量的时间完成病人治疗操作，护理记录存在做了不记、多做少记、记录无法及时的现象比较普遍，致使护理记录不完整，缺乏连续性。因此，管理者在重视护理记录的书写质量，规范书写要求的情况下，积极处理在护理记录过程中影响记录质量的各种因素，可利用电子表格尽可能使记录简单方便，对病人、医务人员、医疗单位都是有益的。

（二）围手术护理记录的内容

美国手术室护理协会 1975 年即开展手术全期护理，手术室护理分为前期、中期、后期，同时强调三期护理活动的连续性与完整性。围手术期从病人决定外科治疗开始至病人在家中或诊所接受评估为止，则完整的围手术护理记录应包括：术前访视、手术当日的核查、术中护理记录、复苏室的观察记录、术后随访记录等几个方面。

1. 术前访视

通常在术前一日，由手术室护士到病房进行术前访视。随着日间手术的开展，此项工作可以在门诊进行，即病人决定手术并预约手术日后，会到手术室门诊咨询处。电话访问也是一种便捷可行的方法。

术前访视记录的重点包括对病人病情既往史的了解，目前的生理、心理状况，对病人所需的术前准备的指导：如进入手术室的要求，术前饮食、个人卫生、肠道准备等。

不同医疗专业的工作人员都需要对病人做术前评定如负责手术的医师、麻醉医师、病房的护士、手术室护士等。目前的术前评价记录资料分别由各个专业自行进行，设计一种外科各专业可共享的综合性评定记录表格，可以让评价的资料更集中和全面，有助于加强各专业的沟通与协作。

2. 手术当日的核查

手术当日的核查记录通常发生在手术室外的等候区或手术室内。由手术责任护士进行术前最后的核查，以确保手术前所需的各项文件资料齐备，安全手术所必备的各项准备工作的完成。

记录的内容包括病人身份的确认；手术部位的确认；术前常规准备的情况：如禁食时间、手术皮肤的准备、病人随身饰物的情况（有无戒指、手表等）；病人随身辅助物品的情况（有无义齿、眼镜、助听器等）；病历记录和检查报告齐备；病人的配血情况；手术当日病人的生命体征、负责核查护士签名等。

3. 术中护理记录

术中记录应详细记录病人在手术过程中接受的护理活动。该记录包括护理程序中的评估、计划、实施和评价等护理活动环节。

记录的内容包括病人的个人基本资料（如科室、床号、姓名、诊断、手术名称等）；病人在手术间各个阶段的时间点（如入室时间、麻醉时间、手术开始时间、手术结束时间、病人离开手术间的时间等）；术中手术器械、敷料的核对记录；术中标本处理、留送记录；术中输血、输液记录；术中病人皮肤保护记录、伤口引流管的种类及部位；术后病人的去向记录；参加手术人员的姓名，若出现工作人员交接，应记录交接人员的双方的姓名等。

4. 复苏室的观察记录

复苏室的记录承接着病人从手术室到病房之间的联系。

记录的内容重点包括病情的观察及相关的护理措施，具体包括以下内容：病人生命体征、意识、各种引流管的引流情况、伤口疼痛评估、输血输液的种类、给予药物的时间、剂量、病人的入室时间、出室时间、复苏室护士与病房护士的交接签字等。

5. 术后随访记录

对手术后三天的住院病人或手术后即日回家的日间手术病人，术后随访了解病人伤口愈合情况、皮肤情况及对手术室护理的满意情况等。

记录指导应包括：病人活动受限的种类及时限；伤口护理指导；识别异常情况及处理方法指导；用药指导；饮食指导；随访护士签名等。

（三）围手术护理记录的方式

护理记录的方式主要有传统的纸张记录方式和目前逐渐推广的电子化的护理记录方式。

1. 传统的纸张记录方式

手术室护理记录是按不同的护理问题，配合相应的护理措施和预期的护理成果而设立的一套护理记录表格。不同的医院手术室护理记录内容项目、内容排列顺序、详细程度等都有所不同。由于各家医院的工作习惯不同，难以统一。但手术护理记录的原则应符合手术室紧急、快速工作特点。核查记录在设计上应考虑归类清单、确认性选择使书写者较易达到快而准的效果。术中的护理记录使用护理程序，按正常的手术进展顺序排列记录事项，并提供多种选择的方式，使书写者能保质高效地完成书写记录。

2. 电子化的护理记录

临床信息系统模式，是利用计算机来记录和储存有关病人的各项资料。从记录模式可以看到临床发展的主要趋势是综合性和数字化，信息科技改革使医疗文件电子化成为趋势，手术护理记录电子化系统已经开始在一些医院使用。

电子化的护理记录与传统的纸张表格相比有以下优点：电子表格版面美观整洁，字迹清晰规范工整；工作人员点击式的操作使记录便捷化；加强了记录行动的时间性，而且允许多位医疗人员在不同的地点利用计算机终端同时读取同一位病人的资料；缩短了临床工作中翻找病历的时间；减少病历储存空间占用。电子化护理记录使记录便捷化，可以提高医务工作人员工作效率，同时电子表格数据便于资料筛查和统计处理，可为临床护理管理、护理研究提供准确可信的资料。

在使用电子化护理记录的同时，需要注意加强临床医务人员的职业道德培训，强化保护病人隐私权和病人个人数据保护的意识。同时需要对工作人员进行计算机操作培训，提高使用计算机的知识与技能。在科室管理中，应制定规章制度保障病人个人资料的安全性，同时注意资料的备份处理及制定计算机故障或日常维修而导致停机的应急措施，以保证护理记录的顺利进行。

（四）临床常见的护理记录单

1. 术前评估单

（1）作用：①手术病人术前评估单是手术病人围手术期的阶段性评估，而非入院评估。是手术室护士运用护理程序发现和解决病人术前护理问题，满足病人术前需求的指南和客观记录；②确保术前护理工作得到落实，避免遗漏；③减轻或消除病人术前焦虑、紧张和恐惧心理；④入病历，作为法律依据。

（2）使用和书写要求：①病区护士于术前一晚、手术室巡回护士于术前一日（开展术前访视的）或于术日（未开展术前访视的）接收病人时，分别完成各自的术前评估项目；②病人接入手术室后，手术室巡回护士需逐项核对病区护士填写的内容，核对无误后签全名和日期。

2. 手术室接送病人记录卡

（1）作用：①防止接错病人；②防止遗漏各种携带物品。

（2）书写要求：①巡回护士查对无误后签全名；②不入病历，由接送病人部门存档备查。

3. 手术室病人核对记录单

（1）作用：①为全面查对病人提供项目指南；②与病人进行交流的纽带。

（2）书写要求：①巡回护士查对、记录后签全名；②不入病历，由手术室存档备查。

4. 手术护理记录单

（1）作用：①提供手术全过程的客观护理记录；②入病历，作为法律依据。

（2）书写要求：①由巡回护士逐项客观记录手术全过程的护理情况；②巡回护士和刷手护士均应亲自签署全名；③术中特殊情况可记录在备注栏内。

5. 手术敷料器械核对登记表

（1）作用：①客观记录术中使用的各种器械、敷料数目；准确核对器械、敷料，防止遗漏和差错事故发生；②入病历，作为法律依据。

（2）书写要求：巡回护士和刷手护士均应签署全名，签名要清晰可辨；术前巡回护士和刷手护士共同清点、核对器械、敷料后，由巡回护士逐项准确填写、记录；术中追加的器械、敷料，巡回护士应及时记录；关闭空腔脏器、腹腔和手术切口前均应再次核对并记录；清点时发现器械、敷料与术前数目不相符，或发生断针等意外情况，护士应当及时要求手术医师共同查找，如手术医师拒绝查找或查找不到，在手术病人离开手术室之前，应接受床旁 X 线拍片，证实体腔内无异物遗留后方可离开。护士应在备注栏内注明事情经过，由手术医师亲自签署全名。

第四节　术后随访

　　手术后巡回护士应定期到病房随访病人，及时了解病人手术后伤口愈合的效果、皮肤的完整性及病人对手术室护理质量的效果评价。手术结束，病人清醒后，最想知道的就是手术是否成功，因此病人回到病房或是从麻醉中刚刚醒过来，医生护士应以亲切和蔼的语言进行安慰鼓励。医生和护士应当传达有利的信息，给予鼓励和支持，以免病人术后过度痛苦和焦虑。帮助病人缓解疼痛，病人如果注意力过度集中、情绪过度紧张，就会加剧疼痛。意志力薄弱、烦躁和疲倦等也会加剧疼痛。此外，给病人做适当的健康教育，如术后禁食的时间、体位和下床活动的时间等。

　　从环境方面看，噪声、强光和暖色也都会加剧疼痛。因此，医生护士都应体察和理解病人的心情，从每个具体环节来减轻病人的疼痛。努力帮助病人解决抑郁情绪，要准确地分析病人的性格、气质和心理特点，注意他们不多的言语含义，主动关心和体贴他们。鼓励病人积极对待人生，外科病人手术后大都要经过相当长一段时间的恢复过程，不管手术结果好坏都要让他们勇敢地承认现实、接纳现实。

第十二章

麻醉护理

第一节 基础麻醉护理

一、概述

基础麻醉是指在麻醉准备室内预先使患者意识消失的麻醉方法，主要用于不合作的小儿的麻醉处理。

二、护理常规

1. 麻醉前准备

（1）患者准备。

①无上呼吸道感染症状，按医嘱使用抗胆碱药物，抑制腺体分泌。

②禁食不低于 6 h，禁饮（糖水、清果汁）不小于 2 h。

③麻醉开始前测量首次体温、心率、呼吸。

④必要时建立静脉通道。

（2）麻醉器械、设备、耗材准备。

①常用物品：多功能麻醉机、心电监护仪、吸引装置、氧气、听诊器、麻醉面罩、呼吸回路、吸痰管、口咽通气管。

②抢救用品：麻醉喉镜、气管导管或喉罩、导管芯、吸附器、过滤器。

（3）药品准备：麻醉药品如氯胺酮，抢救药品包括麻黄碱、肾上腺素、阿托品等。

2. 麻醉中的护理观察及记录

（1）连续动态监测心电图、心率、呼吸、血氧饱和度，每 10 ~ 15 min 记录 1 次。

（2）协助填写麻醉记录单，记录用药时间点、用量。

（3）观察患者呼吸频率和节律，随时做好气管插管准备。

（4）记录麻醉手术期间输注液体种类和总量。

3. 麻醉复苏期护理

（1）连续动态监测心电图、心率、呼吸、血氧饱和度，每 15 ~ 20 min 记录 1 次。

（2）面罩或鼻导管供氧。

（3）去枕平卧位，做好身体及四肢约束和固定。

（4）转出麻醉恢复室的标准。

①在恢复室停留大于 30 min，神志完全清醒，正确对答。婴幼儿能睁眼、哭声响亮。

②停吸氧气 5 ~ 10 min，脉搏氧饱和度大于 94%。

③呼吸：12 ~ 25 次 /min。

④疼痛视觉模拟评分法评分小于或等于 3 分。

第二节 局部麻醉护理

一、概述

常见的局部麻醉有表面麻醉、局部浸润麻醉、区域阻滞麻醉、神经传导阻滞麻醉。

二、护理常规

1. 麻醉前准备

（1）术前按医嘱使用镇静催眠药。

（2）向患者解释麻醉全过程及配合方法。

（3）麻醉器械、设备、耗材准备。

①常用物品：麻醉机、心电监护仪、吸引装置、氧气、听诊器、麻醉面罩、呼吸回路、吸痰管、口咽通气管。

①穿刺用品：皮肤消毒液、无菌敷料、穿刺针、注射器、连接导管、神经刺激仪。

③抢救用品：简易呼吸囊、气管导管、麻醉喉镜。

（4）药品准备：局部麻醉药（0.75% 丁哌卡因、1% 罗哌卡因或 2% 利多卡因等）、抢救药品（麻黄碱、肾上腺素、阿托品等）。

（5）必要时建立静脉通道。

2. 麻醉护理观察及记录

（1）连续监测心电图、血压、心率、呼吸、血氧饱和度，每 10～15 min 记录 1 次。

（2）局部麻醉药全身中毒反应的观察及处理。

原因：①1 次用量超过限量；②药物误入血管；③注射部位对局部麻醉药的吸收过快；④个体差异致对局部麻醉药的耐受力下降。

临床表现：分兴奋型和抑制型。兴奋型：轻度者精神紧张、定向障碍、舌头麻木、头痛、头晕、耳鸣、视物模糊；中度者烦躁不安、心率加快、血压升高、有窒息感；重度者精神错乱、缺氧、发绀、肌张力增高、惊厥、抽搐、继而呼吸心脏停搏。抑制型：表现为中枢神经系统和心血管系统的进行性抑制，症状隐蔽，也较少见。

处理：①立即停止给药；②面罩供氧，保持呼吸道通畅，做好急救气管插管准备，必要时行气管内插管；③轻度兴奋者按医嘱静脉使用咪达唑仑；④惊厥发生时按医嘱静脉使用丙泊酚；⑤出现循环抑制时，应快速有效地补充血容量，同时酌情使用血管活性药物；⑥呼吸脏停搏者立即进行心肺脑复苏。

（3）观察局部情况，若局部出现广泛红晕和皮疹，考虑局部麻醉药过敏，按医嘱处理。

（4）若患者发生惊厥时应做好约束保护，避免发生意外的损伤。

3. 麻醉复苏期护理

（1）观察穿刺部位有无渗血，保持穿刺部位的无菌。

（2）监测血压、心率、呼吸、血氧饱和度 30～60 min，待生命体征稳定方可停止监测。

（3）观察外科专科情况。

（4）嘱患者卧床休息 30～60 min，无头痛头晕后方可下床活动。

（5）必要时面罩或鼻导管供氧。

第三节 特殊患者的护理

外科手术和麻醉都有创伤性，某些特殊病情或伴有其他疾病的患者，因对手术耐受性不良，易增加手术难度、造成手术失败及术后发生危险性，如高血压患者于手术后发生心力衰竭、心肌梗死、脑出血、脑血管意外和肾功能不全等机会较大，因此围手术期护理极具挑战性。对该类患者术前除了应做一般的术前准备外，还应进行特殊的围手术期护理。

一、心功能不全患者围手术期护理要点

心功能不全（cardiac dysfunction），又称心力衰竭（heart failure）。对于此类手术患者，手术室护士应根据其病因和临床表现加强护理，保障患者安全。

（一）术前准备及护理要点

1. 一般护理

注意房间通风与消毒，保持室内空气新鲜，严格控制探视及陪伴人员，预防呼吸道感染。注意患者口腔、皮肤卫生，有扁桃体炎、牙龈炎、气管炎等感染病灶需治愈。协助做好肺、肝、肾等功能检查。测量身高、体重、计算体表面积，以供计算药量。应适当控制钠盐摄入，避免进食胆固醇含量较高食物。禁忌烟、酒等刺激性食物。

2. 心理护理

向患者及家属讲解手术方法及相关事项，取得配合；消除患者的紧张和忧虑，以最佳状态接受手术治疗。

3. 呼吸功能锻炼

术前指导患者做深呼吸、腹式呼吸及正确的咳痰，并配合肺部听诊检查咳痰效果，以适应心脏手术术后的咳痰要求。对吸烟的患者应严格禁烟。

4. 改善循环功能

除了常规的强心、补钾及利尿等药物治疗外，必要时给予激化液（GIK）治疗，要求患者卧床休息。伴严重贫血患者，术前应少量多次输血纠正贫血。心律失常或心衰患者需行有效的内科处理。

5. 肺动脉高压处理

给予吸氧以改善心脏功能，提高肺对缺氧的耐受力，采用低流量（2 ~ 3 L/min）间歇吸氧 1 h，每天 2 次，并做好吸氧前后血气分析的对比，以了解肺血管的弹性。或使用血管扩张剂，如酚妥拉明 5 mg 肌注，以达到扩张血管，降低肺动脉压的目的。对重度肺动脉高压的患者应加用前列腺 E_1（PGE_1），改善先心病重度肺动脉高压患者的血流动力学指标，提高手术安全性。

6. 术前主要护理内容

手术前日做好手术局部的皮肤准备。术前晚应给予镇静药，使患者得到充分镇静；嘱患者应尽早卧床休息，保持病房安静。手术前 6 h 禁食、4 h 禁饮，需留置尿管的要留置尿管，手术前 30 min 肌内注射阿托品 0.5 mg，苯巴比妥 0.1 g，并做好患者的安慰工作。

（二）术中和术后护理要点

1. 术中护理

（1）一般处置：调节适宜的手术室室温、保持安静，减轻患者紧张恐惧心理，必要时使用镇静剂，使患者顺利过渡到麻醉阶段。

（2）心电和血流动力学监测：连续心电监测，观察心率快慢、有无心律失常及传导异常。施行有创血压、中心静脉压（CWP）连续监测，必要时用 Swan-Ganz 导管持续监测肺动脉压力的变化。

（3）维持水电解质平衡：需要时及时检查电解质，根据术中的出血量、尿量、BP、CVP、Hb 等综合因素补足血容量。

（4）手术配合：用物准备齐全，刷手护士默契配合，保证手术顺利进行。

（5）麻醉恢复期护理：恢复期时，疼痛刺激、吸痰、拔气管导管、屏气、低氧或高碳酸血症均可引起心搏骤停，处理不及时将产生严重后果。故此期应加强监护，备好各种抢救药品和物品，监护人员不得随意离开。

2. 术后监测

（1）患者交接：患者回 ICU 或病房时，巡回护士与病房护士做好床头及书面交接班。主要内容为手术方式、手术经过、术中病情与用药，出手术室及途中情况，受压的皮肤、导管、输液、输血等。

（2）常规护理：定时检查瞳孔、球结膜水肿情况，连续监测体温，由于低温体外循环原因，术后患者体温大多有反跳发热的过程，当体温上升至 38℃时立即冰袋降温，防止体温继续上升；当降至 37.5℃以下时立即撤除，以防过度降温；过低时，采取保温措施。保证营养物质的供给。对长时间使用呼吸机的患者，应及早经胃管补充营养，同时应注意观察患者腹部及大便情况，由于体外循环手术的打击，患者易出现消化道应激性溃疡出血，必要时静脉使用西咪替丁或奥美拉唑。加强基础护理，预防感染及褥疮等并发症的发生。

（3）心电监护：术后 1 天内采用床旁连续心电监测，第 2～7 天则改为遥控心电连续监测、间断记录的方法。主要观察心率快慢、有无心律失常及传导异常，并给予相应的处理。

（4）血流动力学监测和维持循环稳定：术后早期施行有创血压、中心静脉压（CVP）连续监测，2 天后改为间断测量袖带血压及中心静脉压。需用 Swan-Ganz 导管持续监测肺动脉压力者，应妥善固定导管，防止移位或脱出，严格无菌操作，预防感染，持续以肝素溶液防止凝血。拔除导管应在心电监护下进行，拔管后局部压迫止血。患者术后血压不宜过高或过低。复杂先心病术后可有程度不同的低心排，严重低心排患者对升压药的依赖性很强，甚至在更换升压药的瞬间血压突然下降，为此需备两条升压药通路，心率维持约 100 次／分钟，新生儿心率不能低于 140 次／min。很多原因可引起心率增快，如低血容量、低氧血症、高碳酸血症、电解质紊乱、发热、心脏压塞等，处理中要排除或纠正上述因素后，方可使用减慢心率的药物。保持良好循环功能根据血压、平均动脉压及中心静脉压随时调整血管活性药物的速度。精确记录液体出入量，调整术后静脉输入液体量。

（5）维持水电解质平衡：根据术后引流量、BP、CVP、Hb 等综合因素补足血容量；根据需要及时检查电解质。术后定时监测尿量，并仔细观察尿液色泽及性质。若术后早期尿量大增，应注意有无电解质紊乱，及时补钾，但也不可盲目补钾。尿量不足时，首先应检查尿管位置，尿路是否通畅，膀胱是否充盈，在补足血容量，纠正低氧血症的情况下，可根据血压应用多巴胺及硝普钠，以维持适当的动脉压，改善肾灌注，应用利尿剂，及时补钾并复查肾功能。出现血红蛋白尿除利尿外，还应注意碱化尿液，预防血红蛋白在肾小管沉积，损伤肾功能。

（6）机械通气及呼吸道管理：呼吸道护理尤为重要。每班交清气管插管的型号和深度，并有记录。观察气管插管固定的胶布是否松动。根据病情选择合理的机械通气方式及参数。参数设定分初调、复调两步进行，初调运行 20～30 min 后，或者病情发生变化时应查血气，根据结果进行复调。保持呼吸道通畅，及时清除呼吸道分泌物，增加通气，防止肺不张、肺炎的发生。吸痰不宜过频以免气管黏膜受损，亦不宜过疏，以听诊有痰为准。吸痰动作要轻快，不应过度刺激，吸痰前、后给予纯氧通气 3 min，两次吸痰间隔以经皮血氧饱和度（SaO$_2$）恢复到正常为准，防止发生缺氧。翻身拍背，2～4 次／天，每次 5～10 min，便于痰液排出和抽吸。气管切开的患者除按气管切开常规护理外，应湿化气道，定时吸痰。若不及时抽吸气道分泌物，可引起气道内分泌物干涸阻塞，下呼吸道分泌物潴留以至结痂阻塞气道。撤机指征：意识完全清醒、血气正常、循环稳定尽早拔管，否则患者将由于不能耐受插管、烦躁，甚至插管刺激引起呕吐而导致 SaO$_2$ 下降。拔除气管插管后，采用温湿化氧气面罩吸入，并加强肺部物理治疗。对于痰多且粘稠者，采用专人进行肺部物理治疗。

（7）管道护理：护理中应特别注意各种管道的固定：尿管和引流管均应双固定，以免滑出。对引流管的护理应视病情 15～60 min 挤压引流管一次，每小时记录引流量，观察引流液的颜色、性质，了解出血情况。术后 36～48 h 拔除引流管。心内测压管和动脉管道要持续用肝素冲洗，以防血块堵塞管道影响测压。保持动、静脉穿刺处皮肤清洁，常规 48 h 更换敷料 1 次，并及时冲洗静脉管道。除紧急状况外，心内测压管尽量避免输入升压药物，以免监测压力时药物中断，引起病情变化。当病情发生变化，为使升压药更快地发挥药效可将升压药从测压管直接进入，更换升压药速度要快，严禁气泡进入。

（8）引流量的观察：要定时有效地挤压引流管，保持引流管通畅，使积血排出体外防止心包填塞，正确判断所失血量，原则是失多少、补多少。随时观察引流液的颜色、量、温度，当颜色鲜红、温度高、浓稠，大于 4 mL/（kg·h）时，应考虑有活动性出血，及时报告医师，查明原因。若引流量突然减少，血压下降，中心静脉压升高，尿量少，应警惕心包填塞的发生，一旦发生心包填塞，应及时通知医师减压止血。

（9）镇静剂的应用：患者在术后清醒拔管后易出现恐惧、病儿会出现哭闹，不仅增加了耗氧，不利于心功能恢复，而且吵闹时大量空气吸入，引起腹胀致膈肌抬高影响呼吸功能。必要时应适当给予镇静剂，地西泮为首选药，可肌内注射；并发肺动脉高压者禁用吗啡，以防抑制呼吸功能而影响呼吸及排痰。

（10）并发症防治：肺动脉高压危象是心脏病矫治术后肺动脉压力上升，超过主动脉压力后，出现体循环压力突然下降，低氧血症、代谢性酸中毒等，是患者术后死亡的重要原因之一。观察中，对并发肺动脉高压患者，如有烦躁、吵闹、SaO_2 下降，应怀疑肺动脉高压危象的发生。心律失常的发生常在术后 4 h 内，多与传导组织的破坏及手术损伤窦房结有关。在护理中，要严密观察心率、心律，避免各种诱发因素，及时发现，及早干预。

（11）抗凝治疗的监测：瓣膜替换术等术后需要抗凝治疗，需根据凝血酶原时间（PT）值调整抗凝药量。同时注意观察皮肤有无出血点、瘀斑，齿龈出血及尿血现象。

二、高血压患者围手术期护理要点

高血压系指循环系统内血压高于正常而言，通常指体循环动脉血压增高，是一种常见的临床综合征。按照世界卫生组织（WHO）建议使用的血压标准是：凡正常成人收缩压应小于或等于 140 mmHg（18.6 kPa），舒张压小于或等于 90 mmHg（12 kPa）。如果成人收缩压大于或等于 160 mmHg（21.3 kPa），舒张压大于或等于 95 mmHg（12.6 kPa）为高血压；血压值在上述两者之间，亦即收缩压在 141 ～ 159 mmHg（18.9 ～ 21.2 kPa）之间，舒张压在 91 ～ 94 mmHg（12.1 ～ 12.5 kPa）之间，为临界高血压。高血压是世界最常见的心血管疾病，也是最大的流行病之一，常引起心、脑、肾等脏器的并发症，严重危害着人类的健康。高血压患者围手术期发生危险的概率远高于正常人，故应积极准备，加强围手术期的护理。

（一）术前准备及护理要点

1. 一般护理

对新入院患者应正确测量和记录血压，并对高血压的程度作出判断；询问高血压病病史及近期有无并发症、服药等情况；了解各项检查项目，包括心、脑、肾和眼底，判定重要脏器是否受损及其程度。保持病房安静，空气新鲜。使患者了解饮食与高血压病的关系，应适当控制钠盐摄入，避免进食胆固醇含量较高食物，肥胖者应控制饮食，禁忌烟、酒等刺激性食物。

2. 血压监测

患者血压监测应 1 ～ 2 次／天，于早上起床前或活动后静息 30 min 测量并记录，以了解血压波动范围，配合医师调整抗血压药物剂量，并注意用药反应。

3. 心理护理

指导患者保持乐观情绪。情绪紧张、有失眠者必要时给予镇静剂。术前 1 天密切观察患者情绪变化，耐心解释患者提出的疑问，消除其紧张、恐惧心理。

4. 术前主要护理内容

手术前日做好手术局部的皮肤准备，需做妇科及肠道手术的应做好肠道准备。术前晚应给予镇静药，使患者得到充分镇静；嘱患者尽早卧床休息，保持病房安静，使其休息好，保持血压在安全范围内。术晨于患者起床前测基础血压，血压偏高者按医嘱给予药物处理，半小时后再测血压，如血压过高需暂停手术。患者于手术前 6 h 禁食、4 h 禁饮，需留置尿管的要留置导尿，做好患者的安慰工作，并于手术前 30 min 肌内注射阿托品 0.5 mg，苯巴比妥 0.1 g。

（二）术中和术后护理

1. 术中护理

（1）一般处置：手术室室温应调节适宜、保持安静，防止寒冷和噪音对患者血压的影响。减轻患者紧张恐惧心理，必要时使用一定的镇静剂，使患者顺利过渡到麻醉阶段。

（2）术中监测：术中要进行血压、心电图、血氧饱和度、血气、体温的监测，注意出血量、尿量及水电解质平衡。对重度高血压患者做复杂大手术还应进行中心静脉压监测。由于麻醉、麻醉药物的影响及手术刺激等各种因素可使患者的血压有较大幅度的波动，且患者对血压自身调节能力下降，当血压过高或过低时，可引起各种严重的并发症。故巡回护士在术中应配合麻醉医师严密观察血压的变化，及时发现异常，及早处理。

（3）手术配合：用物准备齐全，刷手护士默契配合，保证手术顺利进行。术中冲洗液应适当加温，不能过冷。禁止使用使血压升高的止血药物如肾上腺素、阿托品等。

（4）麻醉恢复期护理：术后患者在恢复期，由于疼痛刺激、吸痰、拔气管导管、屏气、低氧或高碳酸血症等原因均可引起强烈的心血管反应，导致血压急剧升高，处理不及时可产生严重危害。故此期应加强监测，备好各种抢救药品和物品，监护人员不得随意离开。在不影响呼吸的情况下镇痛，若血压过高可给予药物，待血压降至安全范围再吸痰拔管。

2. 术后护理

（1）患者交接：患者回病房时，巡回护士与病房护士做好床头及书面交接班。主要内容为手术方式、手术经过、术中病情与用药，出手术室及途中情况，受压的皮肤、导管、输液、输血等。

（2）术后常规护理：应针对不同手术、不同麻醉做好各类手术后、麻醉后的常规护理及高血压的护理。全身麻醉术后常规吸氧，去枕平卧头偏向一侧，保持呼吸道通畅，注意保暖，严密监测生命体征，对疼痛剧烈者给予止痛。患者术后体位采取卧位，在术后神志清醒、血压平稳 4～6 h、病情无禁忌后可取半卧位。

（3）生命体征观察：术后患者返回病房，应密切观察并记录患者神志、瞳孔、血压、脉搏等体征，以便动态观察，出现危急情况应及时报告医师。对重度高血压者，要进行持续心电监护。

（4）尿量：对患者的出入量应准确记录，尤其尿量应 1～2 h 记录一次，以判断入量及出量是否均衡。严格控制输液量，输液速度应均速，防止液体量过多导致血压升高。

三、呼吸功能障碍患者围手术期护理要点

呼吸功能障碍是指由于各种原因引起肺的通气功能和换气功能障碍，以致不能有效地进行气体交换，临床上引起缺氧伴或不伴二氧化碳潴留，从而引起一系列生理功能和代谢紊乱的临床综合征。呼吸功能障碍的主要表现是轻微活动后出现呼吸困难，哮喘和肺气肿是两个最常见的慢性阻塞性肺功能不全疾病。伴呼吸功能障碍的手术患者，对手术、麻醉和护理都提出了更高的要求。

（一）术前准备及护理要点

1. 一般护理

应加强营养的管理，给予营养丰富的饮食，以增强机体抵抗力，改善营养状况促进康复。对于不能由口进食的患者，可行肠道外营养，以保证机体需要。病房应经常进行紫外线空气消毒。

2. 心理护理

准确且全面了解患者的心理状况，建立良好的护患关系，帮助患者尽快适应住院环境，减轻术前焦虑，提高手术适应能力，使其术后能密切配合护理。

3. 呼吸道并发症预防与处置

对合并有慢性支气管炎、肺气肿或肺部感染的患者，按医嘱进行解痉抗炎对症治疗。术前控制肺部感染，在感染控制后方可择期手术，尤其是高龄患者，全身免疫机能下降，抗感染能力降低者，术前应充分控制感染。痰液黏稠的患者，术前应进行痰液稀释的处理。经常咳脓痰的患者，术前可使用抗生素，并指导其体位引流。

4. 呼吸功能锻炼

向患者及家属说明手术及麻醉可能引起的呼吸反应，术后可能出现的并发症及卧床不活动对呼吸的影响，使患者认识到进行呼吸功能锻炼的重要性，从而积极配合，同时教育吸烟患者术前绝对禁烟2周。教会患者做深而慢的腹式呼吸法，2～3次/天，每次15 min左右，腹式呼吸法应采用平卧、站立交替进行。术前1周开始进行，并进行适当的体育锻炼，以增加肺活量。同时训练患者学习有效的咳嗽方法，指导患者深吸气后用胸腹部的力量作最大咳嗽，咳嗽的声音应以胸部震动而发出，每天练习3次，每次20 min左右。向患者解释通过有效咳嗽，可预防肺不张、肺部感染。术前健康教育是患者术后顺利恢复的关键。

5. 术前主要护理内容

手术前日做好手术局部的皮肤准备，如做妇科及肠道手术的要做好肠道准备，手术前6 h禁食、4 h禁饮，需留置尿管的要留置尿管，手术前30 min肌内注射阿托品要适量，以免痰液黏稠，并做好患者的安慰工作。

（二）术中和术后护理

1. 术中护理

（1）一般处置：手术室室温调节适宜、保持安静，减轻患者紧张恐惧心理，必要时使用一定镇静剂，使患者顺利过渡到麻醉阶段。麻醉前用药要适量，以免呼吸抑制。

（2）术中监测：术中要进行血压、心电图、血氧饱和度、血气、体温的监测，注意出血量、尿量及水电解质平衡。由于麻醉及手术刺激等各种因素可影响患者的肺功能和血氧饱和度，故巡回护士在术中应配合麻醉医师严密观察血氧的变化，及时发现异常并处理。

（3）手术配合：用物准备齐全，刷手护士默契配合，保证手术顺利进行。

（4）麻醉恢复期护理：恢复期时，疼痛刺激、吸痰、拔气管导管均可引起低氧或高碳酸血症，处理不及时可产生严重危害。故必要时继续呼吸机辅助呼吸，待血氧饱和度稳定于安全范围再吸痰拔管。

2. 术后护理

（1）常规护理：全身麻醉未清醒前去枕平卧头偏向一侧，清醒后取半卧位，有利于胸腔内积液积气引流，改善患者呼吸和循环功能，减轻伤口疼痛。对疼痛者必要时给予对呼吸功能无抑制作用的镇痛剂。在术后应给予营养丰富的饮食，以增强机体抵抗力，改善营养状况促进康复。对于不能由口进食的患者，可行肠道外营养，以保证机体需要。

（2）生命体征的观察：患者进入监护室后常规持续床旁心电监护，密切观察生命体征，每15～20 min测体温、脉搏、呼吸、血压1次，并做好记录，待平稳后改为30～40 min/次。如出现血压下降、心律失常、呼吸增快、脉率增速等，应立即查找原因并报告医师处理。

（3）呼吸功能的监测与呼吸道护理：术后24 h内应作无创血氧饱和度监测仪连续监测或定时作血气分析，尽可能保证PaO_2不低于10.0 KPa，SaO_2不低于95%。临床PaO_2小于8.0 KPa，SaO_2小于8%均需氧疗，因此做好肺功能监测尤为重要。观察呼吸频率、节律、幅度的变化以及有无呼吸困难和发绀，以此为基础而施行肺功能测定和血气分析则更全面地反映肺功能状况。术后吸氧是缓解缺氧症状，保证全身氧供的直接方法。患者在运送途中也应吸氧，氧浓度一般维持在35%左右，过高反而会减少对呼吸中枢的刺激而抑制呼吸。一般在术后两天给予持续低浓度吸氧，以后待患者自我感觉良好时可间断吸氧，1周后视病情需要吸氧。如发现异常可以及时全面的观察并处理。保持呼吸道通，如有口腔及呼吸道分泌物及时吸出，以防吸入性肺炎发生。患者机体抵抗力较差，一般术前都有多种并发症，使支气管内分泌物增多、黏稠，加之麻醉药物抑制，切口疼痛，术后排痰往往较困难。应采取以下措施：①鼓励咳嗽：术前术后反复向患者解释排痰的重要性，并鼓励患者进行有效咳嗽、咳痰及正确的排痰方法。②拍击震动：利用手腕动作以空心掌由下向上、由外向内、由前向后顺序拍击胸部，通过震动使分泌物自管壁脱落而易于咳出。③雾化吸入：若痰液不易咳出，可做超声雾化吸入，其内加入抗生素、支气管扩张剂、黏液溶解酶或激素，以达到局部消炎、扩张小支气管、溶解痰液的目的。④刺激咳嗽法：用拇指或示指在吸气终末梢用力向内压在胸骨柄上窝的气管来刺激气管引起咳嗽反射，以利咳痰。用上述方法均无效时，可考虑用鼻导管从气管内吸痰的方法，吸痰动作要轻快并注意分泌物的性质及量，负压不能太高，不可在同一深度长时间吸引，以免造成气管黏膜损伤。必要时也可行气管切开。⑤气管插管或切开：在已有大量分泌物积聚而致呼吸道梗阻或有较严重的呼吸功能不全时，应及早行气管插管或气管切开，彻底清除分泌物或以呼吸机辅助呼吸。对于使用呼吸机辅助呼吸患者，每班应交清气管插管的型号和深度，并有记录，同时观察气管插管固定的胶布是否松动。根据病情选择合理的机械通气方式及参数。拔除气管插管后，采用温湿化氧气面罩吸入，并加强肺部物理治疗。对于痰多且粘者，采用专人进行肺部物理治疗。

（4）防治并发症：呼吸功能障碍患者手术的并发症主要是呼吸功能不全和心律失常。术后保持呼吸道通畅，充分排痰，有效氧供，应用敏感抗生素，以及营养心肌、扩张冠状血管等药物，可减少并发症的发生率。对于伴肺功能减退患者，肺组织弹性差，顺应性低，术后将影响肺的膨胀。可应用吹气球法防治术后肺不张，在术后 72 h 开始采用。术后疼痛不敢咳嗽者，应采用振荡法轻拍患者背部，使痰液振动易于咳出。每日应用痰液稀释剂雾化吸入 3 ～ 4 次。输液过多过快易发生肺水肿，需要控制输液速度和补液量。观察伤口渗出物颜色、气味、性状及伤口愈合情况，在无菌操作下更换敷料，以防止切口感染的发生。协助翻身，做好皮肤及口腔护理。

四、婴幼儿和老年患者围手术期护理要点

（一）婴幼儿围手术期护理要点

由于婴幼儿各器官和组织尚未发育完善，生理功能的储备能力差，且用药剂量等不同于成年人，对手术的耐受性有限。故应加强婴幼儿围手术期护理，以增加手术成功率和减少危险发生。

1. 术前准备及护理要点

（1）一般护理：给予高热量、高蛋白、高维生素、少渣易消化的饮食。同时注意为病儿营造一个舒适、安全的生活环境。

（2）心理护理：病儿入院后由于对周围环境不熟悉，产生陌生感、恐惧感，由此而出现哭闹、恐惧，拒绝治疗。因此，护士应向家长了解病儿及进行心理状况评估，接近病儿，建立良好的护患关系，让他们尽快适应医院的环境，以消除其陌生感及恐惧感。如家长担心手术效果、术后是否会影响病儿的生长发育等问题，责任护士应主动做好解释工作，以进一步增强家长的信心、获得其理解、支持和合作。

（3）术前主要护理内容：手术前日做好手术局部的皮肤准备，手术前 6 h 禁食、4 h 禁饮，需留置尿管的要留置尿管，手术前 30 min 肌内注射阿托品、苯巴比妥（用量根据病儿体重）。

2. 术中和术后护理

（1）术中护理：①一般处置：消除病儿紧张恐惧心理，必要时使用一定镇静剂，使病儿顺利过渡到麻醉阶段。②术中监测：术中要进行血压、心电图、血氧饱和度、血气、体温的监测，注意出血量、尿量及水电解质平衡。由于麻醉及手术刺激等各种因素可影响婴幼儿的生命体征，故巡回护士在术中应严密观察生命体征的变化，及时发现异常并处理。③手术配合：用物准备齐全，刷手护士默契配合，保证手术顺利进行。④麻醉恢复期护理：恢复期时，疼痛刺激、吸痰、拔气管导管均可引起低氧或高碳酸血症，处理不及时可产生严重危害。故必要时继续呼吸机辅助呼吸，待血氧饱和度稳定于安全范围再吸痰拔管。

（2）术后护理：①常规护理：麻醉未清醒前，去枕平卧、头偏向一侧，保持呼吸道通畅，及时清理口腔、鼻腔分泌物及呕吐物，以防止窒息和吸入性肺炎的发生。注意安全，挡好床档，防止坠床，必要时加用约束带固定。保持病室内安静、清洁，温度宜保持在 26 ～ 28 ℃，湿度宜保持在 50% ～ 60%。新生儿体温调节中枢发育不完善，易受环境温度影响，术后应置暖箱。体温超过 38.5 ℃者，用乙醇擦浴或遵医嘱应用退热药物。麻醉完全清醒后方可进食，首次进食时先给予少量温开水，无呛咳后再进其他食物。鼓励病儿摄入高热量、高蛋白质、高维生素饮食，多采用清淡食物及新鲜蔬菜喂养。②呼吸道管理：婴幼儿功能残气量相对小，肺内氧储备相对小于成人但氧耗量却相对较高，为满足身体代谢的需要常采

取浅快的呼吸。浅快的呼吸形式使病儿容易发生呼吸肌疲劳，引起氧供应不足而呼吸衰竭。在护理中应密切观察病儿的呼吸频率、节律、有无发绀、血氧饱和度变化等情况。病儿呼吸功能和各种反射不健全，呼吸道分泌物不能及时排出，床旁应备好吸痰器，及时吸出呼吸道分泌物，保持呼吸道通畅。应随时监测动脉血气分析，根据其结果进行处理。③生命体征的监测：因病儿生命体征变化快，应严密观察。如在观察过程中发现异常情况应及时报告医师作相应的处理。

（二）老年患者围手术期护理要点

由于老年人生理功能的改变，各组织、器官储备能力的减退，对手术和麻醉耐受力差，在此基础上又受疾病的影响，使一系列因素相互构成因果关系，表现出相应的临床症状。为使手术顺利完成，患者安全度过围手术期，手术室护士应掌握老年患者的生理特点，结合实际，实施以下护理要点。

1. 术前准备及护理要点

（1）一般护理：老年患者由于各个器官逐渐发生退行性改变，功能不全，尤其是重要器官功能不全，对手术的耐受能力影响很大。因此，在询问病史和体格检查时一定要详细和认真，还要进行尽可能全面的辅助检查，特别是重要器官的功能检查，如心、肝、肾的功能状况，血压、血糖的变化。老年患者由于内分泌系统的改变，糖尿病的发病率较高，再加上牙齿松散脱落，对饮食常常有一些特定的要求。我们必须了解各个患者的饮食习惯，根据不同患者的不同要求而提供相应的理想的饮食，以满足患者的生理需要。病房要保持空气清新、环境安静。

（2）心理护理：由于疾病折磨，老年患者情绪多不稳定。护理时要更加耐心，用诚恳的态度、亲切的话语抚慰他们。加上环境陌生和医院特定的气氛以及对手术的恐惧，常常感到孤独，以及对生活丧失信心而不配合治疗护理，甚至对医护人员产生敌对情绪。因此我们必须针对老年患者的这一心理特点，采取相应的护理措施，使之积极地配合治疗以达到早日康复的目的。要多交谈、多接触、多关怀、多疏导讲清手术的目的及必要性。介绍手术前后的注意事项；教会患者正确的咳嗽、排痰方法，练习卧床大小便。消除患者思想疑虑，增强自信心，以使他们积极配合。

（3）并发疾病的护理：术前常规进行肝、肾功能及血糖测定。对并发高血压的患者术前尽早开始降压治疗，直至手术日。糖尿病患者，术前首先通过控制饮食及口服降糖药物治疗。术前首先通过控制饮食及口服降糖药物治疗。术前2～3天部分患者根据医嘱改为注射适量胰岛素，保持血糖在8.8 mmol/L以下，并观察有无低血糖。对有肝功能异常者给予保肝治疗，使肝功能得到最大程度的改善。对并发有心电图异常者，根据心电图的提示正确诊断，并根据诊断结果分别给予极化液等治疗。慢性支气管炎、肺气肿的患者术前给予超声雾化吸入，适量使用抗生素以控制肺部感染。

（4）术前主要护理内容：手术前日做好手术局部的皮肤准备，如做妇科及肠道手术的要做好肠道准备，手术前6 h禁食、4 h禁饮，需留置尿管的要留置尿管，手术前30 min肌内注射阿托品0.5 mg，苯巴比妥0.1 g，并做好患者的安慰解释工作。

2. 术中和术后护理

（1）术中护理：①一般处置：手术室室温调节适宜、保持安静，巡回护士可亲切交谈以减轻患者的恐惧心理，使患者顺利过渡到麻醉阶段。②术中监测及手术配合：手术中密切观察患者各项生命指征的变化，发现问题及时处理。用物准备齐全，刷手护士默契配合，保证手术顺利进行。在术中，应严格控制补液量和补液速度，对心、肺、肾功能不全的患者尤其要谨慎。应持续导尿，随时监测尿量、脉率和血压，观察心电监护和血氧饱和度，使其维持在正常范围，保证手术的顺利进行。老年患者因补液不当造成心、肺、肾功能衰竭和因术中术后血压波动过大造成脑血管意外的病例屡有报告，应引起高度重视。

（2）术后护理：①常规护理：应加强膳食营养的管理，应给予营养丰富的饮食，以增强机体抵抗力，改善营养状况促进康复。对于不能由口进食的患者，可行肠道外营养，以保证机体需要。老年患者由于局部皮肤血液循环障碍，加上手术后惧怕疼痛而不敢翻身，局部皮肤长期受压，因此极易发生褥疮。应建立皮肤护理卡，每2 h用红花酒精按摩皮肤受压处及骨隆突处，促进血液循环，避免物理性刺激，保持床铺平整、清洁、干燥、无渣屑，防止便器损伤皮肤等。并教会患者及家属增强预防为主的意识。②术后监护：加强监护、密切观察：老年人机体老化，各脏器功能明显减退，使机体的内环境稳定性降低，对麻醉、手术等刺激适应能力下降。因此应特别注意手术后的护理。及时连接好各种引流管道及各种监护仪器，密切观察和记录病情变化，注意监测生命体征、心电图变化、控制输液速度及补液量。术后因疼痛、精神紧张、感染等因素易诱发高血压、心律失常。应及时给予镇静、镇痛药物、抗感染，并注意电解质平衡，必要时术后 1 ~ 2 天给予适量糖皮质激素以增加应激能力。③预防手术并发症：老年人免疫力低下，术后易发生各种感染。由于肺的功能降低、老化使呼吸系统的化学感受器和神经感受器敏感性降低，老年患者故对各种刺激的反应性较迟缓，对缺氧和酸碱平衡的调节能力也明显下降。老年人的免疫能力降低，抗病能力减弱，手术后由于惧怕疼痛而不敢咳嗽，不能有效地清理呼吸道异物，极易形成坠积性肺炎。所以要定时帮患者叩背，教会患者有效的咳嗽、排痰，以预防坠积性肺炎的发生。术后第 2 天开始进行超声雾化吸入，每天 2 次。需留置尿管者，每天用 0.5% 碘附棉球擦洗尿道口，保持外阴清洁，鼓励患者多饮水，能尽早拔除尿管的要尽早拔除，合理使用抗生素，以免泌尿系感染。术后腹胀是由于术中吞服空气或肠道酵解产生气体，而肠蠕动未能恢复，使肠腔扩张而产生，术后常于 24 ~ 48 小时内恢复，但老年患者因肠张力较低而使肠蠕动恢复较慢，对于不宜恢复者，可采用小剂量新斯的明肌内注射以促进肠功能恢复。老年患者切口愈合差，术后应加强全身营养支持疗法，促进切口愈合，及时更换敷料，以预防切口裂开。由于老年患者腹肌薄弱，因此腹部切口的患者，术后应使用腹带，以减轻因咳嗽引起的疼痛，也有利于切口愈合。老年患者切口皮肤缝线可延长 1 ~ 2 天拆线。④健康教育：指导患者出院后要定时服药，饮食要规律，少食多餐，多食一些牛奶等易消化营养丰富的食品。不要做剧烈的活动，保持大便通畅，定时测量血压、血糖等理化指标，定期回医院复查。

五、妊娠期患者围手术期理要点

妊娠期患病如需行手术处理，手术对患者和胎儿存在一定的影响，如果处理不当，将会引起流产或早产，甚至造成孕妇及胎儿死亡。因此做好围手术期护理尤为重要。

（一）术前准备及护理要点

1. 一般护理

为患者提供一个舒适、安静的休养环境，保持大小便通畅，预防感冒。进食易消化、高热量的食物。应对孕妇进行仔细的全身体格检查及实验室检查，包括血、尿常规，肝肾凝血功能检查，心电图，眼底，胎儿宫内环境等检查。在进行检查的同时要积极进行药物治疗及恰当的护理。

2. 心理护理

由于患者害怕失去孩子，一般对手术预后甚为担忧，可因此情绪低落、焦虑和烦躁。为改变患者的这种心理状态，护士应努力配合家属，给予患者有力的心理支持，与其交流，耐心解释，准确引导，使患者以良好的心态配合手术。

3. 胎儿监护

监测胎心音，并教会患者自己数胎动，必要时及时行 B 超检查，积极配合医师处理胎儿的情况。

4. 术前主要护理内容

同一般手术。手术前日做好手术局部的皮肤准备，妇科及肠道手术要做好肠道准备，手术前 6 h 禁食、4 h 禁饮，需留置尿管的要留置尿管，手术前 30 min 肌内注射阿托品 0.5 mg，苯巴比妥 0.1 g，并做好患者的安慰工作。

（二）术中和术后护理

1. 术中护理

调节手术室室温至适宜状态、保持安静，巡回护士可与其亲切交谈以减轻患者的恐惧心理，使患者顺利过渡到麻醉阶段。手术过程中严密监控产妇的血压、脉搏、血氧饱和度、心电图等变化；严密监控胎儿情况。

2. 术后护理

①常规护理：术后第 1 天可进食流质，无腹痛、腹胀，逐步过渡到普食，宜进清淡、易消化、富营

养的食物。必要时辅以静脉营养支持。术后如患者病情需要卧床休息，护士要主动全面做好各项生活护理，如床上擦浴、口腔护理、协助进食、排便等，尤其要做好会阴部护理，保持局部清洁、干燥，及时更换护垫，防止尿路感染。并要定时翻身拍背，预防肺部感染。②严密观察病情：术后进行患者生命体征和胎儿监护，观察子宫收缩情况；注意出入水量，补液时不要单纯输注葡萄糖或生理盐水；选择对胎儿影响小的镇痛方式，避免疼痛刺激引起患者血压升高；给予持续低流量吸氧。

第十三章

中医护理

第一节 心悸

心悸是指气血阴阳亏虚，或痰饮瘀血阻滞，致心失所养，心脉不畅，心神不宁，以自觉心中悸动，惊惕不安，甚则不能自主为主要临床表现的一种病症。心悸包括惊悸和怔忡。惊悸是因惊恐而诱发的自觉心跳不安的病证，怔忡是不因惊恐而自发的自觉心中悸动，惊惕不安，甚至不能自主的一种病症。心悸一般多呈阵发性，每因情绪悸动或过度劳累而诱发，发作时常伴有气短、胸闷，甚至眩晕、喘促、晕厥，脉象或数或迟，或节律不齐。

《黄帝内经》虽无心悸或惊悸、怔忡之病名，但已有心悸类似证候的描述，如《素问·至真要大论》篇"心澹澹大动"，《素问·痹论》篇"心下鼓"及《灵枢经·本神》篇"心怵惕"。并认识到心悸的病因有宗气外泄，心脉不通，突受惊恐，复感外邪等。汉代张仲景在《金匮要略·惊悸吐衄下血胸满瘀血病脉证治》中以惊悸、心动悸为病证命名。

西医学中各种原因引起的心律失常，如心动过速、心动过缓、期前收缩、心房颤动或扑动，及心功能不全、神经症等，凡具有心悸临床表现的，均可参照本节辨证施护。

一、病因病机

1. 体质虚弱

禀赋不足，素体亏虚，或脾胃虚弱，化源不足，或久病失养，劳欲过度，皆可使气血不足，心失所养，发为心悸。

2. 饮食劳倦

嗜食膏粱厚味、煎炸之品，蕴热化火生痰，痰火扰心，发为心悸。或饮食不节，损伤脾胃，运化失施，水液输布失常，滋生痰浊，痰阻心气，而致心悸。

3. 情志所伤

平素心虚胆怯，暴受惊恐，易使心气不敛，心神动摇，而心慌不能自主，惊悸不已，渐次加剧，直至稍遇惊恐，即作心悸，甚或外无所惊，时发怔忡。思虑过度，劳伤心脾，不仅暗耗阴血，又能影响脾胃功能，致生化之源不足，气血两虚，心失所养，发生心悸。长期抑郁，肝气郁结，气滞血瘀，心脉不畅，心神失养，引发心悸。大怒伤肝，肝火上炎，气血逆乱，且可夹痰，上扰于心，而出现心神不宁，心脉紊乱。

4. 感受外邪

心气素虚，风湿热邪，合而为痹，痹病日久，内舍于心，痹阻心脉，心血瘀阻，发为心悸。或风寒湿热之邪，耗伤心气心阴，亦可引起心悸。温病、疫毒均可灼伤营阴，心失所养，或邪毒内扰心神，如春温、风温、暑湿、白喉、梅毒等病，往往伴见心悸。

5. 药食不当

嗜食膏粱厚味，煎烤炙煿，蕴热化火生痰，痰火扰心，发为心悸。饮食不节，损伤脾胃，运化失司，水液输布失常，滋生痰浊，痰阻心气；或因用药不当，药毒损及于心而致心悸。常见药物如中药附子、乌头、雄黄、蟾蜍、麻黄等，西药奎尼丁、肾上腺素、洋地黄、锑剂等。补液过多、过快时，也可发生心悸。

心悸的病位主要在心，但其发病与脾、肾、肺、肝四脏功能失调相关。心悸有虚实之分，但以虚证为多见，多因气血阴阳亏虚，心神失养所致；实证者常见痰浊、瘀血、水饮、气滞等邪气痹阻血脉、扰动心神；临床可见虚实夹杂或转化。

二、诊断与鉴别诊断

（一）诊断依据

（1）自觉心搏异常，或快速，或缓慢，或时而感觉心跳过重，或忽跳忽止，呈阵发性或持续不解，不能自主。

（2）常伴有胸闷不适、易激动、心烦寐差、颤抖乏力、头晕等症。或伴有心胸疼痛，甚则喘促，汗出肢冷，或见晕厥。

（3）听诊示心搏或快速，或缓慢，忽跳忽止，或伴有心音强弱不等，脉象可有速、促、结、代、沉、迟等变化。面色及舌象变化可以帮助诊断。

（4）常由情志刺激、劳倦过度、外感邪气或饮酒饱食等因素而诱发。

（5）实验室检查、心电图、动态心电图监测及超声心动图，CT等检查，有助明确诊断。

（二）病证鉴别

心悸与胸痹的鉴别：胸痹常与心悸合并出现，但胸痹除见心慌不安、脉结或代外，必以心痛为主症，多呈心前区或胸骨后刺痛、闷痛，常因劳累、感寒、饱餐或情绪波动而诱发，多呈短暂发作，但甚者心痛剧烈不止，唇甲发绀或手足青冷至节，呼吸急促，大汗淋漓，直至晕厥，病情危笃。

三、辨证施护

（一）辨证要点

1. 分清虚实程度

心悸症候特点多为虚实相兼，故当首辨虚实，虚指脏腑气血阴阳的亏虚，实指痰饮、瘀血、火邪上扰。其次，当分清虚实之程度，在正虚方面，即一脏虚损者轻，多脏虚损者重。在邪实方面，一般来说，单见一种夹杂者轻，多种合并夹杂者重。临床以虚实夹杂者为多，但总属虚多实少。

2. 辨脉象变化

脉搏的节律异常为本病的特异征象，故辨脉象可以帮助判定心悸的寒热虚实属性。一般认为，数脉主热，迟脉主寒，脉有力为实，无力为虚。阳盛则促，阴盛则结。数滑有力为痰火，涩脉多提示有瘀血，迟而无力为虚寒，脉象迟、结、代无力者，一般多属虚寒，结脉多提示气血凝滞，代脉常见元气虚衰、脏气衰微。若脉虽数、促而沉细、微细，伴有面浮肢肿，动则气短，形寒肢冷，舌淡者，为虚寒之象。其中凡久病体虚而脉象弦滑搏指者为逆，病情重笃而脉象散乱模糊者为病危之象。

3. 辨心悸的轻重

从引起心悸的病因、发作的频率、病程的长短及伴随症状区分心悸的轻重。如因惊恐而发，时发时止，伴有痰热内扰，胆气不舒者较轻；心悸频发，病程已久，脏气虚损，痰瘀阻滞心脉者较重。即惊悸较轻，怔忡较重，发作急骤，伴有亡阳者多危重。

（二）证候分型

1. 心虚胆怯

症候表现：心悸不宁，善惊易恐，稍惊即发，劳则加重，兼有胸闷气短，自汗，坐卧不安，恶闻声响，少寐多梦而易惊醒。舌淡红，苔薄白，脉数，或细弦。护治法则：镇惊定志，养心安神。（治疗代表方：安神定志丸加减）。

2. 心脾两虚

症候表现：心悸气短，失眠多梦，思虑劳心则甚，兼有神疲乏力，眩晕健忘，面色无华，口唇色淡，纳少腹胀，大便溏薄。舌淡苔薄白，脉细弱。护治法则：补血养心，益气安神。（治疗代表方：归脾汤）。

3. 肝肾阴亏

症候表现：心悸失眠，眩晕耳鸣，兼有形体消瘦，五心烦热，潮热盗汗，腰膝酸软，视物昏花，两目干涩，咽干口燥，筋脉拘急，肢体麻木，急躁易怒。舌红少津，苔少或无，脉细数。

护治法则：滋补肝肾，养心安神。（治疗代表方：一贯煎加减）。

4. 心阳不振

症候表现：心悸不安，动则尤甚，形寒肢冷，兼有胸闷气短，面色苍白，自汗，畏寒喜温，或伴心痛。舌质淡，苔白，脉虚弱，或沉细无力。

护治法则：温补心阳。（治疗代表方：桂枝甘草龙骨牡蛎汤）。

5. 水饮凌心

症候表现：心悸眩晕，肢面浮肿，下肢为甚，甚者咳喘，不能平卧，兼有胸脘痞满，纳呆食少，渴不欲饮，恶心呕吐，形寒肢冷，小便不利。舌质淡胖，苔滑，脉弦滑，或沉细而滑。

护治法则：振奋心阳，化气利水。（治疗代表方：苓桂术甘汤）。

6. 血瘀气滞

症候表现：心悸，心胸憋闷，心痛时作，兼有两胁胀痛，善太息，形寒肢冷，面唇紫黯，爪甲青紫。舌质紫黯，或有瘀点、瘀斑，脉涩，或结，或代。

护治法则：活血化瘀，理气通络。（治疗代表方：桃仁红花煎）。

7. 痰浊阻滞

症候表现：心悸气短，胸闷胀满。兼有食少腹胀，恶心呕吐，或伴烦躁失眠，口干口苦，纳呆，小便黄赤，大便秘结。舌苔白腻或黄腻，脉弦滑。

护治法则：理气化痰，宁心安神。（治疗代表方：导痰汤）。

（三）护理措施

1. 生活起居护理

保持病室环境安静整洁，空气新鲜，温湿度适宜，注意四时气候变化，防寒保暖，以免外邪侵袭诱发或加重心悸。避免噪音及恐慌刺激。起居有节，劳逸适度。心悸发作时宜卧床休息，有胸闷、头晕、喘息等不适时应高枕卧位或半卧位，吸氧。水饮凌心、痰阻心脉等重症应绝对卧床。年老体弱、长期卧床、活动无耐力的患者，做好皮肤护理，预防压疮。养成良好的生活习惯，进餐不宜过饱，保持大便通畅，睡前放松身心。

2. 病情观察

观察心悸发作的规律、持续时间及诱发因素，以及心率、心律、血压、脉象等变化，给予心电监护进行监测，做好记录。若见脉结代、呼吸不畅、面色苍白等心气衰微表现，立即予以吸氧。心率持续在每分钟 120 次以上或 40 次以下或频发期前收缩，及时报告医生，予以处理。心阳不振，心力衰竭者，应注意观察其有无呼吸困难、喘促、咳吐粉红色泡沫痰的情况，可给予氧气吸入，必要时加 20% ～ 30% 酒精湿化后吸入，协助患者采取半卧位、坐位或垂足坐位。若患者出现胸中绞痛、喘促大汗、面色苍白、四肢厥冷等心阳暴脱危象，应及时配合医生进行抢救。

3. 饮食护理

饮食宜低脂、低盐，进食营养丰富而易消化吸收的食物，忌过饥、过饱，避免烈酒、浓茶、咖啡等刺激性饮品。心阳不振者，饮食宜温补，可选羊肉、海参等，可用桂皮、葱、姜、蒜等调味，忌过食生冷；气血亏虚者，以补益气血之品为宜，如鸡肉、鸽肉、莲子、银耳、红枣、山药等，以及含铁丰富的食物；阴虚火旺者，以滋阴降火，清心安神之品为宜，如梨、百合、小麦、鸭肉等，忌辛辣炙煿；心虚胆怯者，以养心安神之品为宜，如桑葚、荔枝、猪心、蛋类、五味子等；心血瘀阻者，以活血化瘀之品为宜,如玫瑰花、山楂、红糖等;痰火扰心者,忌食膏粱厚味,煎炸炙煿之品;水饮凌心者,以健脾养胃,温阳化饮之品,应限制钠盐和水的摄入。

4. 情志护理

心悸每因情志刺激诱发,故应加强疏导,关心体贴患者,避免不良情绪刺激。多和患者进行沟通,选择说理、劝解、安慰、鼓励等方法疏导患者,使其保持心情愉快,精神乐观,情绪稳定。对心虚胆怯及痰火扰心、阴虚火旺等引起的心悸,应避免惊恐刺激及忧思恼怒等。进行各种治疗和检查前,向患者做好解释。

5. 用药护理

遵医嘱使用各种抗心律失常药,注意观察药物的不良反应。心阳不振者中药汤剂应趁热服,补益药宜早晚温服,利水药宜空腹或饭前服用,安神药宜睡前服用。阴虚火旺者,中药汤剂宜浓煎,少量频服,睡前凉服,服药期间忌饮浓茶、咖啡,平时可用莲子心沸水泡后代茶饮,有清心除烦的功效。静脉输注抗心律失常药物和血管扩张药物时,应严格遵医嘱控制剂量和滴速,密切观察心率、心律、血压情况。使用附子或洋地黄类药物,应密切观察心率变化及中毒反应,服用前测心率低于每分钟60次时应停药,若出现恶心、呕吐、脉结代等症状应立即报告医生处理。使用利尿剂的患者,要准确记录出入量。

6. 适宜技术

心悸发作时,可行耳穴埋豆,取心、神门、脑、肝、肾、交感、皮质下等耳穴。心阳不足者,可灸心俞穴,或针刺神门、内关等穴,以安神定惊;心虚胆怯者,可按揉心俞、内关、神门、胆俞等穴。失眠者可取神门、交感、心等耳穴进行按压,或睡前用热水泡脚及按摩脚心以宁心安神。阵发性心悸脉搏明显加速而并无结代者,可用屏气法,深吸气后屏气几秒钟,再用力作呼气动作以止悸;或用压迫眼球法,患者轻闭双眼下视,用拇指压迫一侧眼球上部,逐渐增加压力,感到轻微疼痛,心悸减轻为止;或用压迫颈动脉窦法,以拇指轻压一侧颈动脉窦10~20 s,若不缓解再重复一次,两侧可交替进行。注意切不可两侧同时压迫,或在一侧压迫时间过长,以免发生意外。

四、健康教育

(1)生活起居有常,保持充足的睡眠和休息,适寒温,预防外邪的侵袭,避免剧烈活动。对水饮凌心、心血瘀阻等重症心悸,应嘱其卧床休息,生活有规律。养成良好的排便习惯,临厕切忌努责。

(2)重视自我调节情志,保持乐观开朗的情绪,避免不良情绪刺激。丰富生活内容,怡情悦志,使气血条达,心气和顺。

(3)饮食有节,进食营养丰富而易消化吸收的食物,忌过饥、过饱、烟酒、浓茶,宜低脂、低盐饮食。平时应多吃新鲜蔬菜、水果,适当进食麻油、蜂蜜,以保持大便通畅。

(4)积极治疗原发病,在医生指导下合理应用药物。随身携带急救药品,如硝酸甘油片等,心慌伴有胸闷、胸痛时,可及时舌下含服。如出现心悸频发且重,伴有胸闷、心痛,尿量减少,下肢浮肿,呼吸气短或喘促等时,应及时就医。

第二节　不寐

不寐是指脏腑机能紊乱,气血亏虚,阴阳失调所致,以不能获得正常睡眠为主要临床表现的病症。表现为睡眠时间、深度的不足,不能消除疲劳以及恢复体力与精力。轻者入睡困难,寐而易醒,或时寐时醒,或醒后不能再寐;重者彻夜不能入睡,严重影响正常的生活、工作、学习和身心健康。以中老年人为多见。

不寐一词虽首见于《难经》,但《黄帝内经》中即有"目不瞑""不得眠""不得卧"等提法,《灵枢经·邪客》有"阴虚故目不瞑"的记载,认为"阴虚"是不寐的主要病机。《素问·逆调论》中提到"胃不和则卧不安",认为胃气不和,气血衰少也可导致失眠。东汉张仲景从外感与内伤论述了失眠的病因病机，其在《伤寒杂病论》中论及有因太阳病汗下后致胃中干，而烦躁不得眠；有因汗吐下虚烦不得眠；有邪入少阴，热化伤阴所致的失眠，并提出用黄连阿胶汤和酸枣仁汤治疗失眠。《医学心语·不得卧》提出了"脾胃不和""心血空虚""风寒热邪""惊恐不安""痰湿壅遏"为本病之病因。

西医学中的神经官能症、更年期综合征等，当出现以不寐为主要表现时，可参照本节辨证施护。

一、病因病机

1. 情志失调

喜怒忧思悲恐惊过极均可导致脏腑功能失调而发生失眠病证。或由情志不遂，肝气郁结，肝郁化火，邪火扰动心神，神不安而不寐。或由心火内炽，心神扰动而不寐。或由思虑太过，损伤心脾，心血暗耗，神不守舍，脾失健运，营血亏虚，不能奉养心神。

2. 饮食不节

暴饮暴食，伤及脾胃，宿食停滞，酿生痰热，壅遏于中，胃气失和，胃脉通心，胃气上逆扰动心神而卧寐不安。久之，脾胃受损，脾失健运，气血亏虚，心神失养而不得安卧。此外，浓茶、咖啡、酒之类饮料也是造成不寐的因素。

3. 久病体虚

由于先天不足、后天失养，或年老体弱及病久耗伤正气，营血不足，心失所养，心神不安而不寐。如素体阴虚，肾阴不能上奉于心，水火不济，心火独亢，心肾不交而神志不宁。肝肾阴虚，肝阳上亢，火盛神动而不寐。年迈体虚，心血不足，阴阳亏虚，心失所养，心神不安导致失眠。

4. 劳逸失调

劳倦太过则伤脾，过逸少动亦致脾虚气弱，运化不健，气血生化乏源，不能上奉于心，心神失养而不安，神不守舍而失眠。或素体阴虚，兼因房劳过度，肾阴耗伤，心肾不交而神志不宁。

失眠的病位在心，与肝、脾、肾密切相关。因心主神明，神安则寐，神不安则不寐。心主火，肾主水，在正常情况下，水火相济而相安，一旦心火亢奋，下汲肾水，肾水匮乏，不能上济于心，而致心肾不交，神不安宅。脾之营血不足，无以奉心，心失其养，则神无所附而致不寐。肝体阴而用阳，若肝之阴血不足，相火偏盛，上扰于心，神魂不安，亦能失眠；或因肝胆气虚以致怯而难眠。本病的病机主要是阳盛阴衰，阴阳失交，一为阴虚不能纳阳，一为阳盛不得入于阴。其病理性质有虚实之分，总属虚多实少。

二、诊断与鉴别诊断

（一）诊断依据

（1）以不寐为主症，轻者入寐困难或睡而易醒，醒后不寐连续3周以上，重者彻夜难眠。

（2）常伴有头昏、心悸、健忘、神疲乏力、心神不宁、多梦等症。

（3）有饮食不节、情志刺激、思虑过度、劳逸太过、素体亏虚的病史。

（二）病证鉴别

不寐应与一时性失眠、生理性少寐、因他病痛苦而失眠相区别。若因情志影响或生活环境改变引起的暂时性失眠不属于病态。老年人少寐，早睡、早醒，寐时易醒，亦多属于生理性少寐。因痛苦而失眠，则在缓解痛苦后睡眠得以改善

三、辨证施护

（一）辨证要点

1. 辨虚实

失眠虚证，多属阴血不足，心失所养，阴阳失调，虚火扰神，心神不宁致失眠。临床特点为体质瘦弱，面色无华，或颧红、潮热，神疲懒言，或五心烦热，心悸健忘，多梦。常见阴虚火旺、心脾两虚、心胆气虚等证。实证多因肝郁化火，痰热内扰，食滞胃脘，胃气上逆扰动心神，心神不安所致。临床特

点为心烦易怒，口苦咽干，便秘溲赤，舌红，苔腻，脉滑数有力。多见于肝火扰心、痰热扰心等证。

2. 辨脏腑

不寐的主要病位在心，由于心神失养或不安，神不守舍而失眠，且与肝、脾、胆、胃、肾的阴阳气血失调有关。如急躁易怒为肝火内扰；脘腹胀满、苔腻而失眠，多为胃腑宿食，痰浊内盛；心烦心悸，头晕健忘而失眠，多为阴虚火旺，心肾不交；面色少华，肢倦神疲而失眠，多为脾虚不运，心神失养等。因惊悸而失眠，病位多在心胆。

（二）证候分型

1. 实证

（1）肝火扰心

症候表现：不寐多梦，甚则彻夜不寐，心烦，急躁易怒，伴头晕、头胀痛，面红目赤，耳鸣耳聋，胁肋胀痛，口干口苦，小便黄赤，大便秘结，舌红，苔黄，脉弦数有力。

护治法则：疏肝泻热，清心安神。（治疗代表方：龙胆泻肝汤）。

（2）痰热内扰

症候表现：心烦不寐，胸闷脘痞，恶食嗳气，吞酸恶心，心烦口苦，头重目眩，苔腻而黄，脉滑数。

护治法则：化痰清热，和中安神。（治疗代表方：黄连温胆汤）。

2. 虚证

（1）阴虚火旺

症候表现：失眠，多梦，健忘，心悸，五心烦热，口干，盗汗，思虑劳心则症状加重，头晕目眩，舌红少津，苔少或无，脉细数。

护治法则：滋阴降火，养心安神。（治疗代表方：黄连阿胶汤）。

（2）心脾两虚

症候表现：多梦易醒，醒后难于入睡，健忘，头晕目眩，心悸，饮食无味，食少，腹胀，便溏，肢倦神疲，面色少华，舌淡，脉细无力。

护治法则：补益心脾，养心安神。（治疗代表方：归脾汤）。

（3）心胆气虚

症候表现：虚烦不眠，胆怯易惊，惕惕然不可终日，心悸，善太息，伴面色无华，气短乏力，舌淡，脉弦细或脉虚。

护治法则：益气镇惊，安神定志。（治疗代表方：安神定志丸合酸枣仁汤）。

（三）护理措施

1. 生活起居护理

居室安静舒适，光线柔和，温湿度适宜，远离强光、噪音、异味刺激，为患者创造良好的睡眠环境。床单位舒适整洁，枕头高度适宜。指导患者养成良好的生活习惯，建立有规律的作息时间，按时就寝。睡前避免情绪过度激动、兴奋，忌饮浓茶、咖啡、可乐等，晚餐不宜过饱，睡前少饮水。阴虚烦热者，衣被不宜过厚，汗出后及时更换，干爽舒适。指导患者讲究睡眠卫生，适当参加体力活动，促进睡眠。

2. 病情观察

注意观察患者睡眠时间、睡眠形态和睡眠习惯，有无头晕、头痛、心悸等伴随症状。因病痛而引发不寐者，及时祛除相关病因，如呼吸困难，喘息等，给予半卧位，氧气吸入；身有痛处造成不寐，应根据不同情况采取措施，如按摩、针刺、拔罐、冷敷、热敷等方法，缓解疼痛，使患者舒适入睡；因食滞胃脘而不得安卧者，遵医嘱可给予消食导滞药，或以探吐法，使其吐出胃中积滞食物；咳嗽者可酌情给予镇咳治疗。

3. 饮食护理

饮食宜清淡，少食肥甘厚味，忌食辛辣刺激食物。心脾两虚、心虚胆怯者，应多食补益气血，益气安神之品，如山药、莲子、薏米仁、大枣、龙眼肉等；阴虚火旺者，应多食养阴降火之品，如百合、莲子、海参、西洋参、牡蛎、淡菜等，忌食辛燥动火食物；肝火扰心，脾胃不和者，宜多食柑橘、金橘等理气之品，或多食消食导滞，和中安神之品，如荸荠、萝卜、山楂等。

4. 情志护理

忧思、郁怒等不良情绪可造成脏腑功能失调，可加重失眠，指导患者放松情绪，避免思虑过度，做好情志疏导，解除其恼怒。鼓励患者进行自我情志调节，做到喜怒有节，控制情绪，以豁达乐观平和的态度，为人处事，正确对待失眠，树立信心。

5. 用药护理

中药汤剂宜温服，安神药应在睡前服用，严格按照医嘱服药，避免长期依赖安眠药物。

6. 适宜技术

用耳穴压贴法，取心、肝、肾、神门、枕等耳穴，每日自行按压，以宁心安神，适用于各种证型之不寐。梅花针叩刺督脉经线和足太阳膀胱经第一侧线，适用于各种证型之不寐。以推拿手法，按揉头面部及背部经络穴位，取印堂、神庭、风池、肩井、背俞、心俞、肾俞、关元等穴，以补益气血，滋养肝肾，疏肝解郁；或按揉脾俞、心俞、神门、内关穴；心脾两虚者，睡前可按摩背部夹脊穴，或以中药煎汤泡足，以促进睡眠。

四、健康教育

（1）重视精神调摄，避免过度紧张、兴奋、焦虑、抑郁、惊恐、愤怒等不良情绪刺激。鼓励多参加社会活动，加强交流，保持愉悦的心情。

（2）家居环境应保持静谧、舒适，养成合理作息、规律睡眠的习惯，睡前精神放松，避免从事紧张、兴奋的活动，可用温水或中药煎汤泡脚。

（3）饮食有节，晚餐不宜过饱，忌浓茶、咖啡、醇酒。根据不同证型，选择补益气血或滋阴化痰等功效的食物，如山药莲子粥、红枣莲子粥、银耳羹等。

（4）病后要注意调养，劳逸结合，适当从事体力劳动和体育运动，增强体质。脑力劳动者，应坚持每日适当进行体育锻炼。慎用安眠药。

第三节　眩晕

眩晕由风阳上扰、痰瘀内阻等导致脑窍失养，脑髓不充，以头晕目眩，视物运转为主要临床表现的病症。眩指目眩，即视物昏花，模糊不清，或眼前发黑；晕为头晕，即感觉自身或周围景物旋转不定。两者常同时出现，一般统称为"眩晕"。轻者闭目可止，重者如坐车船，旋转不定，不能站立，或伴有恶心、呕吐、出汗、面色苍白等症状，严重者可突然仆倒。眩晕是临床常见的一种病症，发病者多为中老年人，亦见于青年人。本病可反复发作，妨碍正常的工作和生活，严重者可发展为中风或厥证、脱证而危及生命。

眩晕的记载最早见于《黄帝内经》。《素问·至真要大论》曰："诸风掉眩，皆属于肝。"《丹溪心法·头眩》提出"无痰不作眩"，认为"头眩，多挟气虚并火，治痰为主，挟补气药及降火药。无痰则不作眩，痰因火动"。《景岳全书·杂证谟·眩晕》认为"眩晕一证，虚者居其八九，而兼火兼痰者，不过十中一二耳"，提出"无虚不能作眩"。陈修园在风、痰、虚之外，又加上火，将眩晕的病因病机概括为风、火、痰、虚四字。这些理论从不同角度阐明了眩晕的病因病机，指导着临床实践。

西医学中耳源性眩晕、脑性眩晕、眼源性眩晕、中毒性眩晕等各种病症，以眩晕为主要表现时，均可参照本节辨证施护。

一、病因病机

1. 肝肾阴虚

久病伤肾，或禀赋不足，或年老肾亏，或房劳过度，或过服温燥劫阴之品，皆可致肾阴亏虚。肾为先天之本，藏精生髓，而脑为髓之海，肾阴不足，脑海失充，上下俱虚，则发眩晕。

2. 风阳上扰

素体阳盛，或恼怒焦虑，气郁化火，灼伤肝阴，阴不制阳，阴亏于下，阳亢于上；或肾阴素亏，水不涵木，肝阳上亢，肝风内动，上扰清空，发为眩晕。

3. 气血亏虚

久病不愈，耗伤气血，或失血之后，虚而不复，或脾胃虚损，不能健运水谷，生化气血，以致气血两虚，气虚则清阳不展，血虚则脑失所养，皆能发生眩晕。

4. 痰浊中阻

脾主运化水谷，又为生痰之源。嗜酒肥甘，饥饱劳倦，伤于脾胃，健运失司，以致水谷不化精微，聚湿生痰，痰浊中阻，则清阳不升，浊阴不降，引起眩晕。

5. 瘀血阻窍

跌仆损伤，或颅脑外伤或气滞血瘀导致脑络闭阻，气血不能荣养头目，脑失所养而发作眩晕。

本病病位在清窍，由脑髓空虚，清窍失养，或痰火上逆，风邪外犯，扰动清窍，或瘀血痹阻脑络引起，且与肝、脾、肾三脏关系密切。眩晕的病性以虚者居多，如肝肾阴虚，虚风内动；气血亏虚，清窍失养；肾精亏虚，脑髓失充。眩晕实证多见痰浊阻遏，升降失常；痰火气逆，风邪外犯，上犯清窍；瘀血闭窍。眩晕的发病过程中，各种病因病机可以相互影响，相互转化，形成虚实夹杂。

二、诊断与鉴别诊断

（一）诊断依据

（1）头晕目眩，视物旋转，轻者闭目即止，重者如坐车船，甚则仆倒。

（2）严重者可伴有头痛、恶心呕吐、眼球震颤、耳鸣耳聋、汗出、面色苍白等症。

（3）慢性起病，逐渐加重，或反复发作。男女老幼皆可发病，成年人多见，一般为阵发。多有情志不遂、饮食不节、劳倦过度、年迈体虚、跌仆损伤等病史。

（二）病证鉴别

1. 眩晕与中风

中风是以猝然昏仆、不省人事、口眼歪斜、语言謇涩、半身不遂等为主症的一种疾病，或不经昏仆而仅见口眼歪斜、语言謇涩、半身不遂。而眩晕之甚者亦可仆倒，与中风昏仆相似，但眩晕无不省人事、口眼歪斜、语言謇涩、半身不遂等症，与中风迥异。但中年以上患者，肝阳上亢之眩晕，极易化为肝风，眩晕成为中风之先兆，可以演变为中风。

2. 眩晕与厥证

厥证以突然昏仆、不省人事或伴有四肢逆冷为主，患者一般短时间内逐渐苏醒，醒后无偏瘫等后遗症，但也有一蹶不复而死亡者。眩晕则以头晕目眩，甚则如坐舟车，站立不稳，晕眩欲仆或晕眩仆倒现象，与厥证十分相似，但无昏迷及不省人事的表现，可资鉴别。

三、辨证施护

（一）辨证要点

1. 辨脏腑

眩晕虽病在清窍，但与肝、脾、肾三脏功能失调关系密切。肝阴不足，肝郁化火，均可导致肝阳上亢，其眩晕兼见头胀痛、面红等症状；脾虚气血生化之源不足，眩晕兼有纳呆、乏力、面色无华等；脾失健运，痰湿中阻，眩晕兼见纳呆、呕恶、耳鸣等；肾精不足之眩晕，多兼有腰酸腿软，耳鸣如蝉等。

2. 辨虚实

眩晕以虚证居多，夹痰夹火兼有之。一般新病多实，久病多虚；体壮者多实，体弱者多虚；呕恶、面赤、头胀痛者多实；体倦乏力、耳鸣如蝉者多虚；面白形肥为气虚多痰，面黑而瘦为血虚有火。病久常虚中夹实，虚实夹杂。

3. 辨标本

眩晕以肝肾阴虚、气血不足为本，风、火、痰、瘀为标。其中阴虚多见咽干口燥，五心烦热，潮热盗汗，舌红少苔，脉弦细数；气血不足则见神疲倦怠，面色不华，爪甲不荣，纳差食少，舌淡嫩，脉细弱。标实又有风性主动，火性上炎，痰性黏滞，瘀性留著之不同，要注意辨别。

（二）证候分型

1. 肝阳上亢

症候表现：眩晕耳鸣，头胀头痛，每因烦劳或恼怒而头晕、头痛加剧，面色潮红，急躁易怒，少寐多梦，口干口苦，腰膝酸软，头重足飘，舌质红，苔黄，脉弦细数。

护治法则：平肝潜阳，清火息风。（治疗代表方：天麻钩藤饮）。

2. 痰浊中阻

症候表现：眩晕，头重如裹，胸闷恶心而时吐痰涎，食少多寐，舌淡胖，苔白厚腻，脉滑或弦滑，或濡缓。

护治法则：燥湿化痰，健脾和胃。（治疗代表方：半夏白术天麻汤）。

3. 气血亏虚

症候表现：头晕目眩，劳累则甚，气短声低，神疲懒言，面色淡白，唇甲不华，发色不泽，心悸少寐，饮食减少，舌淡胖嫩，且边有齿印，苔少或薄白，脉细弱。

护治法则：补益气血，健运脾胃。（治疗代表方：归脾汤）。

4. 肾精不足

症候表现：头晕而空，健忘耳鸣，腰酸遗精，齿摇发脱。偏于阴虚者，少寐多梦，颧红咽干，烦热形瘦，舌嫩红，苔少或光剥，脉细数；偏于阳虚者，精神萎靡，四肢不温，形寒肢冷，舌质淡，脉沉细无力。

护治法则：补肾养精，充养脑髓。（治疗代表方：左归丸）。

5. 瘀血阻窍

症候表现：眩晕时作，反复不愈，头痛，唇甲紫黯，舌有瘀点、瘀斑，伴有善忘，夜寐不安，心悸，精神不振及肌肤甲错等，脉弦涩。

护治法则：祛瘀生新，活血通窍。（治疗代表方：通窍活血汤）。

（三）护理措施

1. 生活起居护理

病室环境应安静，光线柔和，温湿度适宜，避免强光和噪音刺激。眩晕发作时卧床休息，轻症者可闭目养神，减少头部的转侧活动。指导患者变换体位或蹲起、站立时应动作缓慢，避免头部过度动作。床铺平稳，避免他人碰撞摇动，下床活动时要陪护在旁。病情缓解后可适当活动，劳逸结合。肝阳上亢、肾精不足者居处宜凉爽；气血亏虚、瘀血阻窍者居处室温稍偏高，做好保暖工作，预防外感；痰浊中阻居处宜干燥、温暖。保证充足睡眠。外出不宜乘坐高速车、船，避免登高或高空作业。

2. 病情观察

注意观察眩晕发作的时间、程度、规律、诱发因素和伴随症状；监测血压、脉象变化，如出现剧烈头痛、呕吐、视物模糊、言语蹇涩、肢体麻木、血压持续上升或胸闷、胸痛、冷汗等，应考虑中风、厥脱之危象，应立即卧床，迅速报告医生，及时救治。

3. 饮食护理

饮食宜清淡、低脂、低盐，防止暴食暴饮，忌过食肥甘，提倡戒烟酒。肝阳风动者宜食清淡，如山楂、紫菜、海带、香菇等，禁食辛辣、油腻、黏滑及过咸之品；痰浊中阻者宜多食薏苡仁、红小豆等清热利湿之物，禁忌甜黏、生冷、肥腻饮食；气血亏虚者宜食富含营养、易于消化的食物为佳，如蛋类、奶类等，亦可配合黄芪粥、党参粥等食疗粥；肾精不足者宜多食补益类食物，如黑芝麻、胡桃肉、红枣、山药等。

4. 情志护理

指导患者自我调控情志的方法，避免引发烦恼、易怒的环境。加强与患者的交流，鼓励其抒发心中的郁闷和不快，缓解、改善不良情绪。肝阳上亢者，情绪易激动，应指导患者移情怡性，减轻患者的精神压力；肾虚者，避免不必要的惊恐。

参考文献

［1］徐燕，周兰姝. 现代护理学. 北京：人民军医出版社，2015.

［2］姜安丽. 新编护理学基础，第2版. 北京：人民卫生出版社，2013.

［3］王爱平. 现代临床护理学. 北京：人民卫生出版社，2015.

［4］李娟. 临床内科护理学. 西安：西安交通大学出版社，2014.

［5］潘瑞红. 专科护理技术操作规范. 湖北：华中科技大学出版社，2016.

［6］屈红，秦爱玲，杜明娟. 专科护理常规. 北京：科学出版社，2016.

［7］中文江，朱广迎. 临床医疗护理常规，北京：中国医药科技出版社，2013.

［8］李淑迦，应岚. 临床护理常规. 北京：中国医药科技出版社，2013.

［9］沈翠珍，内科护理. 北京：中国中医药出版社，2016.

［10］赵爱萍，吴冬洁，张凤芹. 心内科临床护理. 北京：军事医学科学出版社，2015.

［11］刘梦清，余尚昆. 外科护理学. 北京：科学出版社，2016.

［12］陆一春，刘海燕. 内科护理学. 北京：科学出版社，2016.

［13］李建民，孙玉倩. 外科护理学. 北京：清华大学出版社，2014.

［14］朱丹，周力. 手术室护理学. 北京：人民卫生出版社，2013.

［15］席淑新，陶磊. 实用耳鼻咽喉头颈外科护理学. 北京：人民卫生出版社. 2014.

［16］魏革，刘苏君，王方. 手术室护理学. 北京：人民军医出版社，2014.

［17］司丽云，张忠霞，王作艳，等. 实用临床医学护理学. 北京：知识产权出版社，2013.

［18］李乐之，路潜. 外科护理学，第5版. 北京：人民卫生出版社，2012.

［19］孟共林，李兵，金立军. 内科护理学. 北京：北京大学医学出版社，2016.

［20］黄人健，李秀华. 现代护理学高级教程. 北京：人民军医出版社，2014.